COURS
ÉLÉMENTAIRE
DE PHARMACIE.

COURS
ÉLÉMENTAIRE
DE PHARMACIE,
APPLIQUÉE A LA MÉDECINE;

Par LAURENT SALLÉ, de Brest,

Docteur en Médecine, Maître en Pharmacie, Professeur, Membre de plusieurs Sociétés Médicales.

L'art d'instruire est d'être court, mais clair.

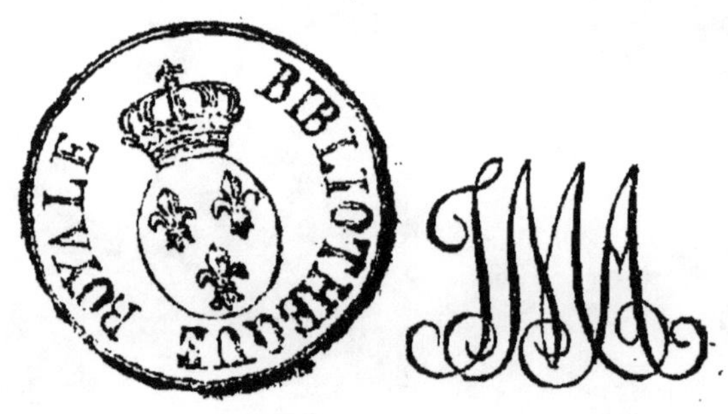

A PARIS,

Chez ANCELLE, Libraire, rue de la Harpe, n° 44.

1818.

AVERTISSEMENT.

Cet ouvrage, qui fait suite à mon Cours d'histoire naturelle des médicamens, est également écrit pour les personnes qui se livrent spécialement à la pratique de la médecine; il a pour objet de présenter les principes de l'art du Pharmacien, avec l'indication des procédés les plus simples pour obtenir les produits recherchés.

L'étude de la Pharmacie doit différer pour le médecin de ce qu'elle est pour le pharmacien. Il est essentiel pour celui-ci, de prendre cet art à son origine, d'en tracer l'histoire, et de dire quels en ont été les progrès : c'est dans ce cas seulement qu'il convient d'être minutieux sur ce qui regarde la confection des composés. En disant ce qu'ils sont, il faut dire encore ce qu'ils ont été, afin de mieux faire prévoir ce qu'ils peuvent devenir; mais pour le médecin, il lui convient de prendre la pharmacie dans son état actuel; ce sont les faits présens qu'il faut étudier; ce sont les médicamens bien connus et les plus employés qu'il faut décrire et préparer avec soin.

C'est surtout en écrivant pour les médecins que je veux m'appliquer à signaler l'emploi possible et préférable des composés pris dans des états différens, et à des doses variables, selon les circonstances des maladies.

Enfin, voulant donner à cet ouvrage le caractère d'utilité qu'on a paru trouver à mes leçons publiques, je ne m'écarterai que fort peu du plan que j'ai suivi, dans l'assurance où je suis qu'il est très-favorable à l'étude des matières que je traite.

Ce plan est tel, que l'étudiant passe toujours des choses plus simples à celles qui le sont le moins.

Ainsi, la Pharmacie étant définie, et par suite ayant traité de quelques généralités importantes, se présenteront les modifications que doivent subir les corps pour servir à la formation des composés, ce qui donne la *dessiccation* et la *pulvérisation*. Après quoi nous verrons que par la simple *expression* de certaines substances, on peut en obtenir des produits liquides sous le nom de *sucs*, lesquels peuvent être *aqueux*, *acides* ou *huileux*.

Mais il est une autre opération qui nous fournit encore des liquides importans, c'est la *distillation*; elle nous donne les *eaux aromatiques*, les *huiles essentielles*, et les *alcools*, tous liquides servant à la *solution*, par laquelle nous obtiendrons les *tisanes*, les *apozèmes* et quelques produits analogues, tels que *bouillons médicamenteux*, *petit-lait*, *émulsion*; viendront ensuite les *teintures*, les *vins*, les *vinaigres médicinaux*, les *huiles pharmaceutiques*, etc., etc.

Si par un moyen quelconque nous enlevons à plusieurs de ces solutions le liquide employé pour les former, nous retrouverons pour produit fixe et solide ce qu'on appelle *extraits*; médicamens précieux, dont la nature varie, et dont le grand nombre oblige à des subdivisions que nous indiquerons.

Mais il est des solutions qu'il est utile de conserver; on y parvient par l'addition du sucre en quantité variable, ce qui nous donne une série nombreuse de produits, sous le nom de *sirops*.

Jusque-là nous n'aurons vu, en quelque sorte, que des préparations; nous pourrons dès-lors traiter de la composition, et pour y arriver, présenter la *mixtion* en simple et compliquée; de là, les *espèces*, les *poudres composées*, les *conserves*, les *pâtes* et les *tablettes*, les *électuaires*, les *bols*, les *pilules*, et les *potions*, puis les *onguens*, *cérats*, *linimens*, *emplâtres* et *sparadraps*.

C'est après avoir passé en revue ces différens groupes de médicamens que nous parlerons d'un certain nombre de produits qu'il était difficile de placer entre ceux annoncés. Leur ensemble forme une espèce d'appendice.

Ayant ainsi traité de toutes les opérations qu'on est convenu de comprendre dans le domaine de la pharmacie, se présentera l'*Art de formuler*, comme une application des principes déjà posés.

Nous terminerons ce Cours en offrant une *collection méthodique de formules*, où l'on pourra puiser des exemples pour le plus grand nombre des cas prévus.

Mon *Cours de Chimie* faisant suite à celui-ci, offrira l'étude des objets que j'ai cru devoir traiter séparément et sous ce titre.

Il paraîtra incessamment.

Je ne me crois point obligé de présenter ici le rapport et la valeur des poids et mesures des différentes nations, mais seulement j'indiquerai ce qu'on entend par les noms numériques de ceux qui sont employés en France. Ils sont souvent représentés par des signes abréviateurs, dont l'usage peut conduire à des erreurs funestes : c'est pourquoi, toutes choses considérées, il me paraît plus convenable d'exprimer ces poids et mesures en toutes lettres, quelque raison qu'on paraisse avoir de laisser ignorer au malade la quantité de médicamens qu'il emploie.

Voici quels sont les poids d'usage en pharmacie.

La *livre*, composée de seize parties, qu'on appelle *onces*.

La *demi-livre*, ou huit onces.

L'*once*, composée de huit parties qu'on appelle *gros*.

La *demi-once*, ou quatre *gros*.

Le *gros*, aussi nommé *dragme*, formé de trois parties qu'on appelle *scrupules*, et dont l'ensemble équivaut à soixante-douze *grains*.

Le *scrupule*, composé de vingt-quatre parties qu'on appelle *grains*.

Le *demi-scrupule*, ou douze *grains*.

Le *grain*, ou la soixante-douzième partie du *gros*. Il est représenté par la pesanteur d'un grain d'orge sec, d'un volume ordinaire.

Des Mesures.

La *pinte*, capacité destinée à renfermer une quantité fixe d'un liquide quelconque, lequel doit peser différemment, selon sa nature et sa densité. La pinte d'eau, à la température ordinaire, pèse deux livres ou trente-deux onces; l'huile pèse moius; l'alcool encore moins; les sirops beaucoup plus.

La *demi-pinte*, aussi nommée *chopine*, ou *setier*.

Le *demi-setier*, ou quart de pinte.

Le *poisson*, ou huitième de pinte.

Le *demi-poisson*, ou seizième de pinte.

Il est admis en pharmacie, qu'étant indiqué un verre de médecine, d'apozème, etc., la masse ne doit peser que de quatre à six onces.

Quand on prescrit l'emploi d'un liquide par cuillerées, il est entendu que c'est à la dose de trois à quatre gros à chaque fois, à moins qu'on ne prescrive par cuillerées à café, ce qui vaut moitié moins.

Quand on indique certaines substances, par n° 1, n° 2, n° 3, etc., c'est entendu en nombre.

TABLE SOMMAIRE.

DÉFINITION DE LA PHARMACIE, page 1
Division des médicamens, ibid.
Médicamens officinaux et magistraux, 3
Préparation des médicamens, 5
Conditions relatives aux plantes avant leur dessiccation, 6
DE LA DESSICCATION, 14
Etuve, 16
Dessiccation des racines, 18
— *des feuilles*, 20
— *des fleurs*, 21
— *des fruits*, 23
Changement inévitable des corps par la dessiccation, 26
Conservation des substances desséchées, 28
DE LA PULVÉRISATION, 31
Pulvérisation par trituration, 38
— *par contusion*, 39
— *par porphyrisation*, ibid.
— *par intermède*, 41
— *par friction*, 42
— *par lotion*, ibid.
DES SUCS AQUEUX, ou *sucs d'herbes*, 44
DES SUCS ACIDES, 49
Suc de citrons, 50
— *de verjus*, 52
— *de grenades*, 53
— *de coings*, ibid.
— *de groseilles*, 54
DES SUCS HUILEUX, 55
Huile d'olives, 56
— *d'amandes douces*, 58
— *d'amandes amères*, 60
— *de faîne*, ibid.
— *de noisettes*, ibid.
— *de lin*, 61

Suite des Sucs huileux.

Huile de ricin, page 63
— d'œufs, 66
Beurre de cacao, 67
Huile de laurier, 69
— de palme, 70
— de muscades, 71
Axonge, 72
De la Distillation, 74
Eau distillée, 80
Eaux essentielles, 82
— distillées de plantes avec addition, 83
— distillées aromatiques, 86
Des huiles volatiles ou essentielles, 92
Distillation des produits alcooliques, 100
— des alcools aromatiques, 105
Eau de Cologne, 107
— vulnéraire blanche, 109
Alcool antiscorbutique, 111
— de cochléaria, ibid.
— de mélisse composée, 112
— de la Vrillière, ibid.
— de Fioraventi, 113
— carminatif de Sylvius, 114
Eau sans pareille, 115
— de Dardel, 116
— de menthe composée, ibid.
— alcoolique impériale, 117
— thériacale, 118
— balsamique de Rivière, 119
— antihystérique, ibid.
Gouttes céphaliques, 121
Distillation du vinaigre, ibid.
De la Solution, 123
De la Macération, 125
De la Digestion, 126
De l'Infusion, ibid.
De la Décoction, 127
Des Tisanes, ibid.
Tisane commune, 130

Hydromel, page 130
Limonade, 131
Des Tisanes composées, 132
Décoction blanche de Sydhénam, 136
Tisane sudorifique de Vinache, 137
— *royale*, 138
— *de Stéphens*, ibid.
— *de Feltz*, 139
Du Petit-lait, 140
De l'Émulsion, 143
Des Bouillons médicinaux, 145
Des Apozèmes, 146
Des Teintures, 147
Des Elixirs, 152
Baume de vie de Lelièvre, ibid.
Bonferme, 153
Élixir de propriété, ibid.
— *stomachique de Stougthon*, 154
Eau-de-vie allemande, ibid.
Élixir vitriolique de Minsicht, 155
— *de Garus*, 156
Baume du commandeur, 157
Gouttes anodines de Talbot, 158
— *amères*, ibid.
Élixir odontalgique, 159
Des vins Médicinaux, ibid.
Vin antiscorbutique de Dumorète, 163
— *aromatique*, 164
— *d'opium*, 165
— idem *de Rousseau*, 166
— *martial*, 167
— *émétique*, ibid.
Des Bières médicinales, 168
Bière antiscorbutique, 170
— *fébrifuge*, ibid.
Des Vinaigres médicinaux, 171
Vinaigre des quatre voleurs, 173
— *antiscorbutique*, 174
— *dentifrique*, ibid.

Des Huiles pharmaceutiques, page 175
Huile de mucilage, 177
Huile de rhus radicans, 177
— *baume tranquille,* 178
— idem *de soufre,* 179
— idem *vert de Metz,* 180
Des Pulpes, 181
Pulpe de casse, 182
— *casse cuite,* 183
— *de tamarin,* ibid.
Des Extraits, 185
Extrait de quinquina, 191
— *de genièvre,* 192
— *de rhubarbe,* ibid.
— *de séné,* ibid.
— *de ciguë,* 193
— *de rhus radicans,* ibid.
— *d'absinthe vineux,* 194
Des Extraits résineux, 195
Extrait de turbith végétal, 196
— *de gayac,* ibid.
— *de noix vomique,* 197
Des extraits gommo-résineux et résino-gomm. 198
Extrait aqueux d'opium, ibid.
— *muqueux d'opium par digestion,* 200
— *de cachou,* 201
— *de réglisse,* ibid.
Des Robs, 202
Rob de sureau, ibid.
— *d'hyèble,* 203
— *de nerprun,* ibid.
— *de berbéris,* ibid.
Des Sirops, ibid.
Sirop de violettes, 207
Des Sirops par contusion, 209
Sirop d'orgeat, 210
Des Sirops acides, 211
Sirop de limons, ibid.
— *de mûres,* 212
— *de vinaigre,* ibid.

Sirop

Sirop tartareux, 213

Des Sirops par décoction, ibid.

Sirop de salsepareille, ibid.

— *de gentiane*, etc. ibid.

Des Sirops par les produits de la distillation, 214

Sirop de fleurs d'oranger, ibid.

— *de menthe*, etc. ibid.

Des Sirops préparés, *soit à l'eau, au vin, ou avec les teintures*, 215

Sirop de quinquina, ibid.

— *de nerprun*, 216

— *d'ipécacuanha*, ibid.

— *de gomme ammoniaque*, 217

— *de Tolu*, 218

— *de sulfure de potasse*, ibid.

— *de Belet*, ibid.

— *diacode ou d'opium*, 219

Des Sirops composés, 220

Sirop antiscorbutique, ibid.

— *d'althœa de Fernel*, 222

— *de chicorée avec la rhubarbe*, 223

— *de Cuisinier*, 224

— *de pommes*, 225

— *de roses*, 226

— *des cinq racines*, 227

— *d'érysimum*, 228

— *de Glauber*, 229

— *de karabé*, 230

— *magistral astringent*, 231

Des Miels medicinaux, 232

Miel de mercuriale, 233

— *de longue vie*, 234

— *anthosat ou de romarin*, ibid.

— *rosat*, 235

— *violat*, ibid.

— *scillitique*, 236

— *oximel simple*, ibid.

— *scillitique*, 237

De la Mixtion, 237
Des Espèces, 238
Espèces sudorifiques, 239
— aperitives, 240
— émollientes, ibid.
— vermifuges, 241
— pectorales, ibid.
— astringentes, ibid.
— vulnéraires, 242
— carminatives, 243
— aromatiques, 244
Fleurs cordiales, ibid.
— carminatives, 245
Des poudres composées, 244
Poudre capitale de Saint-Ange, 246
— sternutatoire, ibid.
— hydragogue, ibid.
— de Guttète, 247
— de cornachine, ibid.
— antispasmodique, ibid.
— de Dover, 248
— astringente, ibid.
— d'arum composé, 249
— arthritique amère, ibid.
— purgative de Pérard, 250
— tempérante simple, ibid.
— de Sthal, ibid.
— vermifuge, 251
— balsamique pour fumigations, ibid.
— pour les dents, 252
— charbonneuse de Stéphens, ibid.
— pour embaumer, 253
Des Conserves molles, 255
Conserve d'aunée, 257
— de cochléaria, ibid.
— de cynorrhodon, 259
Des Conserves sèches, 260
Pâte de jujubes, 261
— pectorale de réglisse, ibid.
— de guimauve, 263

Pâte ou tablettes de Spitzlait, 264
— suc de réglisse de Blois, 262

DES GELÉES, 265

Gelée de mousse de Corse, 266
— de lichen d'Islande, 267
— de corne de cerf, ibid.
Blanc manger, 268.
Bouillons secs, ou tablettes de bouillon, ibid.
Sucre candi, 269
— rosat, 270
— d'orge, ibid.

DES TABLETTES ET PASTILLES, 271

Tablettes de guimauve, 273
— d'ipécacuanha, 274
— de soufre lavé, ibid.
— de crême de tartre, 275
— de magnésie, ibid.
— martiales, ibid.
— de rhubarbe, 276
— vermifuges, ibid.
— antimoniales de Kunkel, ibid.
— de safran, 277
— de cachou, ibid.
— de kermès, ibid.
— acidules contre la soif, 278
— émétiques, ibid.
— de tolu, ibid.

DES ÉLECTUAIRES, OPIATS ET CONFECTIONS, 280

Electuaire catholicon double, 284
— diaprun simple, 285
— idem *solutif,* 286
Confection d'hyacinthe, ibid.
— akermès, 287
— Hamec, 288
Thériaque dite *andromaque,* 290
— diatessaron, 294
Orviétan, 296
Diascordium, 297

Mithridate, 298
Philon romain, 300
Opiat de Salomon, ibid.
— *vermifuge*, 302
— *dentifrique*, ibid.
Electuaire lénitif, ibid.
— *hiéra picra*, 303
— *hiera-diacolocynthidos*, ibid.
— *caryocostin*, 304
— *diaphœnix*, 305
— *bénédict laxatif*, ibid.
Opiat mésentérique, 306
— *sudorifique d'Helvétius*, 307
— *de citron purgatif*, 308
— *diacartami*, ibid.
Marmelade de Tronchin, 309
Opiat fébrifuge, 310

DES BOLS, ibid.

DES PILULES, 311

Pilules de cynoglosse, 314
— *de Starkey*, ibid.
— *de Morton*, 315
— *tonique de Bacher*, ibid.
— *antihystériques*, 316
— *bénites de Fuller*, ibid.
— *hydragogues de Bontius*, 317
— *de Rudius*, ibid.
— *cochées de Rhasys*, 318
— *astringentes*, ibid.
— *de Keyser*, 319
— *gourmandes*, ibid.
— *angéliques*, 320
— *de Rufus*, ibid.
— *mercurielles*, ibid.
— idem *de Béloste*, 321
— id. *du Codex*, 322
— id. *de Renaudot*, ibid.
— id. *purgatives*, ibid.
— *de Bécher*, 323

Pilules chalibées, 324
— vermifuges, ibid.
— de savon, 325
Boules savoneuses de Stéphens, ibid.
DES POTIONS, 326
DES JULEPS, 327
Julep calmant, ibid.
— pectoral, 328
— rafraîchissant, ibid.
DES LOOCHS, ibid.
Looch blanc, ibid.
— jaune, 329
DES COLLYRES, 332
Collyre de Lanfranc, 333
DES ONGUENS, ibid.
Onguent pompholix, 335
— nutritum, ibid.
— mercuriel double, 336
Pommade de manganèse, 334
— pédiculaire blanche, ibid.
— rouge, 335
Onguent mercuriel simple, 337
— de soufre, 338
Pommade oxigénée, selon Fourcroy, ibid.
— selon M. Alyon, ibid.
Onguent basilicum, 339
— de styrax, ibid.
— d'Arcœus, 340
— d'althéa, ibid.
— rosat, ibid.
— populéum, 341
— brun, 342
— de tuthie, ibid.
— de la Mère, 343
— vert, ou des apôtres, 344
— de laurier, 345
— épispastique, ibid.
— au *garou*, 346
— sans garou ni cantharides, ibid.

Onguent contre les hémorrhoïdes, 346
— *citrin*, 347
— *égyptiac*, ibid.

DES DIGESTIFS, 348
Digestif simple, ibid.
— *animé*, ibid.

DES CÉRATS, 349
Cérat sans eau, ibid.
— *de Galien*, ibid.
— *amygdalin*, 350
— *de Goulard*, ibid.
— *jaune*, ibid.
— *blanc raisin*, ibid.

DES LINIMENS, 351
Liniment volatil, ibid.
— *camphré*, ibid.
— *calcaire*, ibid.

DES EMPLATRES, 352
Emplâtres non métalliques, ibid.
Emplâtre agglutinatif d'André de Lacroix, 353
— *vésicatoire*, ibid.
— *de mélilot simple*, ibid.
— *composé*, 354
— *contre la hernie*, ibid.
— *de mucilage*, 355
— *oxicrocéum*, 356
— *de ciguë*, ibid.
— *de bétoine*, 357
— *de blanc de baleine*, 358

DES EMPLATRES MÉTALLIQUES, ibid.
Emplâtre diapalme, 359
— *diachylon simple*, 360
— *composé*, 361
— *diabotanum*, ibid.
— *pour les cors*, 364
— *divin*, 365
— *de Nuremberg*, 366
— *de savon*, ibid.
— *de vigo*, 367

Emplâtres des quatre fondans, 369
— *de céroëne*, ibid.
— *agglutinatif*, 370
— *de cire verte*, ibid.

DES SPARADRAPS, ibid.

TAFFETAS D'ANGLETERRE, 372

DES BAUMES dits ONGUENTAIRES, 373

Baume de Leucatel, ibid.
— *nerval*, ibid.
— *acoustique*, 374
— *oppodeldoc*, 375
— *odontalgique*, ibid.
— *de Leitour*, ibid.
— *apoplectique*, 376

DE LA TORRÉFACTION, 377
DE LA CALCINATION, ibid.
DE LA SUBLIMATION, 378
DES TROCHISQUES, 379

Trochisques escarotiques, 380
— *de minium*, ibid.
— *de céruse*, ibid.
— *alhandal*, 381
— *purgatifs*, ibid.
— *hédycroïdes*, ibid.
— *de vipère*, 382
— *odorans*, ibid.

DES MASTICATOIRES. 383
DES CATAPLASMES. ibid.
DES BOUGIES DE PHARMACIE. 385
DES SUPPOSITOIRES. 386
DES EPONGES PRÉPARÉES. ibid.
DES ERRHINES. 387
DES BAINS. 388
DES LOTIONS. ibid.
DES FOMENTATIONS. 389
DES DOUCHES. ibid.
DES CLYSTÈRES. ibid.
DES INJECTIONS. 390
DE L'ART DE FORMULER. 391

Des Corps solides. 395
— pulvérulens. ibid.
— mous. ibid.
— liquides. ibid.
De la Base. 403
De l'Adjuvant ou accessoire. 406
Du Correctif. 408
De l'Excipient. 410
De la Dose des médicamens. 419
Des Formules magistrales. 423
— de fomentations. 448
— de lavemens. 451
— de potions. 456
— de gargarismes. 468
— de vins médicinaux. 472
— de collyres. 471
— de pilules. 479
— d'électuaires. 475
— de tablettes. 485
— de cataplasmes. 487
— de linimens. 487

FIN DE LA TABLE SOMMAIRE.

Cours

COURS

ÉLÉMENTAIRE

DE PHARMACIE,

APPLIQUÉE A LA MÉDECINE.

LA Pharmacie est un art et une science qui apprennent à modifier les médicamens simples, et à les réunir convenablement ensemble pour les rendre plus propres à la guérison des maladies.

On suppose acquise la connaissance de ces médicamens par l'étude de leur histoire naturelle, et cela donne la raison du choix qu'on en fait pour l'usage auquel on les destine.

Toute substance prend le nom de médicament, dès qu'elle peut être utilement employée en médecine, mais on l'appelle sur-tout ainsi, quand on peut en faire l'application immédiate sur une partie quelconque du corps.

En pharmacie on distingue les médicamens :

1° En Simples,

2° En Préparés,

3° En Composés.

Les premiers sont ceux que l'on peut employer

tels que la nature nous les offre. Ainsi, *la manne*, *les dattes*, *la térébenthine*, *le baume de Copahu*, qui n'exigent aucun changement pour qu'on les utilise.

On distingue les médicamens simples en indigènes, qui croissent près de nous, sous notre climat; et en exotiques, lesquels nous viennent des pays étrangers; ils sont tous du ressort de la pharmacie.

Les médicamens préparés supposent toujours le secours de l'art, pour en faciliter ou régulariser l'action.

C'est ainsi que l'on sépare des corps naturels certaines parties qui les accompagnent, telles que de la terre, des radicules, des onglets, et sur-tout de l'eau de végétation, dont il faut les priver pour les conserver et les rendre plus propres à la formation de certains composés. La préparation ne doit rien changer à la nature du corps modifié; il n'y a de différence que dans la masse et dans l'aspect.

C'est préparer un médicament que d'en ôter les tiges, les pétioles, l'écorce, etc. de le dessécher et de le pulvériser.

On a voulu assimiler aux médicamens préparés ceux qui, ayant été soumis à une véritable opération pharmaceutique, ne participent que d'une seule substance active. C'est étendre trop loin l'acception du mot, et nous verrons plus tard comment on doit considérer les sirops, les infusions, les extraits, les conserves, etc. auxquels se rapporte cette observation.

Quant aux médicamens composés, ils résultent toujours de la réunion de plusieurs substances avec action réciproque plus ou moins sensible, laquelle produit des changemens dans la consistance, dans l'odeur, dans la saveur ou dans les propriétés médicinales : on opère pour les uns à l'air libre, pour les autres dans des vases clos; quelquefois on ne tient pas compte de la longueur du temps, de l'élévation de température : le plus souvent c'est le contraire.

Les médicamens composés se distinguent en *officinaux* et en *magistraux*.

Les premiers tirent leur nom de ce qu'ils doivent être tout prêts dans les officines, pour servir au besoin; les autres ne doivent être préparés que sur l'ordonnance des médecins, autrefois appelés magisters.

Il est des médicamens officinaux qui peuvent être confectionnés en tout temps; il en est au contraire qu'on ne peut se procurer que dans un temps de l'année, à cause de certaines parties végétales qui les forment, tels que les sirops de violettes, de mûres, etc. Ils sont en petit nombre; et pour ceux-ci, on en prépare de suite ce que l'on juge nécessaire à la consommation jusqu'à la récolte nouvelle ; quant aux autres, on peut se borner à en préparer des quantités plus petites, qu'on réitère à volonté.

Beaucoup de ces composés officinaux peuvent se conserver indéfiniment, et alors, il semble utile d'en préparer en une fois de grandes quantités : mais c'est à tort; car il est des vices attachés à la préparation des médicamens en masses considérables. C'est ainsi que les onguens, les emplâtres, les teintures, les vins médicinaux, les pilules, etc. ne doivent être faits qu'en des proportions limitées, pour des raisons qui seront développées lorsque nous en traiterons particulièrement.

Il est des livres sous le nom de Formulaires, ou de Codex, qui offrent la réunion des composés que le pharmacien doit tenir tout préparés, le médecin doit y compter, il se comporte en conséquence.

La préparation de ces médicamens doit être uniforme en tous lieux : c'est à tort que chacun voudrait s'appliquer à y apporter des modifications; il n'en doit être d'avouées que celles adoptées par les universités. C'est pour cet objet important qu'une commission, nommée par le gouvernement, s'occupe à revoir le Codex de Paris, pour y faire des changemens qu'ont nécessités les nouvelles connaissances médicales.

Les médicamens magistraux ne peuvent point être préparés en grandes quantités, parce qu'on ne s'est point occupé dans leur formation à réunir les parties en quantité convenable pour qu'elles se conservent : on n'a eu en vue que l'action médicamenteuse; il est ordinaire de ne préparer de ces composés que pour vingt-quatre à trente-six heures, devant les renouveler autant de fois qu'il est besoin pour le malade; mais on conçoit que dans ces médicamens magistraux la dose des composans étant, ou pouvant être choisie d'une manière convenable pour la conservation, ces composés deviendraient ainsi, ou pourraient devenir officinaux.

La formation des composés peut ne demander que des minutes, mais souvent elle exige des heures ou même des jours.

On est toujours à temps, pour les composés officinaux, de se procurer les matières qui les composent, et d'en étudier le mode de préparation, parce qu'on a pu prévoir long-temps d'avance la nécessité de les former : il n'en est point ainsi pour les médicamens magistraux ; l'instant où il faut les préparer n'est pas celui où l'on doit chercher loin de soi ce qui doit y entrer. Il faut donc être sûr que le pharmacien en puisse être pourvu.

La préparation des médicamens magistraux suppose de grandes connaissances de la part de celui qui exécute comme de celui qui ordonne. Si l'un doit écrire au lit du malade, au moment du danger, sans recourir à une longue méditation, de même aussi l'autre doit agir promptement, et composer à l'improviste les médicamens les plus compliqués.

Nous ne chercherons point à traiter isolément de la conservation des médicamens, quels qu'ils soient ; nous n'en parlerons qu'à la suite de chaque série, pour ne point annoncer, par anticipation, des faits qui n'appartiennent qu'à l'histoire de chacune d'elles.

D'après la manière dont nous avons défini la pharmacie, on peut prévoir que nous devrons traiter d'abord des modifications dont les médicamens simples sont susceptibles ; c'est ce qui nous porte à parler maintenant de leur préparation.

De la Préparation des Médicamens.

La préparation des médicamens consiste à les disposer d'une manière plus favorable à leur emploi, sans en changer la nature; on y parvient en les débarrassant de certaines parties accessoires qui les accompagnent, ou bien en divisant les masses pour en écarter les molécules ; à cet effet, on a recours à différens moyens qui se rapportent tous à deux principaux, savoir : la *dessiccation* et la *pulvérisation*.

Mais il est des conditions primitives sans lesquelles les corps employés ne sauraient être bien traités, elles ne sont point les mêmes pour tous ; ainsi les corps inorganiques s'offrant sous des états plus constans, ne méritent point à cet égard de fixer autant notre attention ; tandis que les corps organisés plus susceptibles de changemens par l'influence de la vie, outre celle des agens extérieurs, nous obligent à préciser davantage les nuances que chacun d'eux doit offrir pour notre utilité. C'est sur-tout en traitant de la dessiccation des végétaux, qu'il devient important de traiter cette matière, et d'examiner s'il est indifférent ou non de prendre ces corps dans un état choisi.

Des conditions relatives aux plantes avant leur dessiccation.

Ces conditions se rapportent aux lieux qui sont naturels aux plantes ; aux différens âges des plantes, et au temps le plus convenable pour les recueillir.

Il est incontestable que les plantes ont des lieux privilégiés où leur végétation se fait mieux qu'ailleurs ; quelques-unes se plaisent dans les bois, d'autres dans les prairies, d'autres dans les vallons ou sur les montagnes, ou encore près des ruisseaux, ou même dans les marais ; il en est qui croissent d'elles-mêmes dans les sables, dans les étangs ou dans la mer, elles dépérissent ou végètent mal, quand elles se trouvent dans des lieux différens ; aussi prend-on le soin dans les jardins botaniques de réunir autant que possible, pour chaque espèce de plante, les circonstances naturelles, favorables à leur plus grand développement : on place le muguet et la violette, la véronique et le chamœdris, à l'ombre au pied des arbrisseaux; les crucifères, mais sur-tout le cresson, le cochléaria, le raifort, dans un lieu bas, toujours humide; le méniànthe et le nénuphar, dans l'eau d'un bassin; les graminées à découvert, les lichen sur des rochers, les capillaires contre les murs, et la rue au soleil.

C'est sur les monts élevés que se plaît la digitale pourprée; aussi, malgré qu'on en trouve dans les plaines, recherche-t-on la première qu'on nous envoie de la Suisse, supérieure par son action à celle qui vient dans les environs de Paris : il en est ainsi pour un grand nombre d'autres plantes; c'est ce qui oblige à connaître pour chacune si on l'a recueillie dans le lieu le plus propre à sa végétation.

On a prétendu que la culture nuit aux plantes, et qu'il est préférable de les prendre dans les endroits où elles croissent naturellement; ce n'est tout au plus qu'une question à résoudre, si on la présente d'une manière générale, puisque sa solution ne peut se rapporter qu'à un petit nombre de végétaux, pour lesquels il est constant que la culture diminue l'abondance des parties constituantes; mais encore pour ceux-ci faut-il consentir à les employer cultivés, par rapport à la difficulté de les trouver libres et en quantités convenables près de nous; il doit nous suffire qu'en les soignant dans nos champs, dans nos jardins, nous ayons pu réunir autour d'eux les conditions possibles pour leur plus grand dévelopement;

d'ailleurs, tout en convenant que la culture est défavorable, par exemple aux ombellifères, nous avons l'assurance qu'elle est très-favorable aux labiées, en augmentant la force et la proportion de leur huile essentielle. Il faut donc se résoudre à mettre en œuvre des moyens de culture, pour accumuler en réserve et trouver au besoin les plantes médicinales, s'appliquant à les choisir toujours dans l'état le plus voisin de celui qui leur est naturel.

Les végétaux étant supposés pris dans les lieux où dans les conditions plus propres à leur accroissement, il faut connaître encore quelles différences doivent dépendre de leur âge pour hâter ou retarder l'instant de les enlever à la terre; en effet, la ciguë prise dans ses jeunes pousses est d'une couleur vert-pâle, très-aqueuse, peu odorante, d'une saveur peu âcre, et de si peu d'action, qu'il n'est point rare qu'on en puisse manger impunément, tandis que, plus avancée, cette plante est plus verte, plus dure, parce qu'elle contient moins d'eau. Son odeur devient vireuse, et la saveur est insupportable; son action est alors telle qu'on doit toujours la redouter: elle est narcotique et peut devenir vénéneuse.

La jeune chicorée est peu amère; elle contient peu d'extractif; son action est faible. On l'emploie en salade; mais, plus avancée, elle est plus sèche, plus active et d'une grande amertume. Il ne faudrait pourtant point la prendre trop âgée, parce que ses principes seraient altérés.

Ce n'est point dans les jeunes feuilles de bourrache, de buglosse ou de pariétaire, qu'on trouve du nitrate de potasse, mais bien dans les feuilles plus avancées, et alors en telle quantité, qu'on les recherche par rapport à l'action de ce sel. Il est donc un âge où les plantes sont plus propres à l'usage qu'on en veut faire; c'est ce qui a donné lieu à *Vanhelmont* de distinguer ce qu'il a nommé *temps balsamique des plantes.*

Ce temps, pris d'une manière générale, est celui où le végétal est dans sa plus grande vigueur; mais ce qui est dit ici ne peut s'appliquer qu'aux plantes entières, et il en est peu qui soient ainsi employées en médecine; car, le plus souvent, l'action varie dans les diverses parties du même individu, et pour une plante, *l'angélique*, par exemple, dont on peut employer indifféremment la racine, la tige, la feuille ou le fruit, on en voit mille, comme le ricin, dont on n'emploie que le fruit, comme le *jalap*, qui ne fournit d'utile que sa racine, comme la *douce-amère*, qui ne donne que sa tige, et le *quinquina* son écorce: c'est pourquoi nous devons nous appliquer à connaître, pour chaque partie des plantes, l'âge ou le temps auquel il est mieux de se les procurer.

Les racines ont deux usages bien prononcés dans l'acte de la végétation; elles pompent dans la terre les sucs propres au végétal, et servent en même temps à le fixer sur le sol. C'est surtout en automne et au printemps que leur fonction principale est de fournir à la tige des liquides nourriciers. Plus tard, la plante vit autant, peut-être plus par ses branches et ses feuilles qui trouvent dans l'atmosphère des principes réparateurs; c'est donc dans les saisons indiquées qu'on doit, surtout pour les plantes annuelles, rechercher les racines; elles sont alors, autant que possible, gorgées de sucs, et contiennent, autant qu'on peut le désirer, les parties actives qui en font rechercher l'usage. On les voit plus humides, plus grosses, plus odorantes et plus sapides qu'en hiver et en été. Celles dites *charnues* sont cassantes et non ligneuses, comme *consoude*, *parelle*, *bardane*; celles *fibreuses*, quoique flexibles, sont mieux nourries, comme les racines d'*asperges*, de *petit houx*, de *valériane*, et celles dites *pulpeuses* présentent plus de viscosité, plus de mucilage, par exemple, les *oignons de lys*, *de scille*, *de colchique*: toutes contiennent alors plus de matières extractives.

C'est donc lorsque les racines contiennent encore leurs sucs, et jouissent de toute leur force, qu'il est bien de les recueillir. On saisit pour cela le moment où les jeunes pousses des feuilles commencent à paraître.

Quant aux *tiges*, elles doivent être peu ligneuses et de la première année, quand on les emploie dépourvues de feuilles, comme la *douce-amère*, et tout au plus de la seconde année, quand on s'en sert avec les feuilles, exemple: *romarin*, *sauge*, *sabine*. Les bois doivent être récoltés après la chute des feuilles. Le bois du tronc est préféré à celui des branches, et l'on doit toujours en séparer l'écorce.

Il est peu de bois indigènes qui soient usités; nous citerons cependant ceux de *genièvre*, *de guy de chêne et de tamarisc*.

Les *écorces* peuvent être prises dans des états divers, comme il est dit pour chacune dans leur histoire naturelle; c'est ce qui nous dispense d'énumérer ici ces nombreuses différences, dont les principales se rapportent aux écorces de *chêne*, de *marronnier*, d'*orme pyramidal*, de *sureau*, etc. etc.

Les *feuilles* doivent être bien développées par rapport à leur grandeur ordinaire, mais toujours recueillies avant la floraison, parce que plus tard elles ont contribué de leur substance à la végétation des parties qui leur succèdent ; elles subissent alors des changemens peu sensibles pour l'œil, mais incontestables, quand on veut apprécier les proportions de leurs principes constituans.

Il semble plus difficile d'assigner le temps où l'on doit récolter les fleurs; cependant si l'on tient compte de certaines considérations, on y parvient aisément.

Toutes les *fleurs* grandes ou petites ont une végétation progressive ; ainsi la vie commence dans le bouton qui est encore vert ; bientôt elle augmente ; le bouton grossit, se développe, s'ouvre et se colore ; il prend avec les couleurs qui lui sont propres, une odeur qui lui est particulière, une saveur et des propriétés médicinales quelconques. La fleur alors est tout à fait formée ; elle est dans cet âge où, selon le vœu de la nature, elle peut se reproduire. A cette époque la fécondation s'opère, et dès ce moment, le bouton fleuri perd sa forme, sa couleur, son odeur et ses autres qualités. On les voit décliner et disparaître. La fleur s'ouvre davantage, s'épanouit, se décolore entièrement et périt; ainsi toutes les fleurs durables ou passagères, petites ou grandes, doivent être récoltées avant la fécondation, mais surtout avant l'épanouissement. Il est bien entendu que les fleurs doubles ne peuvent point être assujéties à cette règle; mais il en est peu d'employées en médecine : on les choisit alors le plus possible pourvues d'odeur ou de saveur, et quand elles sont dans leur plus grand éclat ; c'est ce qui a lieu pour les fleurs de grenadier, la camomille, etc.

Ce que nous avons dit pour les fleurs, n'est point applicable aux *fruits*, lesquels sont toujours le terme de la végétation. Ils ne doivent point aux dépens de leur propre substance contribuer à l'accroissement de nouvelles parties, et, sous ce rapport, il semble beaucoup plus facile de préciser le moment de les récolter; cependant, les fruits étant souvent moins recherchés pour eux-mêmes, que par rapport à leur enveloppe, et celle-ci étant destinée à des usages très-variés, il devient nécessaire d'établir les distinctions suivantes :

1° Fruits à péricarpe mou;

2° Fruits à péricarpe sec.

Ces derniers peuvent être abandonnés à eux-mêmes sur la branche qui les porte jusqu'à leur parfaite maturité; alors ils tombent sans souffrir, ou bien, si on les enlève à la plante, c'est pour utiliser des moyens prompts et peu dispendieux; ainsi on coupe les pavots, les blés; on abat les noix, quand la maturité est complète; et alors qu'on utilise le péricarpe ou le fruit lui-même (la semence), on est sûr d'y trouver ce qu'on y recherche. Il en est autrement pour les fruits à péricarpe mou, dont les usages si divers obligent à choisir des temps variés pour les recueillir. Veut-on les dessécher, il faut les prendre très-mûrs, parce qu'ils sont alors plus sucrés. Si on doit les maintenir dans le vinaigre, dans l'alcool ou dans les sirops, ils peuvent être moins avancés; si surtout on veut en retirer des sucs acides, ils doivent être encore moins mûrs, mais pourtant pas trop verts;

car les liquides en eux, pour être favorables, doivent être arrivés à un certain degré d'élaboration, en même temps qu'on doit éviter la présence du mucilage, qui abonde à mesure que la maturité s'avance.

Ce n'est point ici que nous chercherons à faire connaître avec détail les soins qu'on doit porter à la récolte des fruits par rapport à leur âge. C'est assez d'avoir fixé l'attention sur ce point. Nous y reviendrons chaque fois que nous devrons traiter des usages auxquels on les destine.

Enfin nous supposons les végétaux bien choisis relativement aux lieux qu'ils préfèrent, et aux différentes époques de leur accroissement. Il faut encore savoir que, pour les enlever à la terre, on doit choisir un temps sec et chaud, de préférence le matin, lorsque les premiers rayons du soleil ont enlevé aux plantes la rosée qui les recouvre. Si on attend l'heure de midi, la chaleur est trop grande, et les végétaux ont perdu de leur arome. On a prétendu qu'il était beaucoup mieux de cueillir les végétaux le soir : c'est bien ; mais voilà tout.

Si les circonstances forcent à prendre ces plantes par un temps de pluie, pour les employer de suite, elles se trouvent beaucoup plus aqueuses et conséquemment moins actives. Si, dans ce même cas, on cherche à les conserver par un moyen quelconque, cela devient très-difficile.

D'après tout ce que nous venons de dire, il est démontré que les végétaux ont des lieux privilégiés, où ils vivent mieux, qu'ils ont des qualités différentes selon leur âge, et qu'en les enlevant au sol qui les porte, on doit prendre des soins pour les employer ou les conserver avec plus d'avantage. Maintenant nous pourrons traiter avec plus de succès des préparations dont ces médicamens sont susceptibles. Celle qui s'offre d'abord a pour objet de maintenir les corps pendant long-temps en état de servir; c'est donc un mode de conservation. Il est simple, parce qu'il n'admet aucune addition, aucune combinaison nouvelle; on y a recours fréquemment et pour un grand nombre de substances. Je veux parler de la dessiccation.

De la Dessiccation.

La dessiccation est une opération par laquelle on prive un corps quelconque de son humidité.

Elle peut avoir lieu sur tous les corps, mais il est rare qu'on s'applique à la pratiquer sur les minéraux, parce qu'elle ne présente pas autant d'utilité; en effet les terres, les pierres, les sels, peuvent être long-temps humides sans en souffrir, et s'ils doivent être désséchés, il n'exigent point pour cela des soins notables, c'est ce qui nous dispense d'en traiter ici: nous verrons en parlant des trochisques terreux, métalliques ou autres, comment on en sépare l'eau qui a servi à leur formation.

Il n'en est pas de même pour la dessiccation des corps végétaux et animaux, ils sont plus altérables, soit par la présence de l'eau qui les accompagne naturellement, soit par les procédés que l'on pratique pour la leur enlever; c'est pourquoi nous parlerons plus longuement des moyens que l'on prend pour les dessécher.

En portant ses vues particulièrement sur ces derniers corps, on peut dire que la dessiccation a seulement pour objet d'enlever l'excès d'humidité qui peut nuire à la conservation, car il s'en faut qu'on s'applique à tirer rigoureusement toute l'eau que ces corps contiennent, d'où on est conduit à dire, que la dessiccation des végétaux est une opération par laquelle on sépare de ces corps l'excès d'humidité qui peut nuire à leur conservation.

La dessiccation suppose toujours le concours de la chaleur et de l'air; mais il faut qu'on puisse à volonté faire varier la température, et que l'air puisse au besoin circuler librement.

On doit toujours s'appliquer à opérer promptement, car les plantes sont bientôt altérées par le concours de l'air, de la lumière et de la chaleur.

Il est des végétaux très-aqueux, comme la *joubarbe*, la *laitue*, la *chicorée*, le *beccabunga*, dont la dessiccation est très-difficile, sinon impossible. Aussi est-il ordinaire de les employer à l'état frais, comme il sera dit à l'occassion des sucs d'herbes ou des tisanes.

Il en est d'autres qu'on peut dessécher, mais que pourtant on ne desséche point, parce qu'ils perdent ainsi une grande partie de leur action, changement qu'il faut attribuer à la perte de leur arome; c'est pourquoi l'on ne pratique point la dessiccation du *cerfeuil*, du *cresson*, du *cochléaria*, dont au contraire on se sert à l'état récent; on desséche bien la racine de *raifort*, mais c'est pour l'employer dans des cas particuliers et toujours à dose plus grande que dans son état de fraîcheur.

On peut donc établir en principe, que la dessiccation ne doit être pratiquée d'une manière profitable que sur des plantes peu aqueuses, et dont l'arome est peu volatil ; c'est le moyen de retrouver les corps desséchés dans le meilleur état possible.

Il est très-fréquent de faire dessécher les végétaux à l'air libre et à la chaleur ordinaire de l'atmosphère, qui est supposé de 10 à 12° ; mais il est mieux d'agir dans un lieu clos, qu'on appelle *étuve ;* de cette manière on se garantit des intempéries et des irrégularités de la température.

L'*étuve* est formée d'une espèce de cabinet offrant des ouvertures opposées qu'on peut ouvrir et fermer à volonté ; dans ce cabinet sont placés un poële et un thermomètre pour produire et régler la chaleur. L'étuve étant chaude, on y expose les plantes sur des claies en osier. Bientôt le calorique dilatant la partie aqueuse, on voit celle-ci former sur les substances une espèce de sueur, qui tend à se dissoudre dans l'atmosphère ; mais quand l'air est suffisament chargé d'eau, il n'en peut plus prendre ; et ce serait vainement que l'on continuerait à chauffer, si on n'ouvrait point momentanément le cabinet, pour y faire entrer un air plus sec et plus capable de prendre une nouvelle quantité d'eau ; on ferme ensuite et on chauffe encore.

Quand les parties qu'on veut dessécher sont d'un tissu serré, peu aqueux, il suffit de les exposer brusquement à la chaleur que nécessite leur dessiccation. Quand au contraire ces parties sont épaisses, succulentes, on ne doit les soumettre que par degrés à la chaleur voulue, en les faisant passer successivement à des températures différentes et de plus en plus élevées. Si on agissait pour ces dernières plantes comme

comme pour les premières, on s'exposerait à les altérer par une sorte de cuisson que rendrait plus facile une grande quantité de leur eau de végétation; ou bien la couche externe des corps étant d'abord trop échauffée, pourrait se racornir et s'opposer ensuite au dégagement de l'humidité.

Quelles que soient les parties de plantes qu'on veut dessécher, il faut les nettoyer, en séparer les corps étrangers qui souvent les accompagnent, ou seulement les parties accessoires qui ne sont point utiles: ainsi, pour les racines, on rejette la terre, les radicules, le collet et les portions herbacées ou ligneuses, etc. Quel que soit le corps que l'on veut séparer, il faut éviter de laver ou d'humecter la substance à dessécher, car on annullerait ainsi la condition que les végétaux soient, autant que possible, recueillis par un temps sec, afin d'être moins aqueux : on a cependant proposé quelques exceptions, en indiquant très-précisément de mouiller certaines fleurs avant de les mettre à l'étuve, mais on pourra voir plus tard que cet usage est préjudiciable à leur action médicamenteuse.

Il faut savoir maintenant que toutes les parties des plantes n'exigent pas à beaucoup près, pour leur dessiccation, les mêmes soins et la même température, c'est ce qui nous porte à en parler diversement, en disant pour chacune ce qu'il est plus utile de connaître.

Nous avons déjà distingué les racines en *fibreuses*, *charnues* et *pulpeuses*; voyons, d'après cette différence, comment on doit les traiter pour en séparer l'eau qui serait nuisible à leur conservation.

Les *racines fibreuses* étant d'ordinaire peu humides, et toujours très-divisées, ténues, en parties déliées, leur dessication doit être facile; aussi peut-elle s'effectuer à l'air libre, pourvu que le temps soit sec et la température à 10°. On les porte sous des hangars ou dans des greniers.

On les dispose par couches minces qu'il faut retourner matin et soir ; mais mieux encore on les suspend par très-petits paquets, pour les abandonner à eux-mêmes pendant plusieurs jours, qui suffisent ordinairement pour leur dessiccation, après quoi on les soigne, comme nous le dirons pour toutes les plantes séches.

C'est ainsi qu'on agit pour les racines de *chiendent*, de *fraisier*, d'*asperge*, de *petit houx*, de *valériane*, de *scabieuse*, de *saponaire*, et toutes celles qui leur sont analogues.

Les *racines charnues* sont toujours plus aqueuses, quelquefois mucilagineuses, et pour cela plus difficiles à dessécher. Si elles sont seulement de la grosseur du doigt, on peut les conserver entières; mais il faut toujours les exposer à une chaleur de vingt à trente degrés, ce qui oblige de recourir à l'étuve, et il est indispensable de les enfiler, pour en former des sortes de chapelets qu'on y tient suspendus en guirlandes. Il n'est pas rare qu'outre les corps étrangers à la racine, on en sépare encore l'épiderme, c'est ce qui a lieu pour les racines de *guimauve*, de *rhubarbe* et d'*iris*. — Si ces racines ont un plus gros volume que celui indiqué, on les divise au couteau, en différens sens, pour les réduire en fragmens plus petits, qu'on enfile comme les racines entières. Par ce moyen, on multiplie les surfaces, et l'on donne ainsi à l'humidité plus de voies pour s'échapper. Dans les pays où le climat est plus chaud et la température plus constante, on peut se passer de l'étuve, c'est ce qui a lieu en Espagne, en Italie, et même dans le midi de la France.

On se comporte comme nous venons de le dire, pour les racines de *guimauve*, *consoude*, *aunée*, *bardane*, *bryone*, *parelle*, *nénuphar*, etc.

Enfin, les *racines succulentes* ou *pulpeuses* veulent encore plus de soins, parce qu'elles sont formées de feuillets qui se recouvrent, et qu'il s'y trouve un suc épais, visqueux, dont la séparation est difficile. Il faut non seulement séparer les uns des autres les squammes ou feuillets des *oignons* de *scille*, de *lys*, de *colchique*; mais encore les inciser ou scarifier en différens sens, pour pratiquer des issues au liquide à travers un épiderme qui est très-dense, quoique mince; on peut encore les couper en lanières qu'on enfile comme les autres racines, pour les exposer à une chaleur de 30 à 40°. *Voyez*, pour le choix des parties, l'histoire de ces substances.

On peut laisser ces racines exposées à l'air pendant vingt ou trente heures, elles y perdent un peu de leur eau et se fanent; on les met ensuite à l'étuve à une température graduée, jusqu'à leur dessiccation parfaite.

On peut rapporter aux trois sortes de racines annoncées toutes celles dont nous n'avons point parlé séparément.

Nous ne traitons point ici de ce qui a rapport à la dessiccation des racines exotiques, telles que *méchoacan*, *jalap*, *salep*, etc. On nous les envoie toutes séchées. *Voyez* mon Cours d'histoire naturelle.

Les *tiges* se distinguent en ligneuses et herbacées. Les premières prennent le nom de bois, elles demandent peu de précautions pour être desséchées, il suffit, quelle que soit leur nature, de les exposer à l'air.

Les écorces ne demandent pas d'autres soins, elles sont ordinairement minces et divisées en petits fragmens, ce qui hâte encore leur dessiccation. Exemples : *écorce de sureau*, *d'orme pyramidal*, *de marronnier*, etc.

Quant aux tiges herbacées, on les recueille quelquefois libres, mais le plus souvent avec les feuilles qui les garnissent.

Les tiges nues ne se dessèchent bien qu'à une température au dessus de 15°, parce qu'elles sont plus aqueuses que les bois, c'est ce qui empêche de les laisser toujours exposées à l'air libre. On en fait de forts paquets qu'il suffit de suspendre dans un lieu convenable. C'est ainsi que l'on se comporte pour la *douce-amère*.

Les feuilles offrent plus de difficulté; c'est surtout pour elles que la dessiccation doit être prompte. Il en est de dures, peu humides, qui se dessèchent bien à l'air libre, moyennant une chaleur de 10 à 12°, telles sont les feuilles de *pervenche*, de *romarin*, de *sauge*, de *ronces*, de *coriandre*, etc.

Quand les feuilles sont petites et peu aqueuses, il est ordinaire de les laisser aux tiges pour sécher le tout ensemble, comme on le voit pour l'*hysope*, le *chamædrys*, les *capillaire*, les *menthe*, etc. On peut se contenter de les diviser en petits paquets qu'on suspend dans un endroit ouvert, libre, aéré, ou dans une étuve, mais toujours à l'ombre, surtout si les plantes sont aromatiques.

Lorsque les feuilles sont grandes, épaisses, très-aqueuses, muqueuses ou succulentes, comme l'*ortie*, la *bourrache*, la *buglose*, etc., il faut les exposer à une température de 25 à 40°, dans une étuve, autrement elles se séchent mal, on les trouve molles, noires, en parties décomposées.

Les *fleurs* ne peuvent point être traitées toutes également. Il en est dont l'odeur est presque nulle, et la couleur peu importante à conserver, telles sont les fleurs de *molène*, de *guimauve*, *tussilage*, etc.; il suffit de les exposer à l'air, et indifféremment au soleil ou à l'ombre, pourvu que la température soit de 15 à 20°. Au bout de trois jours elles peuvent être parfaitement séches.

Il en est d'autres d'une odeur qu'il faut conserver, on doit les sécher plus promptement et à l'ombre, à une plus forte chaleur et conséquemment à l'étuve; c'est ce qui a lieu pour les fleurs de *camomille*, celles de l'*oranger*, etc. Il est des fleurs dont on ne peut point conserver l'odeur, quelques soins qu'on ait pris pour leur dessiccation, c'est quand l'arome tient essentiellement à l'eau de végétation. Les fleurs de *tubéreuse*, de *lys*, de *jasmin*, sont dans ce cas, aussi est-il rare qu'on en fasse dessécher, on s'en sert sous d'autres formes, on les utilise par d'autres moyens, comme nous le dirons ailleurs.

Quand on veut, avec l'arome des fleurs, conserver

la couleur, cela devient plus difficile, et pour y parvenir on a proposé différens moyens. Voici les plus remarquables.

On s'applique non seulement à dessécher promptement et à l'ombre les fleurs dont il est question; mais encore, il faut, d'obligation, les couvrir, les envelopper à l'aise dans du papier non collé, qui s'oppose en même temps à l'action de l'air et de la lumière. C'est ainsi qu'on fait sécher la *centaurée*, le *coquelicot*, le *millepertuis*, etc.

Quelques personnes, attribuant l'altération du principe colorant des fleurs à la présence d'un corps très-soluble, muqueux et fermentescible, ont cherché à enlever ce dernier corps : entre toutes les fleurs, ce sont les violettes sur lesquelles on s'est le plus appliqué à pratiquer cette opération. Pour cela, on place les fleurs sur un tamis de crin qui doit reposer sur un grand récipient. On verse de l'eau bouillante à deux reprises sur les violettes; l'eau recueillie est toujours colorée en vert, et quelquefois tellement, qu'on a lieu d'être surpris d'avoir enlevé en quelques secondes une aussi grande quantité de substance.

Ces fleurs doivent être ensuite en partie desséchées dans un linge blanc par une légère pression, après quoi on les expose à l'étuve; mais ce moyen prive les violettes d'un extractif béchique, ce qui doit nuire à leur usage médicamenteux, c'est pourquoi beaucoup de pharmaciens préfèrent avoir ces fleurs d'une couleur moins belle, et les font sécher sans lavage, ou bien ils n'y ont recours que pour une petite quantité, destinée à servir de réactif propre à reconnaître la présence des alcalis.

Il est des fleurs si petites, qu'il est difficile de les isoler de leurs tiges, alors on les enlève et on desséche celles-ci avec les fleurs qu'elles portent, il en résulte ce qu'on appelle *sommités fleuries;* c'est ainsi qu'on peut se procurer les fleurs de *centaurée*, de *marjolaine*, de *mélilot*, *caillelait*, d'*origan*, etc.

On a prétendu qu'il étoit indispensable d'enlever aux pétales de certaines fleurs la partie blanche qu'on appelle *onglet*, on l'a regardée comme plus longue à sécher et sans action utile; mais on peut souvent s'en dispenser, et maintenant on n'enlève l'onglet que des *œillets* et des *roses rouges.*

Les *fruits* sont de nature variable. Quelques-uns trop humides ne peuvent point être desséchés, comme les *pêches*, les *abricots*, les *oranges*, les *citrons*, etc. Quant aux autres, il faut les distinguer en fruits presque secs par eux-mêmes, en fruits huileux ou émulsifs, en fruits pulpeux.

Les premiers demandent peu de soins, ils n'ont besoin que d'être exposés à un courant d'air sec et chaud, température ordinaire : tels sont l'*anis*, la *coriandre*, l'*aneth*, le *fenouil*, l'*angélique*.

Ceux *émulsifs* contiennent beaucoup d'huile, on doit surtout éviter de les exposer à une forte chaleur, car ils ranciroient. Voilà ce qui empêche de les faire sécher au soleil ni à l'étuve, il suffit de l'air à 12°; aussi faut-il dire que la dessiccation n'a pas besoin d'être complète; on se borne à diminuer d'un tiers leur eau de végétation. Ce qui reste ne nuit point à leur conservation, et devient même utile pour le plus grand nombre des opérations auxquelles on les destine.

Si on enlevoit toute l'eau, l'huile de ces fruits s'isolerait, se séparerait du mucilage, et ces corps ne seraient plus émulsifs.

A cette série de fruits se rapportent les *amandes*, les *noix*, les *avelines*, les *semences de lin*, de *fénugrec*, de *chenevis*, de *pavot*; les *pistaches*, les *pignons doux*, le *ricin*, etc.

Les *fruits pulpeux* veulent plus de soins, comme les *pruneaux*, les *figues*, les *dates*, les *jujubes*, les *poires*, les *pommes*, les *cerises*, etc. Ce qu'on doit se proposer, c'est de diviser l'eau qu'ils contiennent, de les exposer ensuite à un air sec et chaud qui s'empare de cette eau devenue libre. A cet effet, on laisse d'abord ces fruits abandonnés à eux-mêmes pendant quelques jours pour qu'ils se fanent. On les expose ensuite à une chaleur plus forte, que l'on augmente peu à peu, ou seulement de jour en jour, jusqu'à ce que la dessiccation soit achevée. Pour arriver à ce but, on s'y prend différemment, selon les fruits que l'on traite, et selon les lieux où l'on se trouve; ainsi, en Espagne et dans le midi de la France il est fréquent de tordre les grappes de raisin sur le cep, pour obturer les vaisseaux et empêcher l'ascension des liquides. Le fruit ne gagne plus dans la proportion de ce qu'il perd, son eau diminue, et c'est un commencement de la dessiccation, que l'on complète plus tard, en coupant ces fruits et les suspendant au plancher d'un grenier.

Il faut le plus souvent cueillir ces fruits au terme moyen de la maturité, pour les exposer de suite à l'air libre et quelquefois à l'étuve.

Il est d'autres de ces fruits, *prunes*, *pommes* et

poires, qu'il faut exposer promptement à une chaleur plus grande, c'est pourquoi on les met en premier lieu, pendant une heure, dans un four seulement chauffé à 20°.

De ridés ou fanés qu'ils étaient d'abord, ils deviennent plus gros, plus lisses et d'un aspect plus vermeil, c'est que leur eau dilatée a distendu la pellicule. Il arrive très-souvent qu'il se montre à leur surface une espèce de sueur ou même des gouttelettes; on les retire alors du four pour les faire essuyer par une simple exposition à l'air, qui s'empare de cette eau; après cela on les chauffe encore, on les retire du four et on les y remet successivement, jusqu'à ce qu'ayant perdu à peu près les deux tiers de leur volume, ils ne laissent plus échapper d'humidité; alors la peau est rugueuse, la pulpe est plus dure, mais sans altération. Ces fruits conservent de la mollesse, et peuvent être gardés en bon état plus d'un an.

Il est des pays où les chaleurs de l'été sont assez grandes pour dessécher les *figues* et les *cerises* à l'air et au soleil; il faut, dans les lieux contraires, employer l'étuve ou le four, avec les précautions déja indiquées.

Dans tous les cas, on doit observer que les fruits très-aqueux, contenant plus de mucilage que de sucre, veulent une dessiccation plus avancée; on doit aussi les cueillir un peu avant leur parfaite maturité, tandis que les fruits qui portent plus de sucre que de mucilage, peuvent être choisis très-mûrs, et n'exigent qu'une demi-dessiccation; ils se conservent longtemps à l'état de mollesse, et ne fermentent que très-difficilement. Quelquefois on fait blanchir ou cuire les *pommes* et les *poires* en les maintenant pendant quelques minutes dans l'eau bouillante, pour les exposer ensuite à la chaleur du four, mais cela n'est point indispensable.

Voilà quels sont les soins que l'on doit porter à la dessiccation des diverses parties des végétaux que nous venons de passer en revue.

Malgré ces soins, il s'opère des changemens dans les corps qui ont été desséchés; ainsi, diminution de poids, de volume, altération plus ou moins sensible de la couleur, de l'odeur; la saveur peut être nouvelle et les propriétés médicinales deviennent en général plus marquées relativement à la masse des corps qu'on emploie. Il faut connaître la mesure de ces modifications, en apprécier les nuances, afin de mieux constater l'état valable du médicament recherché. Or, on ne peut parvenir à cette connaissance qu'en remontant à l'histoire naturelle de la substance qu'on examine : nous ne pouvons ici qu'indiquer d'une manière générale quels sont ces changemens.

On peut établir en principe qu'une plante bien séchée doit se rapprocher le plus possible de son état de fraîcheur, moins l'eau de végétation qu'on en a séparée; alors elle est reconnaissable par sa forme, sa couleur, son odeur. Elle occupe seulement moins d'espace, elle est plus légère, et son tissu devenu plus friable est toujours plus rugueux; on peut au contraire assurer que la plante a souffert par la dessiccation, s'il est difficile de la reconnaître par l'examen des propriétés ci-dessus indiquées : c'est ce qui arrive quand on les entasse dans des lieux rétrécis; toutes choses d'ailleurs étant bien observées, la masse ne se desséche qu'à sa surface, tandis que l'intérieur, plus long-temps humide, s'échauffe; la plante subit une sorte de fermentation, elle noircit, ses parties se brisent par le moindre contact, l'odeur se perd et la saveur change, alors plus de signes distinctifs; et si quelque chose peut rappeler le nom de la plante, il n'est rien qui puisse lui rendre ses premières propriétés : il faut donc s'appliquer à retrouver dans les corps, après leur dessiccation, les qualités qui les caractérisaient auparavant.

Il y a pourtant des substances qui nous offrent des changemens extraordinaires, et qui sont inévitables; il faut s'y attendre, et ne point nommer imperfection ce qui ne dépend point des soins de l'opérateur : ainsi, la feuille de *raisin-d'ours* ou *bousserolé* perd toujours sa couleur verte, et devient grise ou tannée; la *fleur de sureau*, de très-blanche qu'elle étoit, ne manque jamais de prendre une couleur jaune-doré; la *fleur d'oranger* devient seulement jaunâtre; les *violettes* séches ne sont plus odorantes, tandis que les *roses de Provins*, inodores quand elles sont fraîches, parce que leur huile essentielle est trop disséminée, prennent, en se desséchant, une odeur très-marquée, très-agréable, parce que cet arôme reste et s'accumule dans la fleur, qui, par la dessiccation, perd au moins la moitié de son poids d'eau; il en est à peu près de même pour les *baies de genièvre* et la *racine d'aunée*.

On a même remarqué que certains corps, en se desséchant, prennent une odeur très-différente de celle qu'ils avaient d'abord; on en a un grand exemple dans la *coriandre*, dont l'odeur à l'état frais est désagréable, infecte, et rappelle celle des punaises; mais qui présente après la dessiccation une odeur suave, douce, recherchée pour aromatiser des alimens, liqueurs de tables, dragées et autres sucreries. On explique ce changement en admettant que la première odeur est due à un arome très-fugace, qui s'est volatilisé avec l'eau de végétation, tandis que l'autre, plus fixe, a dû rester et se retrouver dans le corps desséché; de même que dans le *carthame* ou *safranum* il existe deux principes colorans, l'un jaune, soluble dans l'eau et qu'on enlève par ce liquide; l'autre, d'un beau rouge, qu'on se procure ensuite par l'emploi des alcalis, des acides, etc.

Les substances végétales, supposées bien desséchées, ne doivent pas être abandonnées à elles-mêmes, il faut les mettre en réserve dans des endroits secs, bien aérés, comme chambres ou greniers, car elles tendent toujours à prendre l'humidité des corps environnans; aussi seraient-elles bientôt altérées dans les lieux bas, les rez-de-chaussée, surtout les caves; il est vrai qu'elles peuvent encore s'humecter dans les lieux élevés, mais toujours beaucoup moins, et alors elles peuvent, par suite, perdre leur nouvelle humidité aussi promptement qu'elles ont dû la prendre; pour cela, il faut les maintenir dans des sacs de toile très-claire, ou dans des boîtes, des tonneaux de bois blanc, où elles ne doivent pas être trop accumulées ni pressées, encore faut-il de temps à autre les en faire sortir pour les exposer plus librement à l'air, sans quoi elles peuvent se gâter, se moisir, etc.

Malgré toutes ces précautions, il peut arriver que les vers se développent dans les plantes; mais plus particulièrement dans les racines de *persil*, d'*angélique*, dans les *fleurs de roses*, de *bouillon-blanc*, dans les semences de *cumin*, dans les *dattes* et les *jujubes*. On a cru devoir attribuer cette sorte d'altération à la présence de petits œufs dans ces corps avant leur dessiccation, et l'on a conseillé pour cela de maintenir ces plantes sèches pendant quelques minutes dans une grande bassine, portée à une chaleur de 45 à 60°, ce qui a pour objet d'altérer ces œufs et de s'opposer à leur développement ; mais ce moyen, quoique très-bon, n'est pas souvent mis en pratique, 1°, parce qu'on ne peut traiter à chaque fois qu'une petite masse de substance; 2°, parce que les corps pulpeux, dont la dessiccation ne doit point être achevée, deviendraient trop secs et trop durs ; 3°, enfin, les substances mêmes sur lesquelles il est plus possible d'agir, sont ensuite difficiles à déplacer, à cause de leur extrême fragilité, elles se brisent pour peu qu'on les touche, et se réduisent en poussière; ajoutez à cela que si la chaleur n'est pas bien appropriée à la nature de certaines plantes, celles-ci, trop chauffées, peuvent s'altérer, se noircir, ou, pour le moins, perdre beaucoup de leur principe aromatique, lequel est toujours actif. D'après toutes ces considérations on se livre peu à cette pratique, on se borne a prendre les soins que nous avons d'abord indiqués.

La dessiccation des substances animales ne doit pas beaucoup nous occuper en ce moment; d'abord, parce qu'il n'y a qu'un petit nombre de ces corps qui sont employés à cet état de siccité, ensuite, parce que dans ce nombre il en est dont la dessiccation est fort simple, et que les soins qu'il faut prendre pour les autres sont de nature à faire partie de leur histoire naturelle, ou bien nous n'en devrons parler qu'en traitant de certaines opérations, à mesure qu'elles se présenteront.

Ce qu'on se propose pour ces substances est aussi d'en extraire une certaine quantité d'eau, c'est pourquoi il faut diviser les masses, multiplier les surfaces; on peut opérer sur des animaux entiers ou sur des parties d'animaux; dans le premier cas, si le volume est grand, il faut dépouiller l'animal de sa robe; on rejette les liquides, les viscères, on enlève la graisse pour conserver libres les parties charnues qui se dessèchent alors facilement à l'étuve, chaleur de 25 à 30°; c'est ainsi qu'on agit sur les *tortues*, les *vipères*; mais quand les masses sont plus petites, non osseuses, il n'est pas besoin de les diviser; c'est ainsi que les *cloportes*, la *cochenille*, les *graines de kermès*, les *cantharides*, peuvent être desséchés dans leur entier.

Quand on agit seulement sur quelques parties d'animaux, elles peuvent être solides ou liquides; dans le premier cas, les soins à prendre sont ceux déjà indiqués pour les animaux entiers; dans le second cas, ils se rapportent à ce que nous devrons dire de la distillation: car c'est ordinairement en traitant ces liquides au bain-marie, qu'on en sépare l'eau qu'ils contiennent. C'est ce qui a surtout lieu pour le sang.

Maintenant que nous supposons les corps choisis et traités de manière à pouvoir être conservés pour l'usage, voyons comment il faut en détruire les masses pour en avoir des poudres, lesquelles sont indispensables à la formation d'un très-grand nombre de composés.

De la Pulvérisation.

C'est une *opération mécanique, à l'aide de laquelle on diminue l'aggrégation des corps.* Toute simple que paraît être cette opération, elle demande beaucoup de connaissances pour ne point altérer la nature des substances qu'on pulvérise, et pour éviter de s'exposer à leur action, qui peut être pour le moins incommode et souvent dangereuse.

L'état de la pulvérisation ne doit pas être le même pour tous les corps; ceux-ci doivent être d'autant plus divisés qu'ils sont plus denses et moins solubles. Quelques racines, beaucoup de feuilles et de fleurs, qui sont très-altérables par l'humidité, peuvent être employées en poudre grossière, il en est de même d'un grand nombre de sels.

Il est au contraire des végétaux qu'il faut réduire en poudre beaucoup plus fine, soit à cause de leur état plus résineux, qui les rend moins altérables par l'eau, soit parce que leur action doit être plus prompte sur nous, comme on le voit par l'emploi de la *rhubarbe*, de l'*ipécacuanha*, du *jalap*, du *quinquina*, etc.; c'est surtout pour les substances minérales, terreuses ou métalliques, qu'il est important de pousser très-loin la pulvérisation. Il est d'usage de réduire ces corps en poudre impalpable, c'est-à-dire dont les molécules sont si fines, si déliées, qu'on ne peut en apprécier la forme au toucher.

Pour pulvériser, on se sert de *mortiers*. Ce sont des espèces de vases dont la forme, très-variable à l'extérieur, présente toujours intérieurement une cavité conique, mais arrondie dans son fond, lisse, et polie dans toute son étendue ; au dehors se présentent souvent des parties accessoires, ce sont des sortes de bras ou poignées en plus ou moins grand nombre, pour faciliter le maniement du vase.

Chaque mortier doit être accompagné d'une partie secondaire qu'on appelle pilon, dont la forme est alongée, présentant une tête arrondie à l'une des extrémités, quelquefois aux deux.

Les mortiers peuvent être en bois, *buis* ou *gayac*, en pierre, *grés* ou *marbre*, *porphyre* ou *agathe*, en métal, *fer*, *cuivre*, *bronze*, *argent*, *platine*; il en est aussi en *verre*, en *cristal* et en *porcelaine*.

Le pilon doit être d'une matière semblable à celle du mortier, ou quand il y a différence, il faut qu'elle soit peu sensible pour la dureté.

On devrait rejeter l'emploi des mortiers de cuivre ou de bronze, même pour les matières séches, car à la longue il s'en détache des parcelles qui se mêlent aux substances médicamenteuses, et peuvent en changer l'action. Leur usage est encore plus nuisible pour les corps qui sont humides. Le fer n'est pas moins altérable, mais ce qui en provient n'est pas redoutable, il faut surtout s'appliquer à éviter l'action chimique des corps sur la matière des mortiers; ainsi, les sels acides veulent qu'on agisse dans le verre ou dans la porcelaine plutôt que dans la pierre ou le métal, etc.

Les mortiers ne suffisent pas pour amener les corps au plus grand état de division possible, il faut, comme nous le verrons, recourir ensuite au porphyre. On appelle ainsi une sorte de pierre très-dure, disposée de manière à offrir une table très-plane et parfaitement unie, sur laquelle on écrase de nouveau les corps, au moyen

moyen d'une autre pierre mobile très-dure et plate qu'on appelle *molette*, et qu'on peut empoigner pour la faire agir à volonté, comme il sera dit plus tard.

Au lieu de la pierre porphyre, qui est rare et très-coûteuse, on se contente souvent d'un marbre; mais alors on préfère celui qui est noir, parce qu'il est plus dense, le gris vient ensuite. Quant au blanc, c'est le plus tendre, il ne convient que pour peu de substances. Il faut toujours que la molette soit de même nature que le porphyre.

Quand on pulvérise un corps, toutes les parties ne se réduisent pas au même instant au même degré de ténuité, de sorte que coutinuant de piler, les parties les plus fines se volatilisent et se répandent dans l'air. Ce n'est le plus souvent qu'une perte de substance, comme quand on pile du sucre; mais cela peut devenir dangereux et même funeste quand on opère sur des substances âcres et vénéneuses. Aussi faut-il couvrir le mortier d'une peau ample, qui enveloppant le pilon, en permette pourtant l'usage. Malgré ce soin, les pileurs de profession sont encore exposés à des dangers. Ils découvrent de temps en temps leur mortier pour renouveler la matière, ils mangent au milieu de leurs travaux; plusieurs même, comptant sur l'habitude, se dispensent de couvrir le mortier quand ils sont pressés, ou bien parce qu'ils regardent comme nulle l'action de certaines substances dont les effets nuisibles ne se montrent que tard; ils sont ainsi obligés de respirer long-temps un air moins pur par la présence des corps pulvérulens qu'y s'y trouvent suspendus, et ces pileurs gagnent bientôt les maladies communes aux meuniers, aux perruquiers, aux maçons, qui, par état, vivent au milieu d'un air chargé d'une poussière fine et très-déliée.

On a même vu des personnes, trop zélées ou imprudentes, piler ou faire piler à découvert des matières d'une action très-prompte et à craindre, et cela sous le prétexte qu'on ne doit agir que sur une petite masse, et pendant peu d'instans; alors même il peut arriver des accidens, ce qui rend toujours nécessaires les précautions indiquées, car on voit, dans tous les cas, l'*aloès* produire des superpurgations, l'*ipécacuanha* produire des nausées ou des vomissemens opiniâtres, effets peu dangereux d'abord, mais qui le deviennent s'ils persistent : les *ellébores*, le *garou*, l'*euphorbe* et les *cantharides* pilées, laissent dégager une poudre dont les moindres portions attaquent toujours les yeux, qui se gonflent à mesure qu'ils s'enflament, et ils se ferment. La membrane pituitaire est aussi fortement irritée, l'éternuement s'ensuit, souvent avec hémorragie, quelquefois il y a crachement de sang, ardeur et douleur de vessie, difficulté d'uriner, etc. etc.; qu'est-ce donc, quand on s'expose en pilant, à respirer du *vert-de-gris* ou de l'*arsenic* ?..... Il peut y avoir des vomissemens, et alors ils sont autres que ceux produits par les émétiques; il y a des déchiremens d'entrailles ou des coliques violentes, et la mort peut s'ensuivre. Tous ces accidens méritent de fixer l'attention du médecin et veulent un traitement régulier.

La cause de ces accidens étant connue, il faut la faire cesser; mais si les effets persistent, on doit, pour les purgatifs, prescrire la diète, les lavemens adoucissans, les frictions huileuses sur l'abdomen. Si ces moyens ne suffisent pas, on fait boire des tisanes mucilagineuses, on fait usage de lavemens huileux, bains de siége, etc.

Quant aux vomissemens produits par les émétiques, il faut seconder les premiers efforts, en faisant boire de l'eau tiède, puis des boissons acides et froides; on tient dans la bouche des corps aromatiques.

Les accidens dépendant de l'action des cantharides et de l'euphorbe, sont plus effrayans. Si les yeux sont rouges, gonflés, on les lave avec une eau de guimauve ou de graine de lin, on y applique des cataplasmes émolliens, en obligeant le malade à demeurer dans l'obscurité pendant quelques jours. S'il y a crachement de sang, on évite avec soin les astringens, pour insister sur les adoucissans à l'intérieur, comme l'eau de gomme, le lait, des boissons muqueuses, un régime émollient. S'il y a douleur, ardeur des voies urinaires, il faut des bains locaux, l'application de compresses trempées dans une forte décoction de graine de lin. On a aussi recours aux cataplasmes, aux injections, à l'usage du camphre mêlé aux poudres tempérantes ou à des liquides, pour le faire prendre intérieurement. On use aussi du liniment camphré en frictions.

Pour ce qui est des effets de l'arsenic et du vert-de-gris, ils tiennent à ceux de l'empoisonnement par ces mêmes substances et veulent les mêmes soins curatifs.

Ce court exposé, qui n'est peut-être qu'une digression, démontre combien il est utile de se prémunir contre l'action des corps qu'on pulvérise.

En continuant ce qui est relatif aux généralités de la pulvérisation, il faut dire qu'on ne saurait avoir une poudre homogène par une seule *pilation*, quelle qu'en soit la durée, c'est ce qui oblige d'avoir recours à un moyen accessoire qui est la *tamisation*. Elle s'opère à l'aide de tamis déjà bien connus. On y distingue trois pièces : celle principale, est le tamis proprement dit. Il offre un large cercle en bois, sur lequel est fixé un tissu, espèce de toile en fil de lin, en soie ou en crin, à mailles plus ou moins serrées, mais toujours supposées régulières. On en fait pour les arts, en fer et en cuivre, mais on ne s'en sert point en pharmacie, à cause de la facile altération de ces métaux.

Le tamis repose et s'emboîte dans une autre pièce qu'on appelle *tambour* ou récipient, dont le fond est en peau; enfin, la troisième pièce est le *couvercle*, qui repose sur le tamis; son fond est aussi en peau. Ces trois pièces étant placées l'une sur l'autre, on peut tamiser sans être exposé aux émanations pulvérulentes. La tamisation consiste dans une agitation modérée du tamis, ce qui permet à la poudre de passer dans un état de division relative aux dimensions des mailles du tissu.

Ce qui est plus gros reste sur le tamis, on le pile de nouveau pour le passer encore. On peut être obligé d'agir à plusieurs reprises pour convertir en poudre une certaine quantité d'un corps quelconque, et cela donne lieu aux considérations suivantes :

Les diverses poudres obtenues par les tamisations réitérées peuvent beaucoup différer les unes des autres, et dans ce cas, lesquelles sont les meilleures? que fait-on de toutes ?

Pour répondre à ces questions, il faut remonter à la connaissance des matières que l'on pulvérise, et nous ne pouvons ici indiquer que quelques exemples; ainsi, pour l'*ipécacuanha*, la première portion de poudre qu'on obtient est plus active, plus recherchée, parce qu'elle résulte de ce qu'il y a de plus friable dans cette racine, c'est la partie résineuse, tandis que ce qui vient ensuite participe de la portion ligneuse dont l'action est beaucoup moins grande. Le *séné* donne aussi une première poudre qui est plus active; celle qui vient beaucoup plus tard n'est presque entièrement formée que des parties dures et ligneuses de ces feuilles. Le *quinquina rouge* offre des modifications semblables aux précédentes; mais au contraire le *quinquina gris*, la *cascarille*, donnent une première poudre moins active, parce qu'elle participe du lichen très-friable qui recouvre ces écorces.

Ces différences étant connues, on s'est appliqué à recueillir à part, tantôt les premières poudres, tantôt les dernières, pour les employer selon leur importance; mais comment arrêter, borner ou limiter les quantités de chacune? cela est très-difficile, pour ne pas dire impossible, de sorte qu'il est assez ordinaire et beaucoup mieux de ne point les distinguer les unes des autres; on les réunit toutes ensemble, afin de n'en former qu'un tout représentant la substance première, qui est supposée d'abord choisie convenablement pour l'objet auquel on la destine; ainsi, devant piler et mettre en poudre fine six livres de rhubarbe, il ne faudra point user de la poudre à mesure qu'elle sera obtenue, mais attendre que l'opération soit achevée; alors, réunissant ensemble les produits partiels, on les passera de nouveau à travers un tamis clair, pour que le mélange soit plus exact.

Après ces pulvérisations et tamisations différentes, il peut rester un dernier résidu qu'on abandonne; il doit être le moins volumineux possible, par rapport à la nature des substances pulvérisées, il ne doit représenter, dans le terme moyen, que la soixantième partie de la masse employée.

Tous les corps ne peuvent pas être pulvérisés d'une manière convenable par le même moyen, c'est ce qui nous conduit à traiter des divers modes de pulvérisation, lesquels sont, 1° *trituration*, 2° *contusion*, 3° *porphyrisation*, 4° *intermède*, 5° *friction*, 6° *lotion*.

De la Trituration.

Elle s'opère en frappant la matière à très-petits coups dans le mortier, et promenant ensuite le pilon en divers sens pour froisser et briser les parties qu'il rencontre : on ne peut agir ainsi que sur des substances très-friables, on est forcé de recourir à la trituration pour les substances qui sont de nature à s'échauffer et à se ramollir par une plus forte compression, telles que les matières résineuses, qui finiraient par former une sorte de pâte si on les frappait fortement pendant quelques instans; c'est par la trituration qu'on pulvérise la *colophane*, l'*aloès*, la *résine de jalap*, *de turbith*, etc.; on passe ensuite au tamis et on triture de nouveau ce qui reste, jusqu'à transformation de la masse en la poudre recherchée, moins le résidu inévitable.

De la Pulvérisation par contusion.

Elle consiste à donner de grands coups sur la matière. On agit ainsi sur les corps durs qui ne sont point de nature à se masser par la chaleur que produisent les forts coups de pilon souvent répétés. C'est un travail pénible de se livrer pendant long-temps à cette sorte de pulvérisation, aussi s'applique-t-on à disposer les choses de manière à ce que les efforts soient moins pénibles et plus utiles : hauteur du mortier, position du corps, élévation des bras : tout doit être calculé. On pile par contusion les racines, les tiges, les feuilles, quelques minéraux, des sels, souvent même des produits de végétaux ; on peut agir dans des mortiers de marbre quand ils sont grands et forts, alors le pilon doit être en bois ; le plus souvent on opère dans des mortiers de fer, le pilon étant de même nature.

De la Porphyrisation.

Elle consiste à broyer les matières sur une pierre ordinairement porphyre, avec une autre pierre que nous avons désignée sous le nom de *molette*. On se propose ainsi d'avoir une poudre beaucoup plus fine qu'il n'est possible de l'obtenir dans les mortiers : pour porphyriser, il ne faut point frapper, il suffit de faire mouvoir et promener la molette sur la substance en différens sens, et en appuyant un peu. On doit avoir soin de ramener de temps en temps la matière vers le centre du porphyre, et de n'agir à chaque fois que sur une petite quantité.

On porphyrise à sec les corps qui sont altérables par l'eau, mais tous les autres peuvent être mouillés, afin d'éviter que la poudre se volatilise par l'agitation, il en résulte une pâte. Dans tous les cas, on poursuit l'opération jusqu'à ce qu'on ne sente plus les molécules au toucher. Alors, la poudre pour les substances sèches est achevée; il n'est pas besoin de recourir à la tamisation. Quant aux substances mouillées, humectées, elles exigent qu'on les traite d'une manière particulière pour les amener à l'état pulvérulent, ainsi, on divise la masse en petits corps qu'on appelle trochisques, lesquels, exposés à l'air, perdent leur eau et se brisent par la moindre pression. Pour avoir ces trochisques, on emploie un instrument nommé *trochisquoir*, c'est un bâton aplati, long de dix à quinze pouces; à l'une des extrémités sont deux trous pris dans l'épaisseur, et distant l'un de l'autre d'un à deux pouces; dans l'un de ces trous est placé de bas en haut un support en bois, hauteur d'un pouce; dans l'autre trou est fixé de haut en bas un entonnoir, dans lequel on met la pâte porphyrisée. On prend ensuite le bâton par l'extrémité non trouée, pour frapper avec le support sur une table où doivent être étendues des feuilles de papier non collé; à chacun des coups il doit sortir, par le bas de l'entonnoir, une petite portion de la pâte. Ce qui tombe prend la forme d'un petit cône, espèce de chapeau de Pierrot. Le papier s'imbibe d'eau, la substance devient plus solide, finit par se dessécher entièrement et reste friable, comme nous l'avons dit. La grosseur des trochisques est subordonnée à l'ouverture inférieure du tuyau de l'entonnoir.

On porphyrise communément les *coraux*, les *pierres d'écrevisses*, les *écailles d'huîtres*, les *coquilles d'œufs*, la *matière calcaire de la corne de cerf*, la *limaille de fer*, le *sulfure d'antimoine*, etc.

De la Pulvérisation par intermède.

Elle s'opère en ajoutant au corps à pulvériser une substance qui en facilite la division; cela devient indispensable pour le *camphre*, auquel il faut ajouter quelques gouttes d'alcoöl, qui, sans le dissoudre, l'humecte et en distend les molécules; il suffit d'une agitation continue pour en séparer le liquide, il se volatilise et laisse le camphre à sec en une poudre blanche très-fine. L'huile qui dissout aussi le camphre ne sert point à sa pulvérisation, car on ne peut l'en séparer ensuite.

On pulvérise mieux le *musc*, le *castoréum*, et la *vanille*, en y ajoutant un peu de sucre.

La chair des coloquintes est tendre et flexible; quoique séche, on ne saurait sans addition en obtenir une poudre abondante et fine: il faut faire d'abord une pâte avec cette substance et le mucilage de gomme adragant, on la soumet à la dessication pour avoir un tout très-dur, mais friable, qu'on pulvérise aisément.

Les gommes ont besoin d'être très-séches pour céder facilement au pilon, c'est pourquoi il arrive souvent de les piler dans des mortiers chauffés à 30°.

Pulvérisation par friction.

Elle est dite aussi par frottement. On la pratique en promenant le corps sur un tamis de crin à travers lequel tombe la poudre à mesure qu'elle se produit par l'usure de la substance qui est ordinairement facile à se briser, comme *céruse*, *agaric blanc* et *magnésie* : on a recours à ce moyen pour les matières dont les molécules, une fois divisées, tendent davantage à se réunir pour former des pelotons ou petites masses. Quand on agit sur le tamis, il faut avoir le soin de ne point frotter fort ni long-temps dans le même endroit, sans quoi on produirait bientôt une assez grande chaleur qui ferait casser les fils du tissu.

Pulvérisation par lotion.

C'est un véritable lavage qu'on pratique sur les terres bolaires, dans l'intention d'en séparer les parties les plus grossières, les plus pesantes, lesquelles sont ordinairement calcaires ou quartzeuses; pour cela on pulvérise grossièrement ces terres, on en fait une pâte avec de l'eau pour diviser ensuite dans une plus grande quantité de ce liquide, on laisse reposer pendant quelques minutes. On décante aux deux tiers, c'est-à-dire, qu'on verse dans une autre terrine la plus grande moitié du liquide, en ayant le soin de n'agiter la masse que le moins possible, de cette manière on enlève avec l'eau les parties les plus fines, car les grossières ont été les premières à se précipiter au fond du premier vase. Comme il arrive souvent que dans la liqueur décantée ils s'est glissé des corps un peu moins divisés qu'on ne le désire, on s'en débarrasse en laissant de nouveau reposer le liquide pour décanter encore. Ce qu'on a fait ainsi deux fois, on peut le répéter plus souvent, jusqu'à ce que le dernier dépôt n'offre qu'une matière d'une division extrême, il faut qu'on n'en sente point les molécules sous le doigt; les résidus qui sont restés par suite des décantations peuvent être triturés légèrement pour donner par le même moyen ce qu'ils contiennent d'utile.

Quant à ce qui est obtenu en dernier résultat, on le verse sur un filtre pour en séparer l'eau, laquelle passe claire, parce que les terres sont restées sur le papier; elles pourroient s'y dessécher, mais on auroit de grosses masses qu'il seroit difficile de traiter ensuite pour en avoir une poudre fine. On s'applique à prendre ces terres encore humides, et formant une pâte molle, que l'on réduit en petits trochisques, comme il a été dit à l'article de la Porphyrisation; c'est ainsi qu'on purifie et qu'on obtient en poudre impalpable la *terre sigillée*, le *bol d'Arménie*, et toutes les *terres argileuses*.

Voilà quels sont les différens modes de pulvérisation fréquemment usités en pharmacie.

Nous ne parlerons point en particulier de la *limation*, *granulation* et *précipitation*, car joint à ce qu'on n'y a que très-rarement recours, ce ne sont pas de véritables pulvérisations.

Nous connaissons maintenant les modifications dont les médicamens simples sont susceptibles, pour servir mieux à la formation des composés; voyons maintenant comment on peut obtenir à part les liquides que contiennent les corps.

Nous trouvons que par la simple expression certaines substances, il est possible d'en séparer d produits utiles qui portent le nom de *sucs* : il en de trois sortes :

1° aqueux,
2° acides,
3° huileux.

Des Sucs aqueux ou sucs d'herbes.

Si on écrase les végétaux frais, on brise leurs va seaux propres, et il arrive que tous les princip solubles qui s'y trouvent étant entraînés par les liq des, il en résulte les sucs dont nous voulons parler.

On n'opère que sur les parties tendres et pourvu d'une quantité notable d'eau de végétation; aussi est-il plus ordinaire de rechercher les sucs des plante qui sont le moins susceptibles de la dessiccation comme *joubarbe*, *laitue*, *oseille*, *cresson*, etc.; autres, peu aqueuses, faciles à dessécher, so employées sous d'autres forme : telles sont les feuill de *menthe*, *sauge*, *romarin*, *pervenche*, *marrube* *guimauve*, *argentine*, etc.

Les plantes étant choisies dans leur état le pl favorable, on peut traiter ensemble les feuilles, l fleurs et même les jeunes tiges; on les débarrasse d corps étrangers ou des parties altérées qui les acco pagnent; on les pile dans un mortier qui doit être pierre ou en bois; on en forme une pâte molle qu' exprime ensuite entre les mains, ou bien à la presse on reprend le marc pour le piler et l'exprimer de nouveau; dans les cas ordinaires, il suffit d'une for poignée de plantes pour obtenir quatre onces de suc ; mais il peut arriver que la saison soit séche, on ajoute alors un peu d'eau pour suppléer à celle qui manque, et enlever tout ce que le végétal doit donner de soluble.

Dans tous les cas, le suc obtenu est un ensemble de beaucoup d'eau de végétation, de l'extractif de la plante, des substances salines, de l'arome et du parenchyme, qui est le plus souvent verdâtre ; en cet état le suc peut être employé, et jouit, autant que possible, de ses propriétés médicinales, mais il est ordinairement lourd sur l'estomac, difficile à digérer, il est peu de personnes qui en supportent l'usage ; c'est ce qui oblige à le modifier; c'est une sorte de dépuration, laquelle, pour être convenable, doit toujours être pratiquée à froid, soit seulement par le repos, soit par la filtration ; car c'est à tort, comme nous le verrons, qu'on a quelquefois recours à la chaleur.

Pour dépurer les sucs de plantes par le *repos*, il suffit de les abandonder à eux-mêmes et à couvert pendant une ou deux heures, dans un vase plus haut que large; les parties les plus grossières parenchymateuses, ou débris de la plante, se précipitent ; on décante.

Le liquide plus clair surnage, c'est lui qui constitue le médicament recherché ; il est encore trouble et peut retenir de la partie verte, c'est assez qu'il en soit moins chargé, il est d'un goût moins désagréable et d'un usage plus facile.

Il peut arriver pourtant qu'on ait besoin de lui enlever entièrement ce qui s'y trouve suspendu, mais non soluble, c'est alors qu'il faut recourir à la filtration. Elle consiste à faire passser les sucs à trav un papier gris-blanc, non collé, disposé en form de cône sur un entonnoir, c'est ce qu'on appel *filtrer*. On peut encore se contenter de placer sur u terrine un carré à jour en bois, portant aux quat coins un clou dont la pointe est en haut et libre : a moyen de ces pointes on fixe un linge clair sur carré, on place une feuille de papier joseph s ce linge qui lui sert de soutien, on verse ensuite liquide sur le papier, ce qui passe d'abord est tro ble, on le remet sur le filtre jusqu'à ce qu'on obtien un liquide clair, limpide, transparent : de toute m nière la filtration est longue et demande le plus sou vent une heure par once de suc; celui-ci en passa prend une couleur nouvelle; au lieu d'être verdâtr il devient plus ou moins noir, excepté les sucs d'o seille et de joubarbe, qui sont peu colorés, enco ce dernier est-il quelquefois parfaitement blanc.

Le produit obtenu est toujours privé du parench me de la plante, c'est le point principal; il est ordi naire de l'employer en cet état, malgré qu'il ait perd un peu de son arome.

C'est pour hâter cette filtration lente qu'on a che ché l'emploi de la chaleur. En effet, un suc d'herb quel qu'il soit, étant chauffé, passe beaucoup pl promptement à travers le filtre, soit seulement parc qu'il est plus dilaté, soit, ce qui est plus fréquent parce qu'une partie albumineuse propre à la plante est coagulée. Les molécules se sont réunies pour for mer des fragmens plus gros, et le liquide ainsi pl libre passe instantanément; mais cette albumine, en s coagulant, entraîne avec elle une grande partie d l'extractif, et tellement que le suc ainsi dépuré est bien moins coloré que le même traité par la filtration à froid. Qu'est-ce donc, quand au lieu de se borner à faire chauffer le suc sans addition, il arrive qu'on y ajoute du blanc d'œuf, comme on le fait pour les sucs supposés moins albumineux? alors on les décolore davantage, et c'est une plus grande imperfection; enfin, ce qu'on n'évite jamais par la dépuration à chaud, c'est la perte totale de l'odeur pour les sucs très-aromatiques, ceux-ci deviennent alors méconnaissables. D'après ce que nous venons de dire, on voit qu'il faut toujours dépurer les sucs d'herbes à froid. On peut employer des sucs d'herbes simples, mais il est d'usage d'en réunir plusieurs ensemble pour en former des composés, on n'est point alors obligé de piler chaque plante l'une après l'autre; on les traite toutes en une fois par le même moyen, étant supposé qu'on les a prises en des proportions convenables.

On ne doit s'appliquer à réunir ensemble que les plantes dont les sucs dépurés ne se précipitent point les uns par les autres. C'est en raison de cela que l'oseille s'emploie seule, car son acide oxalique précipite la chaux que contiennent, à l'état salin, presque tous les autres sucs, mais sur tout celui de joubarbe très-chargé de malate calcaire.

Les sucs d'herbes composés sont employés sous des noms collectifs, qui en indiquent la principale propriété : ainsi, *sucs anti-scorbutiques*, *apéritifs*, *astringens*, etc.

Ce sont toujours des médicamens magistraux; ils ne se conservent bien que 24 à 36 heures, encore faut-il qu'on les maintienne au frais; on reconnaît qu'ils s'altèrent, en ce qu'ils se troublent, changent de couleur, fermentent et se putréfient.

Ces sortes de médicamens sont toujours employés liquides et à petite dose de deux à quatre ou six onces, pour être pris le plus souvent à froid le matin à jeun, et de préférence au printemps, mais pour quelques-uns, dans tous les temps de l'année, pourvu que les plantes puissent être obtenues dans un état favorable. On en fait ordinairement continuer l'usage pendant plusieurs semaines. On peut, pour quelques sujets, les faire prendre tièdes ou bien à différentes heures de la journée entre les repas, mais c'est rare; il est plus usité d'en faciliter l'emploi en y ajoutant à partie égale une légère infusion aromatique de mélisse, véronique, ou lierre terrestre. On les mêle encore au petit lait, souvent même le malade y ajoute avec avantage une égale quantité d'eau simple. Tous ces moyens tendent à rendre la présence des sucs de plantes moins pénible pour l'estomac.

C'est dans une autre vue qu'on ajoute aux sucs d'herbes des substances très-actives; alors, on suppose une combinaison utile; ainsi on y fait entrer quelquefois les acétates de potasse, de soude ou d'ammoniaque, de quelques grains à demi-gros, les sirops de quinquina, de nerprun, de gentiane, etc. de quelques gros à une once; les eaux aromatiques de fleurs d'oranger, de sauge, de cannelle, etc., d'une à deux onces, plus rarement, des sulfates de soude et de magnésie d'un à quatre ou six gros.

Entre le grand nombre de plantes qui peuvent être employées à la préparation des sucs d'herbes, il faut remarquer les suivantes, comme plus usitées, ces

feuil

feuil, laitue, bourrache, buglosse, pariétaire, chicorée, pissenlit, fumeterre, oseille, ortie, cochléaria, cresson et beccabunga.

En hiver, il est des plantes qu'on ne saurait se procurer à l'état frais, on a cherché à remplacer leurs sucs en pilant ces mêmes plantes séches et y ajoutant de l'eau, mais ce qu'on obtient alors est par trop différent du produit désiré, pour qu'on autorise à pratiquer ce remplacement, il faut y renoncer.

Les sucs d'herbes peuvent être convertis en de nouveaux médicamens pour certaines opérations que nous étudierons plus tard, c'est ainsi qu'on en obtient des extraits ou qu'on les transforme en sirops.

Des Sucs acides.

Les sucs acides se rapprochent des sucs aqueux, en ce qu'ils contiennent toujours une grande quantité d'eau; mais ils en diffèrent par leur saveur et par la faculté de pouvoir être conservés pendant plusieurs mois, ou même une année.

Les sucs d'oseille et de joubarbe ont été rangés entre les sucs aqueux, parce que leur saveur est faible et qu'on ne les conserve que difficilement. Voyons les sucs acides proprement dits.

Presque tous les fruits à péricarpe mou peuvent dans un certain temps de leur végétation fournir un suc acide : la pêche, l'abricot, le raisin, la poire, etc., peuvent avoir avant leur maturité une saveur âpre, acerbe, ou tout-à-fait aigre; mais par les progrès de la végétation, les principes réagissent les uns sur les autres, et ces fruits deviennent doux, sucrés : ce n'est point de ces acides qu'on trouve dans les fruits non mûrs qu'il doit être question, il est d'autres fruits qui sont de nature à porter en tout temps un acide, tels sont les *citrons*, les *grenades*, les *coings*, etc.; leur saveur est seulement modifiée, adoucie par la maturité. Ce sont ces acides toujours existans dans les végétaux que nous voulons isoler, et qui vont fixer notre attention.

On ne fait pas un égal usage des acides que les végétaux peuvent nous fournir; ceux qui nous sont donnés par les fruits rouges sont employés avec les fruits eux-mêmes, soit comme alimens, soit comme médicamens. (*Voyez* les Rafraîchissans, dans mon Cours d'histoire naturelle).

Si on cherche à conserver ces acides, c'est par l'addition du sucre pour en former des sirops ou des gelées, dont nous parlerons ailleurs.

Quant aux autres acides, quand on veut les recueillir, il faut éviter de prendre les fruits trop mûrs, car ils donnent alors une trop grande quantité de mucilage qui nuit à la dépuration comme à la conservation.

Nous traiterons séparément chaque acide employé, parce qu'ils offrent tous des particularités dans la manière de les obtenir.

Suc de citron.

Ces fruits, étant choisis peu mûrs, doivent encore se trouver entiers et non altérés, car s'ils sont gâtés ou moisis, le suc prend une saveur désagréable et son arome est moins prononcé; il faut les prendre autant que possible gros et d'une écorce mince; on enlève cette dernière avec un couteau, ayant le soin d'entamer jusqu'à la partie charnue, pour enlever toute la substance blanche, qui étant de nature muqueuse, ne pourrait que nuire au suc. On peut, par cette occasion, enlever d'abord, et mettre à part la pellicule jaune qu'on appelle *zeste*, pour la faire sécher, car on s'en sert quelquefois en pharmacie.

Le fruit étant pelé, on le comprime entre les mains ou par le pilon, dans un mortier de bois, pour obtenir les premières portions du suc. On termine en soumettant le marc à la presse dans un sac de toile neuve ; le suc obtenu est toujours opaque, blanchâtre, comme laiteux, très-odorant, d'une acidité agréable. On l'employe ainsi dans les ménages et chez les limonadiers ; mais il ne saurait se conserver à cet état, c'est ce qui oblige à le dépurer. on y parvient, en l'exposant de suite à une température de 20 ou 25 degrés pendant quelques jours, pour qu'il s'y produise un léger mouvement de fermentation qui a pour objet de détruire son mucilage. On reconnaît que l'opération est assez avancée à ce qu'il s'est formé sur la masse une sorte de chapeau épais. Le liquide a pris plus de fluidité, il est plus clair, son acidité est plus franche. C'est alors qu'on le filtre ; une fois obtenu, on s'empresse de le diviser dans des bouteilles qui doivent être opaques, qu'on bouche bien et qu'on porte à la cave ; il est utile de verser quelques gouttes d'huile d'olive sur le suc avant de l'enfermer, on évite ainsi l'action de l'air, qui tend toujours à l'altérer.

Cet acide est un rafraîchissant, on en met d'une à deux onces avec autant de sucre dans une pinte d'eau pour une boisson acidulée. Il sert aussi à former un sirop acide, et en chimie on en obtient l'acide citrique pur.

On vante beaucoup l'emploi du suc de citron à parties égales avec l'huile de ricin comme un puissant vermifuge, dont on fait prendre aux jeunes enfans plusieurs cuillerées à café par jour : si on craint l'action purgative, on remplace l'huile de ricin par celle d'amande douce.

Il est rare que l'on conserve le suc de citron plus d'une année, il finit par changer de couleur, il brunit et devient moins acide. On l'a vu se changer en eau par la vétusté, alors il se trouble et donne beaucoup de flocons muqueux noirâtres.

Suc de verjus.

Pour l'obtenir, on se borne à écraser ces fruits sans les peler, on en obtient le suc à la presse, en se comportant, du reste, comme il a été dit pour le précédent.

Le suc de verjus est plus blanc, d'une saveur moins agréable, plus acerbe et presque sans odeur. C'est un de ceux que l'on conserve le plus longtemps, il contient beaucoup de tartrate acidule de potasse, qui finit par cristalliser au fond des vases.

Ce suc est moins recherché que le suc de citron, mais il peut le remplacer dans quelques circonstances, surtout pour former des limonades ou objets de goût ; il est peu vermifuge.

Le *suc de berbéris* n'offre de particulier que la nécessité de ne point écraser la semence quand on porte le fruit à la presse, parce qu'elle donne au suc une forte saveur astringente qu'il ne doit point avoir.

Ce suc est rafraîchissant, il est toujours un peu coloré. On l'emploie rarement seul, on préfère écraser ces fruits récens pour les traiter ensuite par l'eau, et avoir une limonade qu'on peut sucrer à volonté.

Le *suc de grenade* exige plus d'apprêts pour sa préparation; il faut enlever l'écorce du fruit; on la conserve par la dessication, pour s'en servir au besoin comme d'un puissant astringent. Il serait aussi à désirer que l'on mît à part les pepins pour n'employer que la matière pulpeuse qui les recouvre; mais ce travail étant beaucoup trop long, il arrive souvent qu'on le néglige; on porte le tout à la presse, il faut alors une compression modérée; le suc obtenu est ordinairement rougeâtre, plus âcre et moins agréable que les précédens; il est peu employé, si ce n'est pour la formation d'un sirop astringent dont on édulcore les tisanes.

Le suc de grenade se conserve difficilement, même en observant les conditions indiquées; on doit le renouveler tous les ans.

Le *suc de coing* est plus recherché. Il faut, pour l'obtenir, que les fruits soient peu mûrs; on les pèle et on les coupe pour en séparer les pepins qui sont très-muqueux, on peut les conserver. On râpe ensuite la partie charnue pour la diviser le plus possible, elle est presque séche; mais si on l'abandonne à elle-même, à l'air et à une douce température, elle fermente bientôt, elle se ramollit et finit par donner un suc abondant.

On a conseilllé, pour agir plus promptement, de faire chauffer cette pulpe dans une bassine; mais le suc alors n'est plus le même, il est préférable d'attendre et d'opérer à froid.

On se comporte, du reste, pour l'extraction et la conservation, comme il a été dit pour les sucs déjà étudiés.

Le suc de coing est très-employé, c'est un fort astringent, on en prépare un sirop très-actif, lequel entre d'une à deux onces dans les potions appropriées, et d'une à quatre dans les tisanes.

Le *suc de groseille* offre une exception, à cause de la possibilité d'agir au feu pour se le procurer, ayant le soin d'agir à une douce chaleur sans écraser les fruits, il n'en résulte point d'altération sensible; mais je crois qu'il est encore mieux d'agir à froid, par la pression; dans tous les cas, il faut abandonner le suc pendant quelques jours à lui-même, et dans des circonstances favorables pour qu'il fermente. C'est ensuite qu'on le filtre pour le conserver à la cave. Cela est très-usité pour la préparation d'un sirop qui en porte le nom, lequel, étant rafraîchissant, est autant recherché comme agrément que pour l'utilité. Son emploi étant à peu près arbitraire, nous n'en dirons rien de particulier.

Il n'est point d'usage de préparer et de conserver dans les pharmacies les sucs d'*orange*, de *bigarade*, de *mûre*, de *fraise* et de *framboise*; on utilise ces fruits comme il a été dit d'abord; mais on les traite encore de manières particulières, comme nous le verrons en parlant des composés dont ces fruits font partie.

On recherche et on obtient les sucs de *nerprun*, d'*hyéble* et de *sureau*; mais on ne les garde point seuls, ils sont destinés à former de suite des *robs* ou des sirops dont nous parlerons plus tard.

Quels que soient les soins qu'on ait pris pour préparer et conserver les sucs acides, ils se troublent au bout d'un certain temps. Nous prendrons quelques mois pour le terme moyen. Ce changement est dû à l'altération du mucilage qui a pu échapper à la fermentation; il ne suffit point alors de les filtrer pour les rétablir ce qu'ils étaient, ils deviennent plus clairs, mais ils ont toujours moins d'odeur et de saveur.

Des Sucs huileux.

On appelle *huiles*, des produits de végétaux ordinairement liquides, inflammables et insolubles dans l'eau. Ces huiles sont végétales ou animales. Ces dernières sont désignées sous le nom de *graisses* liquides ou solides.

Les huiles végétales sont distinguées en celles qui sont fixes et en celles qui sont volatiles; les premières, dites grasses, les autres, dites essentielles. Nous en indiquerons sous le nom d'*huile mixte*, c'est un mélange de ces deux sortes.

Les huiles grasses résident seulement dans les fruits et particulièrement dans les cotylédons, elles y sont mêlées à l'eau de végétation par le moyen du mucilage, et donnent ainsi les semences émulsives avec lesquelles nous ferons les émulsions.

Les huiles grasses nouvellement obtenues et bien préparées sont fixes à la chaleur de l'eau bouillante, fluantes, onctueuses au toucher, presque blanches ou peu colorées, d'une saveur douce; elles sont insolubles dans l'eau et dans l'alcool, elles tachent les étoffes et le papier; mais ce qui est plus remarquable, c'est leur tendance à s'unir aux alcalis pour former des savons plus ou moins durs. Nous traiterons ailleurs des huiles essentielles, parce qu'elles ne sont point un produit de l'expression et qu'on ne saurait les distinguer sous le nom de *suc*. On les obtient toujours par la distillation. Il ne faut point à cet égard s'en laisser imposer par l'usage où l'on est d'exprimer les écorces d'orange et de citron sur des glaces, car dans ce cas on a un liquide plus chargé d'eau que d'huile aromatique; il s'y trouve aussi beaucoup de mucilage, ce qui fait qu'on doit l'employer promptement; il n'est point propre à être conservé, tandis que les huiles essentielles pures, telles qu'on les obtient en les volatilisant, se maintiennent long-temps en bon état.

Les huiles grasses ont été distinguées en *siccatives* et *non siccatives*; les premières, comme celles de *lin*, de *noix*, d'*œillet*, se densifient beaucoup à l'air, deviennent dures, lisses, cassantes, elles s'enflamment par le contact de l'acide nitrique, et ne se congèlent que difficilement, tandis que les autres, comme huile d'*olive*, d'*amande douce*, etc., se congèlent même à quelques degrés au dessous de zéro, ne se dessèchent point à l'air, et ne sont point inflammables par le même acide : on les préfère pour la formation des onguens et des emplâtres.

Les différens moyens d'obtenir les huiles grasses, tendent tous à la pression à froid; mais ils varient selon la nature des corps sur lesquels on opère.

Huile d'olive. Les fruits de l'olivier offrent une pulpe abondante, charnue, formant un péricarpe mou, et chargée d'huile.

Si ces fruits sont suffisamment mûrs, on peut les porter de suite à la presse; dans le cas contraire, on les réunit en tas pendant plusieurs jours, il s'établit un léger mouvement de fermentation qui hâte la maturité pour les uns, et qui détruit dans les autres un excès de mucilage.

Dans tous les cas, le premier produit qu'on obtient à la pression est coloré par le parenchyme du fruit; c'est ce qui donne l'huile verte, tant recherchée des gourmets. Une nouvelle pression donne une huile plus abondante, mais jaunâtre, c'est l'huile fine du commerce, elle est limpide, sans odeur ni saveur sensible; si elle est pure, elle ne doit point faire le chapelet quand on l'agite, et la congélation doit avoir lieu à quelques degrés au-dessus de zéro. On retourne le marc et on le divise pour presser encore; on a une huile nouvelle, mais agréable, et qu'on vend sous le nom d'huile seconde; on l'emploie dans les pharmacies pour faire les onguens et les emplâtres.

Qand le marc ne donne plus rien à froid, on le fait chauffer pour le presser de nouveau, on obtient un dernier produit très-inférieur aux précédens; il est en grande partie fourni par l'amande du fruit, ce qui procure une énorme quantité de matière mucilagineuse; on ne s'en sert que pour l'éclairage, encore faut-il pratiquer une sorte de purification, dont il sera question plus tard.

L'huile d'olive fine est employée dans l'économie domestique pour graisser les alimens et en rendre ainsi l'usage plus agréable ou plus facile; on s'en sert dans les arts, à différens états, pour la combiner à la soude ou à la potasse; il en résulte des savons divers. On en fait aussi entrer dans la composition de médicamens tant internes (potions) qu'externes (cérats, linimens, pommades ou onguens).

Comme corps gras, cette huile peut être employée en fortes frictions pour faciliter l'introduction de plusieurs substances par la peau, ou bien pour un objet contraire on en fait de simples onctions, qui s'opposent à l'absorption des miasmes delétères; c'est alors un moyen prophylactique.

Huile d'amandes douces. On doit prendre ces fruits, recueillis depuis une année au moins, sans quoi ils contiennent trop d'eau de végétation, qui, délayant encore le mucilage, s'oppose à l'extraction de l'huile ou en rend la conservation plus difficile; mais si les amandes sont très-vieilles, et alors trop séches ou piquées des vers, l'huile, plus libre, a été altérée par l'air, elle est rance et âcre, c'est une imperfection.

Le choix étant fait convenablement, on frotte les amandes dans un linge rude pour en retirer la poussière jaune qui les recouvre, après quoi on les pile au mortier sans aucune addition, ou encore on l'écrase avec un rouleau en fer sur la pierre à chocolat, toujours pour avoir une pâte si fine et si déliée, qu'on n'en sente point les molécules au toucher; quelquefois cette réduction s'opère au moyen de moulins; dans tous les cas, la pâte obtenue doit être portée à une pression à froid mais graduée, dans des sacs en toile de coutil, entre des plaques en fonte; l'huile obtenue est trouble, elle s'éclaircit par le repos; on peut la filtrer.

Le marc peut être brisé, chauffé, puis pressé, pour

en avoir une huile nouvelle, mais peu abondante, et toujours altérée, malgré qu'on ait le soin d'ajouter un peu d'eau à la pâte pour l'empêcher de brûler; on n'emploie ce second produit que dans les arts.

Il est plus ordinaire de destiner ce marc, ou *tourteau d'amandes*, à être pilé, pour donner ce qu'on appelle *pâte d'amandes*, que les parfumeurs modifient par diverses additions pour l'usage qu'on en fait à la toilette.

L'emploi ordinaire de cette espèce de résidu a fait désirer de l'obtenir autant blanc que possible, et, pour cela, on prend le soin de dépouiller les amandes de leur enveloppe, ce qui oblige à les plonger dans de l'eau bouillante, alors le mucilage naturel à l'amande s'humecte, se gonfle, la robe du fruit se détache, devient libre, et c'est assez d'une légère pression pour séparer entièrement ces deux parties l'une de l'autre; mais ces amandes blanchies, dépouillées de leur test, ne sont plus ce qu'elles étaient, elles ont retenu beaucoup de l'eau dans laquelle on les a plongées, et l'huile qu'elles fournissent, quoique plus blanche, est moins bonne, elle est plus mucilagineuse, elle se conserve difficilement; c'est le marc seul qui peut gagner à cette opération, il est très-blanc et fournit plutôt un objet de luxe que d'utilité.

Cela étant connu, on peut voir quel est le choix qu'on doit faire de l'huile d'amandes douces; il faut préférer celle des pharmaciens, supposée obtenue comme il a été dit d'abord.

Cette huile peut servir à tous les usages auxquels semble seule destinée l'huile d'olive. De plus on l'emploie beaucoup dans les loochs ou potions béchiques, et dans celles qui sont vermifuges, à dose très variable (de deux gros à une ou deux onces). Il est fréquent de l'unir au suc de citron, on en fait le céra et le savon amygdalin, etc.

L'huile d'amande amère s'obtient absolument de la même manière ; cette huile ne diffère en rien de la précédente pour la couleur et surtout pour la saveur, comme on pourrait le croire, car l'amertume du fruit ne réside que dans le parenchyme, qui n'accompagne jamais le corps gras exprimé ; mais l'odeur est particulière et persistante ; elle paraît être due à la présence de l'acide prussique, ce qui fait préférer cette huile à la précédente pour tuer ou chasser les vers. Son usage est d'ailleurs peu recherché.

L'huile de faîne (fruit du hêtre) s'obtient comme dessus, elle se purifie plus difficilement par le repos, il est mieux de la filtrer. Elle se fige difficilement, c'est ce qui la fait rechercher des horlogers pour graisser les rouages de montres et de pendules ; on ne l'utilise point en pharmacie.

Les *noisettes*, les *pistaches* et les *semences froides* doivent être nécessairement privées, mais à sec et à froid, de leur enveloppe dure et coriace, après quoi on les traite comme les amandes. Les huiles qu'on en obtient sont peu usitées. On traite également les amandes libres des *cerises*, des *pêches* et des *abricots*.

Les *noix* donnent une huile plus recherchée, c'est surtout pour ces fruits qu'il faut éviter de les prendre trop nouveaux, ils donneraient alors une liqueur blanchâtre, laiteuse, de laquelle il serait presque impossible de séparer l'huile, tandis que plus anciens et convenablement desséchés, il suffit d'une pression ordinaire pour avoir un produit huileux, abondant, d'autant meilleur qu'on agit plus promptement et à froid, alors cette huile et mangeable; mais si l'opération est longue, si surtout on fait chauffer la masse, l'huile est âcre et ne peut plus servir que pour les arts. Il est prouvé qu'ainsi on en obtient beaucoup plus, et qu'elle est propre encore à beaucoup d'usages. C'est pourquoi on s'applique souvent à faire légèrement griller, torréfier la masse, ou seulement le marc qui résulte des diverses pressions; en effet, cette huile, employée par les peintres, par les imprimeurs en taille-douce, est destinée, comme on dit, à être recuite, et pour cela non seulement on la fait chauffer dans une chaudière, mais encore on y met le feu, qu'on n'éteint qu'après une forte réduction de la masse, elle n'est plus alors reconnaissable, sa couleur, son odeur, et surtout sa consistance, ont changé; elle est noirâtre, puante et très-épaisse; on voit donc qu'il n'a pas été nuisible de chauffer en premier lieu les matières qui ont dû la fournir. L'huile de noix, quoique obtenue à froid, et douce alors, ne tarde point à s'altérer, elle jaunit et devient bientôt rance.

Quand elle est encore en bon état, on la recherche pour l'unir à l'eau de chaux, et en former un liniment. Elle est aussi très-employée dans les arts, avec des modifications désirées que nous ne chercherons point à étudier.

L'*huile de lin* est remarquable aussi par son utilité. On l'obtient en grande quantité de la semence de ce nom. Mais ce fruit, qui est d'un petit volume, porte une enveloppe épaisse, lisse et dure, qui n'est que du mucilage, c'est un obstacle à l'extraction de l'huile. On peut se contenter de passer la graine de lin au moulin pour avoir une poudre fine qu'on soumet de suite à la presse, alors l'huile est douce, mais peu abondante. Quelquefois on humecte cette poudre en l'exposant à la vapeur de l'eau bouillante; l'huile obtenue est plus abondante, mais plus mucilagineuse, et ne se conserve point; il arrive plus souvent qu'on fait torréfier la semence entière en l'exposant à une chaleur convenable, il se perd de l'eau l'enveloppe se brise avec bruit, pétillement, et mucilage altéré ne se mêle plus à l'huile par la pression. Ce qu'on obtient est âcre, mais ce produit absolument dans le cas de celui que fournissent l noix pour les peintres et les imprimeurs, de sorte devant être brûlé plus tard, il importe peu qu'o l'ait chauffé d'abord; mais on conçoit qu'il est possible d'avoir cette huile très-douce et telle qu'on pe en manger, quoique toujours moins agréable l'huile d'olive ordinaire.

L'huile de lin n'a point d'usage particulier en médecine, nous n'avons parlé de ce corps gras qu comme pouvant remplacer, dans certains cas, plusieurs des huiles déjà étudiées.

Les petites semences de *pavots*, de *navette* (o navet sauvage), et de *colza*, donnent aussi une h assez abondante et recherchée. Il suffit de la pressi à froid pour avoir un produit qu'on mêle par frau à l'huile d'olive, ou qu'on vend sans addition po les arts.

Si après l'expression le marc est légèrement grill il donne une nouvelle quantité d'huile, mais pl colorée, plus âcre, etc.

Ces divers produits graisseux sont vendus sous le nom de *petites-huiles*, on ne peut empêcher qu'il s'y trouve toujours une grande quantité de mucilage, c'est ce qui les rend peu propres à l'entretien des lampes, à moins qu'on ne les purifie, comme les dernières huiles d'olive, par l'acide sulfurique (*Voyez* mon Cours de chimie).

Nous ferons remarquer, en traitant des emplâtres, pourquoi l'huile d'olive qui sert à leur formation ne saurait être bien remplacée par aucune autre.

On a cru pendant long-temps que toutes les semences aromatiques devaient avoir la même propriété, mais on sait aujourd'hui que cela ne peut pas être mis en principe; car, si les semences de pavot et de jusquiame n'ont point d'action sensible, celles de pomme épineuse et de belladone en ont une puissante, qui peut devenir funeste. Il faut voir, pour ces sortes d'exceptions, l'histoire de chaque substance en particulier.

L'*huile de ricin* ou de *palma Christi* nous est donnée par le fruit d'une plante originaire d'Amérique, où elle est vivace et forme un arbuste, mais qu'on n'a pu naturaliser en France, où elle est seulement plante annuelle et herbacée. C'est surtout en Provence qu'on la cultive, et c'est là qu'il est plus ordinaire de traiter le fruit comme nous allons le dire pour en avoir l'huile recherchée.

L'amande, ou les cotylédons du ricin, porte une huile douce, tandis que le test, ou enveloppe, offre une huile âcre et caustique. Mais celle-ci est volatile et peut se dégager à la chaleur de l'eau bouillante. C'est pourquoi il est d'usage de réduire ces fruits entiers en une pâte que l'on maintient pendant quelque temps dans de l'eau en ébullition ; il se fait un dégagement tel, que ce qui reste n'offre plus que l'huile douce, toujours fixe à cette température; elle surnage à l'eau, ce qui permet de la recueillir à volonté ; il n'y a donc pas besoin de pression par ce moyen; mais on peut encore soumettre la masse à la presse et prendre l'huile obtenue pour la maintenir dans de l'eau bouillante, ce qui revient à ce que nous avons déjà dit.

Dans tous les cas, l'huile a souffert, et ne peut point être telle que si on l'avait obtenue libre et pure à froid ; elle a ce qu'on appelle un goût de feu, et laisse à la gorge une légère âcreté, très-supportable relativement à ce que produit l'écorce même du fruit, ou bien l'ensemble des deux huiles obtenues par une simple pression.

L'huile de ricin doit être d'une couleur jaune, ambrée, liquide, sans odeur sensible, et d'un goût très-peu âcre. Son action est purgative; on s'en sert de préférence pour les jeunes enfans et pour les accouchées, à l'extérieur, à la dose d'une à quatre onces, en fortes frictions sur l'abdomen, soit mieux encore intérieurement, de deux gros à deux onces mêlées à des sirops peu actifs, pour faire prendre en plusieurs fois le matin à jeun.

Cette huile est très-souvent administrée comme vermifuge, alors mêlée à parties égales avec le suc de citron, pour donner plusieurs cuillerées à café du mélange aux enfans dans la journée, entre les repas, et surtout au moment des convulsions. L'huile de ricin fait partie des divers traitemens dirigés contre le le tœnia, elle est alors donnée après l'emploi de l'éther, et à la dose d'une à deux onces en une seule fois ; son action, dans ce cas, paraît être spécifique, puisqu'elle n'est pas remplacée par celle des autres vermifuges ou purgatifs connus.

On n'employait en France, il y a peu d'années, que l'huile de ricin d'Amérique, mais maintenant on en prépare beaucoup dans nos pays méridionaux; elle passe pour être moins active, ce qui donne lieu à ce qu'on vend encore cette huile avec distinction du lieu d'où elle vient, en mettant un très-haut prix à celle qui est exotique. Il ne faut point s'en laisser imposer par cette enseigne, elle est trompeuse, en ce qu'elle promet plus qu'elle ne donne; c'est dire que, même en reconnaissant un peu moins d'action à l'huile du ricin indigène, il est suffisant d'y recourir, parce que, plus sûr de l'avoir pure en la préparant soi-même, il ne faut qu'en augmenter un peu la dose, tandis que l'huile de ricin qui nous vient de très-loin a pu vieillir, séjourner trop long-temps dans les magasins, ou passer en des mains infidèles, qui, trop souvent, s'appliquent à y mêler des huiles diverses, dont la présence n'est pas toujours facile à reconnaître. Ces altérations, ou ces fraudes, ne sont guère aperçues qu'après l'emploi du remède, par les effets variés, souvent inattendus, qui fixent l'attention du médecin.

L'huile de ricin, quelle qu'elle soit, ne se conserve en bon état qu'une année, et pour cela faut-il encore qu'on la tienne dans des vases toujours pleins, opaques, et exposés à une basse température.

L'altération de cette huile, quelle qu'en soit la

cause, est remarquable par l'absence des propriétés que nous avons dit devoir lui appartenir.

Il n'est pas rare de faire entrer d'une à trois onces d'huile de ricin dans les lavemens purgatifs; mais il n'en faudrait pas renouveler l'usage avant trente ou quarante heures, parce qu'il arrive assez souvent que son action est tardive.

L'*huile d'œuf* s'obtient aussi par l'expression. Pour cela, on fait durcir des œufs, dont on n'emploie que les jaunes, qu'on brise à la main, on les fait légèrement chauffer dans une terrine vernissée, jusqu'à ce que la partie huileuse devienne sensible, et presque libre; alors on soumet à la presse, entre deux toiles serrées, en employant des plaques chauffées à l'eau bouillante, l'huile coule bientôt, mais toujours peu abondante relativement à la masse de substance. Cette huile est jaunâtre, épaisse et muqueuse, elle se purifie et devient limpide par le repos. Il est urgent de ménager la chaleur, sans quoi l'huile devient noire, âcre, odorante.

L'huile d'œuf doit être douce; elle est encore très-employée pour panser les gerçures des lèvres et surtout les crevasses des seins chez les nourrices. Il ne faut pas qu'elle soit préparée depuis long-temps: il suffit de quelques mois pour qu'elle s'altère.

Les autres moyens proposés pour obtenir l'huile d'œuf ne nous paraissent point préférables au précédent.

A la suite des huiles liquides nous placerons celles qui sont *solides* ou *concrètes*: on les désigne sous le nom de *beurre* ou de *graisse*.

Ces corps gras sont absolument de même nature

que les précédens ; ils nous offrent les mêmes principes, mais en des proportions très-différentes et telles que la prédominance de l'un d'eux (le carbonne) paraît être la seule cause de la plus grande densité à une même température.

Il est peu de ces produits d'un usage remarquable, ce sont ceux-là seulement qui doivent nous occuper.

Beurre de cacao.

Matière grasse, huileuse, qu'on obtient du cacao, fruit exotique, dont on compose les différentes sortes de chocolat.

Au cacao caraque, on préfère le cacao dit des îles, parce qu'il est plus riche en substance butireuse.

Pour opérer, on sépare l'enveloppe du fruit à froid autant que possible, ou par une légère torréfaction que M. Josse dit être préférable. On écrase ensuite la substance du fruit dans un mortier de fer déjà chauffé au moyen de l'eau bouillante, ou encore sur la pierre à chocolat, dont la température est élevée à 45°. Quand la pâte est bien fine, on peut la faire mettre dans de l'eau qu'on maintient pendant quelques heures en ébullition. Le beurre se liquéfie et surnage au liquide en se congelant par le refroidissement, tandis que la plus grande partie du parenchyme se précipite au fond du vase; ou encore, quand la pâte vient d'être achevée, on y ajoute le quart en poids d'eau bouillante ; le mélange étant bien fait, on le soumet promptement à la pression dans des sacs de toile entre des plaques légèrement chaudes. Il arrive que l'eau ajoutée s'écoule et entraîne avec elle tout le beurre que le fruit peut contenir.

Dans tous les cas le produit obtenu a besoin d'être purifié : pour cela, on le met en fragmens solides sur un filtre de papier gris supporté par un entonnoir, dont le récipient plonge en partie dans de l'eau toujours bouillante ; alors le beurre se liquéfie et coule pur, ou tout au plus mêlé à l'eau qui passe avec lui à travers le papier, mais qui n'empêche point de retrouver ensuite le produit désiré, tel qu'il doit être.

Le beurre de cacao est assez dur pour qu'on puisse le toucher facilement à 10° : il se ramollit à 20° et se fond à 30°.

Il est toujours d'un blanc-jaunâtre, d'une odeur et saveur douces très-agréables, et rappelant celles du cacao entier.

Il blanchit en vieillissant, perd son goût et son arome, il n'est plus reconnaissable ; au lieu d'être doux, il devient âcre et d'action contraire pour l'usage qu'on a coutume d'en faire ; on le falsifie quelquefois, mais la fraude est très-facile à reconnaître, parce que les moindres additions affaiblissent étonnamment ses premières propriétés.

Le beurre de cacao entre dans la composition des tablettes béchiques, et aussi dans diverses pilules, surtout pour mieux diviser quelques produits métalliques et en favoriser l'action : c'est particulièrement avec le kermès qu'on a coutume de l'administrer.

On l'emploie encore seul et dur, taillé en petits cônes, sous le nom de suppositoires, pour introduire dans l'anus, et en diminuer l'irritation dans le cas d'hémorroïdes.

Enfin il peut servir comme excipient, parce qu'il est d'une saveur agréable, et que se mêlant facilement à beaucoup de substances, il a le précieux avantage de se liquéfier promptement dans l'estomac, et de hâter ainsi l'action des matières qu'il y porte.

Huile de laurier.

Il faut distinguer sous ce nom, 1°, le produit qu'il est possible d'obtenir par l'expression des fruits du *laurus nobilis*: et 2°, un corps gras, composé de plusieurs choses, et qui mérite mieux le titre d'onguent de laurier.

Si on prend les amandes que nous offrent les fruits du laurier, qu'on les réduise en pâte, pour les traiter ensuite absolument comme il a été dit pour le cacao, on obtient un corps gras, jaunâtre, peu dense, mais encore loin d'avoir une liquidité parfaite : l'odeur en est douce, très-suave.

Il est rare qu'on obtienne et qu'on emploie cette huile telle que nous venons de l'indiquer; il est plus ordinaire de piler ces fruits pour verser par-dessus, dans un vase convenable, de la graisse de porc fondue et chaude, en y ajoutant une assez grande quantité de feuilles de laurier fraîches, mais écrasées. On abandonne le tout, bien couvert, à la cave pendant plusieurs jours. Il y a condensation; la graisse prend de l'odeur et une couleur verte : on fait liquéfier de nouveau pour passer encore chaud à travers un linge : on a, par le refroidissement, ce qu'on vend communément sous le simple nom d'huile de laurier. Ce n'est point là une falsification, parce que cette manière de faire est très-connue, très-répandue et avouée des praticiens; ce n'est point non plus une imperfection pour l'usage, parce que l'action est encore grande et efficace.

La dose des matières employées varie beaucoup; elle est subordonnée à l'état que présentent les végétaux; mais le terme moyen est, de feuilles et fruits, de chaque, une livre; graisse, quatre livres.

Quand il arrive que la couleur verte n'est pas très-prononcée, on la produit instantanément en ajoutant à la masse un mélange de curcuma qui est jaune, et d'indigo qui est bleu : il en résulte le vert désiré.

On trouve dans le commerce une grande quantité de cette dernière huile de laurier qu'on nous envoie d'Espagne et d'Italie; on y a souvent ajouté, par fraude, une grande quantité de sable très-fin pour en augmenter le poids : on s'en aperçoit aisément au toucher, mais mieux encore par une légère liquéfaction qui donne lieu à un dépôt pulvérulent. Cette falsification peut devenir dangereuse, parce que ce médicament devant être employé en frictions sur des parties délicates, il peut en résulter érosion de la peau, ou rubéfaction, etc.

L'huile de laurier n'est employée qu'à l'extérieur contre les rhumatismes ou douleurs vagues, mais dont le siége paraît être dans les muscles. On s'en frotte la partie malade à l'aide d'une flanelle qui s'en imbibe aisément, et qu'on peut laisser appliquer indéfiniment sur le point douloureux.

Huile de palme.

C'est un produit exotique très-rare en France, mais remplacé, comme nous le dirons.

Tel qu'il doit être, ce produit s'obtient par expression du fruit qu'on nomme *aouara*, donné par une espèce de chou palmiste qui vient à Cayenne et dans le Brésil. Il faut aussi recourir à des plaques chauffées par l'eau bouillante. L'huile obtenue est assez dure, jaunâtre et d'une odeur agréable, qui rappelle celle de la violette ou de l'iris. L'huile de palme vraie est aussi un fortifiant; on ne s'en sert qu'à l'extérieur, comme il a été dit pour l'huile de laurier.

En France, on emploie sous ce nom d'huile de palme, un composé graisseux, qui peut encore être classé entre les onguens, mais dont nous ferons de suite ici l'histoire très-courte, à l'occasion du produit naturel qui a donné lieu à sa préparation. Pour l'obtenir, on fait un mélange de *graisse de porc*, de *suif*, de *poudre d'iris* et de *curcuma*. Les autres additions possibles sont moins connues, moins usitées et moins nécessaires. On varie beaucoup la dose de ces composans, ce qui donne lieu à un choix. Mais les médecins instruits ne comptent guère sur la vertu particulière de ce magma, et quand ils y ont recours, c'est simplement en le considérant comme un corps gras aromatisé, dont l'emploi externe en frictions peut être utile sans entraîner à aucun danger.

Huile ou beurre de muscade.

C'est un produit toujours obtenu par l'expression des muscades réduites en pâte, et traitées ensuite comme il a été dit pour le cacao.

Seulement, il faut annoncer ici que ce produit offrant un peu d'huile volatile unie à l'huile fixe, il peut être préférable d'ajouter le quart en poids d'eau bouillante à la pâte, pour porter à la presse plutôt que de la soumettre à l'ébullition dans ce liquide; car, par ce dernier procédé, il se perdrait beaucoup de la substance volatile qui est la plus active.

L'huile de muscade est très-dure, de couleur jaune, marbrée de rouge; l'odeur est douce, la saveur un peu âcre. C'est un très-bon médicament employé comme fortifiant à l'extérieur en frictions, seul ou mêlé aux graisses. Il entre dans le baume nerval.

Axonge, graisse de porc, ou *sain-doux.*

C'est un produit graisseux blanc, solide, renfermé dans une membrane réticulaire qui adhère intérieurement aux côtes, et s'étend jusque sur les intestins et l'épiploon ; on lui donne à cet état le nom de panne. On doit préférer la plus blanche et la plus ferme.

Pour obtenir la graisse ou l'axonge de la panne, on sépare avec le couteau les parties charnues et sanguinolentes, on coupe la panne en petits morceaux, on la lave à grande eau, en la pétrissant avec les mains pour en séparer toute la gélatine ; on fait fondre cette panne lavée dans une terrine avec un peu d'eau, qui sert de bain-marie, en empêchant que la graisse ne prenne une trop forte chaleur. A mesure que l'eau s'évapore, on en ajoute de nouvelle qui doit être chaude; la graisse étant fondue, on la passe à travers un linge, elle se condense par le refroidissement, ce qui reste sur la toile est la membrane renfermant encore de la graisse : on fait chauffer de nouveau.

La graisse étant refroidie, on l'enlève par couches avec une cuiller pour la séparer de l'eau et des impuretés qui ont dû se précipiter au fond du vase.

Il est bien que les pharmaciens préparent eux-mêmes ce produit, parce que les charcutiers le vendent presque toujours mêlé d'eau, ce qui est un inconvénient pour plusieurs opérations.

L'axonge doit être d'une grande blancheur, dure, douce et sans odeur, mais elle s'altère promptement, elle rancit, devient jaune et sapide : on la purifie par de nombreux lavages, soit dans l'eau, dans l'alcool, ou encore dans une solution de potasse carbonatée.

L'axonge, ou sain-doux, a la propriété de dissoudre les résines, les baumes, l'arome et la partie verte des plantes : c'est ce qui en fait rechercher l'usage pour les pommades et autres onguens.

Le *suif* est la graisse qui entoure les reins et les viscères du bœuf, du mouton et du cerf. On l'obtient absolument comme il a été dit pour le corps précédent. Ce produit graisseux est plus dur, moins blanc, d'une odeur fade et désagréable. Il peut souvent remplacer l'axonge, surtout dans les onguens, en donnant à ces composés plus de dureté.

Les graisses de *loutre*, d'*ours*, d'*âne* et de *blaireau* ne méritent point de fixer notre attention, parce qu'on ne s'en sert point en médecine ; il est d'ailleurs très-facile de les obtenir des corps qui les contiennent, il suffit de la liquéfaction ; elles sont peu denses, jaunâtres et se reconnaissent promptement.

Enfin, ce qu'on appelle huile de poisson est un mélange de graisses liquides qu'on retire des cétacées ; on ne s'en sert que dans les arts.

Maintenant que nous connaissons les produits aqueux, acides et huileux, et leurs analogues, voyons par quel moyen nous devrons obtenir d'autres produits liquides aussi, mais qui ne sont point des sucs, et dont la connaissance est indispensable pour arriver à traiter des composés qui en participent. C'est ce qui nous conduit à parler de la distillation.

De la Distillation.

Distiller, c'est séparer des corps les principes volatils de ceux qui sont fixes. On opère dans des vaisseaux fermés à l'aide de la chaleur ; les produits sont conduits par la forme des vases dans des récipiens où ils se refroidissent et se condensent.

La distillation a été distinguée en plusieurs sortes, mais toujours imparfaitement, car, à bien prendre, elle est une, indivisible ; on peut dire seulement qu'elle a lieu sur des matières très-différentes, ce qui conduit à quelques modifications dans la manière d'opérer.

Ainsi, on ne dit plus comme autrefois, *distillatio per ascensum, per descensum et per latus ;* car la forme des vases et la direction que prend le produit ne sont point, comme on l'a cru, des objets de rigueur.

On dit encore *distillation directe* pour le cas où le produit est tel qu'il existait dans le corps employé, et *distillation indirecte* pour le cas contraire ; mais comme l'opération est toujours la même, il n'est pas très-utile de la diviser.

Il n'en est pas ainsi pour la distinction que l'on fait de la distillation en *séche* et *humide*, selon l'état des matières, car l'opération varie par la forme des vases et par les soins qu'elle exige.

La distillation séche prend spécialement le nom de *sublimation* ; elle nous occupera plus tard sous ce titre.

Voyons la distillation humide.

C'est la plus usitée, elle est pratiquée sur un très-grand nombre de corps, entre lesquels plusieurs se se sont formés pendant l'opération, par l'action du feu; mais il n'est aucun de ces derniers produits qui doive tenir place dans la série de ceux qui vont nous occuper; ces derniers étant obtenus, sont tels qu'ils existaient dans les matières premières, et nous les indiquons sous les noms d'*eaux essentielles*, d'*eaux inodores*, *aromatiques*, d'*huiles essentielles*, d'*alcools*, d'*esprits alcooliques*, de *vinaigre distillé*.

Pour distiller et obtenir les produits de la distillation, il faut plusieurs vases dont l'ensemble forme l'appareil distillatoire ; leur forme est très-variée de même que leur nature, qui est en verre, en terre ou en métal ; il en est qu'on appelle cornues, et d'autres alambics. Ces derniers, plus employés pour distiller les liquides annoncés, sont déjà bien connus, nous n'en parlerons que succinctement.

L'*alambic* offre trois pièces principales, dont deux indispensables et une secondaire ou intermédiaire des deux premières ; l'une est inférieure et destinée à être appliquée sur le feu, on l'appelle *cucurbite* ou *chaudron;* l'autre, supérieure, sert de couvercle, sa forme est variable, on lui donne le nom de *chapiteau*.

La cucurbite reçoit la substance sur laquelle on opère. Le chapiteau qui reçoit les vapeurs présente une cavité ordinairement conique, et dont la base est alors en bas; elle offre toujours dans cette partie, mais intérieurement, une gorge ou rigole circulaire où doivent tomber à mesure les matières vaporeuses; elles se condensent; elles sortent liquides du chapiteau par un tuyau latéral, ou bien elles peuvent sortir non condensées par le même tuyau, pour se rendre dans un récipient où leur condensation s'opère comme il sera dit bientôt.

La cucurbite porte des anses pour en faciliter le maniement, et de plus une ouverture latérale, dont nous indiquerons l'emploi; de même, le chapiteau peut avoir à l'extérieur des anses, mais il offre toujours la prolongation d'un tuyau dont la plus large ouverture correspond à la rigole intérieure.

Quant au bain-marie, c'est un vase qui est le plus souvent en étain, quelquefois en cuivre, mais toujours étamé; il est construit de manière à pouvoir entrer dans la cucurbite sans la remplir et sans toucher son fond; le bain-marie s'assied, au moyen d'un rebord, sur la cucurbite; enfin, le chapiteau s'adapte au bain-marie de telle sorte, que les trois pièces réunies semblent n'en plus former qu'une. Toutes les fois qu'on emploie le bain-marie, il doit plonger dans de l'eau que contient la cucurbite, et c'est pour en contenir davantage que celle-ci est renflée dans son milieu.

Quand on veut distiller, on doit consulter la nature de la substance que l'on traite, pour savoir à quelle chaleur il faut agir. On a établi à cet égard que la température devait être considérée sous trois points différens.

1°, 60° : c'est quand on opère au bain-marie.

2°, 80° : c'est quand la matière est mise à nu dans de l'eau bouillante.

3°, à 100° et plus, c'est quand on distille des corps sans addition d'eau, et par incandescence des vases, comme il arrive en employant les cornues et le bain de sable ; mais ces distinctions ne nous sont point maintenant indispensables, il nous suffit de savoir que tous les produits liquides, déjà énumérés, peuvent être obtenus par les deux premières sommes de caloriques, c'est-à-dire, 60° pour les uns et 80° pour les autres.

Or, voulant opérer à la température de l'eau bouillante, ce qui est le plus ordinaire, on met directement la substance dans la cucurbite avec la quantité d'eau jugée nécessaire, on recouvre de suite avec le chapiteau et on allume le combustible ; on dit alors qu'on distille à feu nu. Quand au contraire on veut opérer seulement à 60°, il faut mettre la substance dans le bain-marie, et plonger ce vase dans l'eau du chaudron, après quoi on recouvre avec le chapiteau.

Maintenant, que l'on distille d'une manière ou d'une autre, on doit s'appliquer à condenser les vapeurs, mais où doit se faire cette condensation ?.... Les anciens ont pensé que ce devait être dans le chapiteau, et, à cet effet, ils l'ont entouré d'une espèce de seau en cuivre, soudé inférieurement pour le remplir d'eau froide ; alors les vapeurs venant frapper contre les parois internes du chapiteau, se condensaient plus promptement, et retombaient en goutelettes dans la rigole pour passer par le tuyau ; mais cette manière de refroidir, si favorable en apparence, est pourtant vicieuse, car la plus grande partie du produit condensé retombe perpendiculairement par son propre poids, dans la cucurbite ou dans le bain-marie, de sorte que la même portion peut être distillée plusieurs fois avant de passer dans le récipient, ce qui conduit à une grande perte de temps et de combustible. Quoi qu'il en soit, on opère encore ainsi en beaucoup d'endroits; et, en raison de cela, il faut dire quels soins on doit prendre en se servant de ce chapiteau.

L'eau, froide d'abord, s'échauffe bientôt en prenant le calorique des matières vaporisées, alors elle ne peut plus remplir l'office pour lequel on l'emploie. Il faut donc la changer, ce qui a lieu à l'aide d'un robinet qui correspond à la cavité externe du chapiteau; mais si on la retire entièrement pour la remplacer par de l'eau froide, il peut arriver une condensation subite des vapeurs à l'intérieur, et dans ce cas, il y a un vide qui est bientôt rempli par les matières que contient la cucurbite, lesquelles s'engagent dans les conduits, et passent très-souvent dans les récipiens; il en résulte ce qu'on appelle une absorption; l'opération est manquée, il peut y avoir rupture des vases, etc. etc. C'est pour éviter ces inconvéniens qu'il faut chaque fois ne vider qu'à moitié le chapiteau pour le remplir d'eau fraîche. On a ainsi une masse d'eau tiède qui suffit pour la condensation.

Dans ces derniers temps, on a beaucoup perfectionné les moyens de distiller; on s'est appliqué surtout à ne condenser les vapeurs qu'après qu'elles ont été portées hors de l'appareil, par cela, on ne craint plus qu'une partie de ces produits condensés retombe dans la cucurbite. D'après ce que nous venons de dire, on doit voir qu'il est inutile d'entourer le chapiteau d'un corps destiné à refroidir, il suffit de laisser les vapeurs se dégager par le tuyau, et sortir ainsi de leur première cavité ; c'est aussi ce qui a lieu : souvent même on entoure le chapiteau avec un corps qui peut y concentrer le calorique, tel que du charbon pilé, comme l'a indiqué M. Chaptal. Dans tous les cas, il faut que le tuyau devant donner issue aux vapeurs soit beaucoup plus large, que s'il devait seulement recevoir et donner des liquides, sans quoi, le dégagement n'étant point aussi prompt que la production, il pourrait y avoir rupture des vases.

Les vapeurs, ainsi portées au dehors de l'alambic, sont reçues dans un vaisseau voisin qu'on appelle *réfrigérant;* c'est une espèce de tonneau plein d'eau froide, à travers lequel passe un long tube droit ou contourné sur lui-même en forme de spirale, pour lui donner plus d'étendue ; il prend, dans ce cas, le nom de *serpentin.*

Des deux extrémités de ce tuyau, l'une, supérieure et plus large, correspond au bas du chapiteau ; l'autre, plus étroite et inférieure, communique à un récipient dans lequel viennent se rendre liquides les produits d'abord gazeux. Il faut changer l'eau des réfrigérans quand elle est chaude ; on a coutume de placer pour cela un robinet au bas du tonneau ; c'est bien, mais il serait mieux de le placer à peu près dans la moitié de la hauteur, parce que l'eau plus chaude, étant plus légère, monte assez promptement aux régions supérieures, d'où il arrive qu'elle peut être presque bouillante au haut du vase, et tout-à-fait froide inférieurement. Or, il devient inutile de déplacer celle-ci, donc l'ouverture doit être plus élevée.

Quand on opère en grand, on utilise certaines localités, qui permettent qu'au moyen d'un tuyau tortueux on fasse passer les produits de la distillation à travers une eau courante; on est alors dispensé de renouveler le liquide à mesure qu'il s'échauffe.

Il est d'autres perfectionnemens apportés à l'art de distiller, surtout pour les cas où l'on opère en grand; nous n'en devons aucun compte ici, parce qu'il ne sont point encore mis à profit dans les laboratoires de pharmacie; nous pourrions, tout au plus, indiquer les procédés si bien décrits par M. Duportal? dans son *Mémoire sur la distillation*, mais il est mieux de renvoyer à cet auteur pour connaître les détails intéressans de ses nouveaux procédés, dont l'objet important est de faire passer l'eau à l'état de vapeurs sur les corps dont on veut obtenir les parties actives et volatiles.

Voilà tout ce qu'il est indispensable de savoir maintenant des généralités de la distillation.

Ce qui pourrait être dit encore trouvera mieux sa place en traitant de chaque produit distillé.

La distillation la plus simple, et qui va nous occuper, est celle de l'eau, dans l'intention de la purifier pour avoir ce qu'on appelle *eau distillée*.

On conçoit que la distillation ne peut point séparer de l'eau les parties odorantes, puisqu'elles sont volatiles; il y a d'autres moyens pour cette séparation. Nous ne voulons opérer ici que sur des eaux inodores mais contenant des parties salines, lesquelles fixes doivent rester comme résidu.

Pour distiller de l'eau, il faut opérer à feu nu, conséquemment dans la cucurbite seulement recouvert de son chapiteau. L'emploi du bain-marie devient dans ce cas, très-inutile.

On doit boucher l'ouverture latérale de la cucurbite pour ne rien perdre de ce qui se volatilise; on pousse le feu, l'eau s'échauffe, bouillonne, et se dégage en vapeurs abondantes. Il est bien de ne remplir le chaudron qu'aux deux tiers, car s'il était plus plein, il se pourrait que des jets de liquide non distillés fussent portés jusque dans la rigole du chapiteau, de là, par les tuyaux, dans les récipiens.

Il se peut que les pièces d'appareil ne se réunissent point assez pour empêcher qu'il ne se perde des vapeurs; on ne s'en occupe guère à cause du peu de valeur de la matière; mais cependant, s'il s'en dégageait trop, cela pourrait devenir incommode pour approcher de l'alambic, et s'en servir. En outre, il se peut que pour d'autres distillations on craigne de perdre une partie du produit, ou que son dégagement puisse entraîner à quelques accidens, comme nous le verrons en distillant les alcools.

C'est pour toutes ces raisons qu'il est bon de s'appliquer d'avance à bien boucher toutes ces issues, et pour cela on lute les jointures, c'est-à-dire, qu'on les bouche, soit au moyen de terre glaise mouillée par l'eau, soit, ce qui est plus fréquent, au moyen de plusieurs bandes de papier, qu'il suffit de fixer avec la colle de pâte, ayant toujours le soin d'en mettre sur le même point, deux l'une sur l'autre, la première plus étroite que celle qui la recouvre. Il est utile d'observer qu'on doit luter quelque temps avant de chauffer l'appareil, car, plus tard, la terre molle ou les papiers humides ne résistant point aux vapeurs seraient soulevées, et la précaution prise trop tard deviendrait inutile.

La distillation se poursuivant, on la continue jusqu'à ce qu'on ait obtenu les trois-quarts de la masse connue du liquide employé ; si on a des raisons de la renouveler, on peut se dispenser de démonter l'appareil, il suffit de déboucher l'ouverture latérale de la cucurbite pour y faire entrer une nouvelle quantité d'eau à l'aide d'un entonnoir.

Quant au produit obtenu, il est inutile de le diviser en plusieurs parties comme on l'a dit quelquefois.

On reconnaît que l'eau distillée est pure, en ce qu'elle est sans couleur, sans odeur, sans saveur, et qu'elle ne précipite point par les nitrates de baryte et d'argent.

Il n'y a point d'air dans les eaux distillées, c'est pourquoi elles sont lourdes sur l'estomac, difficiles à digérer; on ne les emploie point pour mouiller les alimens.

L'eau distillée est très-employée en pharmacie pour opérer des solutions salines qui seraient altérées, décomposées, si on se servait d'eau ordinaire, qui contient presque toujours des sulfates, des muriates, etc.

Des eaux essentielles.

On nomme eaux essentielles les produits aqueux de la distillation des végétaux entiers, ou de leurs parties à l'état frais sans aucune addition, c'est l'eau de végétation, plus, les parties volatiles de la plante. On obtient d'autant plus d'eau essentielle que le végétal est plus aqueux ; on opère toujours au bain-marie, car, à feu nu, les plantes ne tarderaient pas à se brûler. La distillation étant en train, on continue de distiller jusqu'à ce qu'il ne passe plus rien, la raison en est que le bain-marie donnant une chaleur moindre que 80°, il ne peut pas y avoir décomposition de la substance végétale, même à sec.

Dans tous les cas où l'on distille au bain-marie, on doit se garder de boucher l'ouverture latérale du chaudron, car il faut une issue aux vapeurs de l'eau qu'il contient.

L'opération étant achevée, on attend que le feu soit tombé pour déluter plus facilement l'appareil.

Ces produits de la distillation sont très coûteux, parce qu'ils sont toujours peu abondans; on n'y a que rarement recours, et, de tous ceux qui peuvent être obtenus, il faut rejeter les moins odorans. On a trouvé le moyen d'y suppléer comme nous allons le voir.

Entre les eaux essentielles, dont l'usage est encore accrédité, parce qu'elles sont plus faciles à obtenir et qu'elles sont plus odorantes, plus actives, il faut distinguer les suivantes.

Eau essentielle de *raifort*, de *cochléaria*, de *cresson*, de *beccabunga*, de *fleur* d'*oranger*, d'*œillet*, de *roses*, de *sureau*, des *fruits* d'*alkekenge*, de *fraise*, de *framboise*, etc. Quand on les emploie, on ne les donne point seules; on en fait entrer dans les potions à la dose d'une à quatre onces, ou bien on les mêle à du sucre pour en faire des sirops.

Voyez pour la conservation les eaux qui suivent.

Des eaux aromatiques proprement dites, ou eaux distillées des plantes avec addition.

En convenant qu'il y a des plantes assez aqueuses pour donner de l'eau essentielle douée de propriétés médicinales, il faut dire aussi qu'il en est un plus grand nombre dans le cas contraire, et qui ne pourraient rien fournir si on les distillait seules au bain-marie; c'est pour celles-ci surtout qu'il faut recourir à de l'eau dont l'addition fait qu'on en retire ce qu'elles ont d'aromatique. Cette eau se volatilise, et entraîne tout ce qui est odorant; mais alors on n'est pas obligé d'agir au bain-marie, car en mettant un peu plus d'eau, il se trouve en rester pour empêcher la plante de brûler dans la cucurbite sur la fin de l'opération. On va même aujourd'hui jusqu'à distiller ainsi, par addition d'eau, des plantes qu'on pourrait à la rigueur distiller toutes seules. C'est ce qui a conduit à définir ces produits distillés, de *l'eau essentielle des plantes étendues dans de l'eau ajoutée.*

On distinguait autrefois une grande partie de ces derniers produits, sous le nom d'eaux *inodores;* mais il est mieux de dire *peu odorantes*, car elles portent toujours avec elles un arome assez sensible; il paraît être le même pour beaucoup de ces eaux, ce qui les a fait regarder de même action, et pouvant se remplacer les unes par les autres. On peut assurer qu'en les considérant comme inodores, elles ne méritent pas la moindre attention de notre part; en observant au contraire qu'elles ont une odeur, quoique faible, on doit s'occuper des moyens d'accumuler dans la même eau la partie odorante ou active de la plante: on y est parvenu en distillant une seconde fois, sur une nouvelle quantité de la même plante, le produit obtenu par une première distillation; et, dans ce cas, on dit qu'on a *cohobé*, qu'il y a eu *cohobation:* et quand on opère une troisième fois, comme on a fait une seconde, on dit: *recohober* et *récohobation.*

Il est rare qu'on renouvelle davantage la distillation du même produit pour lui donner quelque valeur; traité comme nous venons de le dire, il est tout ce qu'il peut être, et diffère toujours de ce qu'il était d'abord, en ce qu'il est devenu relativement plus odorant, plus sapide, et surtout plus actif. Ainsi l'eau de *centaurée* est plus fébrifuge; l'eau de *laitue* devient très-calmante, et peut remplacer l'opium dans plusieurs cas, notamment dans les fièvres inflammatoires de longue durée avec insomnie.

Il est facile de concevoir qu'on ne cherche point à pratiquer la cohobation pour les eaux qui, de prime-abord, sont très-odorantes; cette opération n'est même recherchée que pour très-peu des eaux qui sont presque sans odeur; on se borne le plus souvent à recueillir celles-ci par une seule opération, se réservant de les employer à forte dose, et toujours avec moins d'importance, comme pour former le véhicule des potions, et y ajoutant alors des corps d'un usage plus relevé.

Les plantes dont on recueille encore des eaux de cette nature sont: les feuilles de *laitue*, *bardane*, *bourrache*, *consoude*, *morelle*, *verveine*, *pariétaire*, *pourpier*, *plantain*, *centaurée*, *scabieuse*, *chicorée*, *tilleul*, etc. La manière d'obtenir ces eaux distillées est fort simple: on opère toujours à feu nu, en faisant plonger la plante dans l'eau de la cucurbite, qu'on a toujours soin de ne remplir qu'aux deux tiers; on recouvre avec le chapiteau, sans obligation de luter; on ne recueille ordinairement que la moitié du liquide employé.

On s'est beaucoup occupé de préciser quelle doit être la quantité d'eau à verser sur la plante; c'est peu important pour le cas où nous nous trouvons, puisqu'il est dit d'avance que le produit est peu apprécié; mais cela devient plus intéressant quand il est question de plantes qui fournissent des eaux très-odorantes, comme il va être dit. Nous indiquerons cependant qu'il est d'usage de ne mettre tout juste que ce qu'il faut d'eau pour qu'elle surnage aux plantes déjà pressées dans le chaudron.

Les eaux distillées peu odorantes ont une odeur commune qui est dite *herbacée*, leur saveur est fade, leur conservation et les changemens qu'elles éprouvent par la vétusté donnent lieu aux mêmes considérations que les eaux aromatiques, de sorte que nous remettons à traiter de ces choses dans l'article suivant.

Des eaux distillées aromatiques.

Les eaux aromatiques s'obtiennent aussi à feu nu, ou bien quand on les distille au bain-marie, c'est sans nécessité, l'opération est plus longue, plus coûteuse: si l'on fait valoir que les produits sont plus suaves, parce que la chaleur est plus douce, on peut assurer qu'il suffit d'agir dans la cucurbite en ménageant le feu; sans trop prolonger la distillation. De cette manière, on a une eau tellement semblable à la précédente, qu'on peut les méconnaître. Il est des personnes qui savent accorder ces deux procédés en mettant les plantes dans un bain-marie dont le fond est percé de plusieurs trous, alors l'eau de la cucurbite y pénètre; c'est agir comme à feu nu; la seule différence favorable qu'il y a dans ce cas, c'est que le végétal ne touchant point au fond du chaudron, n'est point exposé à brûler s'il arrive qu'on distille trop à sec, ou que le feu soit trop fort; mais on peut encore éviter cet inconvénient sans employer le bain-marie percé, qui ne fait qu'en imposer; c'est de disposer en croix, au fond de la cucurbite, des tiges ou branchages de la plante employée, ou d'y placer une petite claie en osier pour supporter les feuilles ou les fleurs, de telle sorte, que l'eau restante se trouve occuper toujours les parties les plus inférieures du vase.

C'est surtout à l'occasion de ces eaux distillées qu'on s'est plu à commenter pour assigner à chaque plante la quantité de liquide jugée nécessaire; pour traiter ce point, nous sommes obligés de faire observer que les produits recherchés ne sont utiles, valables, que dans la proportion du principe odorant qu'ils contiennent; or, celui-ci ne se trouve point chaque année en même proportion dans la même quantité de plante; donc, on devra varier tous les ans la quantité d'eau que sera supposée exiger la masse de plante employée. Voilà déjà qui établit d'une manière incontestable qu'il n'y a point de proportion fixe. Mais comment appréciera-t-on les quantités accidentelles qu'on devra prendre? ce ne peut pas être avant d'opérer, on n'en acquiert la connaissance qu'en opérant, et en raison de cela, on n'agit dans le principe qu'approximativement; ainsi, on a coutume de prendre trois à quatre parties d'eau, en poids, pour une de plante, et on pousse à la distillation. Dans les cas ordinaires on s'attend à recueillir son poids en produit odorant, ce qui pourrait venir ensuite n'ayant plus que peu ou point d'odeur, on n'en tient aucun compte, et on arrête la distillation; mais le corps est-il moins riche en arome qu'on s'y attend ; qu'arrive-t-il ? qu'au lieu de recueillir un produit du même poids que celui de la plante, on n'en obtient que les deux tiers, ou seulement la moitié dans un état convenable.

Si l'on recueille plus, l'action est moindre, de sorte qu'on dit dans ce cas, que la plante a peu donné, qu'en conséquence le produit est plus coûteux ; mais si la plante est beaucoup plus riche qu'à l'ordinaire, elle peut fournir, non seulement son poids en eau distillée très-odorante, mais encore beaucoup plus, et alors on ne se borne point à la première portion, on s'applique à recueillir le surplus, en s'étonnant souvent d'une abondance imprévue ; on recueille enfin tant que l'eau est aromatique : mais toujours doit-on ne point distiller jusqu'à siccité.

Le produit recherché peut être obtenu dans un même récipient, supposé assez grand pour contenir tout ce qui doit passer dans une même opération; mais il est mieux d'en employer plusieurs, ce qui donne la facilité de s'assurer en divers temps de la valeur du liquide obtenu.

En supposant qu'on reçoive dans un même vase tout ce qui doit passer, voici ce qu'on observe : les premières portions du produit sont troubles, blanchâtres, opaques, et tellement qu'on est disposé à croire qu'il est altéré; mais bientôt, ce qui distille de nouveau se mêlant à ce qui est passé, l'étend, l'éclaircit et le rend sans couleur. Si on fractionne le produit en le recevant en plusieurs fois dans des vases différens, les premières portions sont très-odorantes, laiteuses, comme nous l'avons dit, et ne changent point, tandis que les dernières sont peu odorantes claires, transparentes; cela est dû à ce que la partie aromatique étant plus volatile que l'eau, se volatilise en plus grande quantité dans le commencement de l'opération, et comme elle est peu soluble dans ce liquide, elle se trouve en surabondance; cet excédent, non dissout, reste en suspension et se montre sous la couleur blanche; mais sur la fin de la distillation il passe proportionnellement plus d'eau que de principe aromatique; cet excès d'eau, arrivant dans le récipient, dissout sans peine ce qu'il y trouve; dès-lors la masse devient limpide.

On pourrait toujours laisser la dernière moitié du produit s'unir à la première; mais il arrive assez souvent qu'on s'applique à les séparer l'une de l'autre, en désignant la portion trouble sous le nom d'*eau double*, et celle qui est claire, sous le nom d'*eau simple*; on agit surtout ainsi pour les *fleurs d'oranger*, de *rose*, de *menthe*, de *sauge* et de *cannelle*; les eaux doubles de ces plantes sont plus recherchées en médecine, comme plus actives que les eaux simples du même nom; celles-ci sont plus employées comme agrément.

Toutes les eaux doubles peuvent être ramenées à l'état simple par l'addition à froid, et par le seul mélange d'une égale quantité d'eau.

Ce qui est très-digne de remarque, c'est que l'odeur des eaux doubles n'est point aussi douce, aussi agréable que celle des eaux simples; cela paraît devoir être attribué à l'accumulation du principe aromatique, trop grande dans les unes et moindre dans les autres.

On a mis en question pour la préparation des

eaux aromatiques, le choix nécessaire des plantes à l'état de fraîcheur ou à l'état de sécheresse. Il paraît décidé qu'on doit préférer les plantes fraîches, parce qu'en elles le principe odorant est encore intimement lié à un corps muqueux, qui rend sa solution plus facile et plus durable dans l'eau ajoutée, tandis que nous verrons dans un cas tout différent l'avantage des plantes sèches pour l'isolement de ce même principe odorant que nous recueillerons sous le nom d'huile essentielle.

Toutes les eaux aromatiques se préparent de la même manière ; les plus usitées, après celles déjà indiquées, sont les suivantes : eaux aromatiques d'*angélique*, d'*hyssope*, de *fenouil*, d'*armoise*, d'*absinthe*, de *menthe*, de *mélisse*, de *romarin*, de *sabine*, de *rue*, de *mélilot*, de *sureau*, etc.

Ce qu'on appelle eau des *trois noix* a fixé particulièrement l'attention, parce qu'elle ne peut être préparée qu'en trois temps, ainsi qu'il suit :

Prenez chatons de noyers, quatre livres.

Ecrasez et soumettez à la distillation avec,

eau de rivière, vingt livres.

Conservez le produit jusqu'en juin; distillez de nouveau avec,

noix à peine formées, quatre livres, pour distiller encore au mois d'août sur pareille quantité de noix presque mûres.

Le liquide obtenu en dernier lieu a peu d'odeur; il s'altère facilement et prend une couleur ambrée; son action est astringente et son usage presque nul.

Toutes les eaux distillées, qu'elles soient odorantes ou non, ne se conservent bien qu'à une basse température et à l'abri de la lumière, c'est pourquoi il est d'usage de les maintenir pour la réserve dans des bouteilles en grès, et à la cave, ayant soin de ne point trop boucher les vases, sans qu'on en puisse donner la raison, c'est assez de savoir que sans cette précaution les eaux croupissent et se décomposent. On s'aperçoit de leur altération en ce qu'elles se troublent; il s'y forme un dépôt nuageux ou floconneux, noirâtre ou verdâtre, qu'on n'a pas craint d'indiquer comme une sorte de végétation, mais dont la nature et le mode d'accroissement sont mal connus; tout nous porte à croire seulement que c'est une matière mucilagineuse entraînée par l'eau, lors de la distillation. On doit éviter d'employer ces eaux altérées.

Les eaux distillées sont très-usitées. Celles peu odorantes sont employées presque arbitrairement; quant aux autres, plus actives, on ne les fait guère entrer que dans les potions à la dose d'une à deux onces quand elles sont doubles, et d'une à quatre, si elles sont simples. Il est rare qu'on les donne seules, et alors on peut les édulcorer avec un sirop simple, ou on les met à petites portions dans des tisanes, pour les rendre plus agréables ou plus actives. Ces eaux distillées peuvent dissoudre le sucre et servir ainsi à la formation de plusieurs sirops que nous signalerons en traitant de médicamens de ce nom.

Il n'est point ordinaire de préparer ces produits de distillation pour plusieurs années, il suffit d'en être pourvu pour attendre la saison propre aux plantes qui nous les fournissent. On a vu cependant des eaux distillées aromatiques se conserver en bon état pendant plusieurs années moyennant les soins que nous avons indiqués.

Des huiles volatiles ou essentielles.

Ce sont des produits toujours obtenus des végétaux par la voie de la distillation.

Nous avons annoncé l'existence de ces corps en traitant des huiles fixes ou grasses, c'est maintenant que nous devons en parler très-particulièrement, en les mettant en opposition avec ces derniers corps.

Ce sont les huiles essentielles qui constituent la matière aromatique des plantes, et par cela ce sont ces huiles qui font que les eaux distillées sont odorantes ; elles sont très-actives et très-recherchées pour une foule d'usages; on peut les trouver dans toutes les parties des végétaux, excepté seulement la substance des cotylédons, qui ne contiennent jamais que de l'huile douce; ainsi, le *test*, ou *enveloppe des fruits*, les *fleurs*, les *feuilles*, les *écorces*, les *bois*, les *graines*, et même divers *produits immédiats* de la végétation, peuvent être riches de ces huiles; malgré cette abondance, on ne les obtient point par l'expression, leur isolement résulte toujours de la distillation, parce qu'elles sont très-volatiles ; ces huiles sont âcres, brûlantes, caustiques. Si elles sont pures, elles ne font point de taches sur le linge, parce qu'elles se dégagent par la simple exposition à l'air, elles peuvent même enlever avec elles un peu d'huile grasse ; voilà pourquoi elles sont propres à détacher les étoffes; les huiles essentielles sont peu solubles dans l'eau; mais encore ce liquide peut-il en retenir assez pour prendre des propriétés nouvelles, il en résulte les eaux aromatiques dont nous avons parlé. C'est dans l'alcool que la solution est facile, il en résulte les esprits ou alcools aromatiques, dont nous parlerons. Ces huiles ne se combinent qu'imparfaitement aux alcalis, ce qui ne donne que des savons très-mous, ou savonules; enfin, les huiles essentielles sont inflammables par l'approche d'un corps incandescent.

La différence qu'offrent ces produits, par rapport aux huiles grasses, paraît dépendre de ce qu'ils sont formés de plus d'hydrogène et de beaucoup moins de carbone.

On a cherché à distinguer les huiles essentielles, en celles qui vont au fond de l'eau, et en celles qui la surnagent, ce qui s'explique par la différence de pesanteur, et l'on trouvait beaucoup d'exemples des premières dans les huiles essentielles exotiques, ou obtenues en France des substances étrangères, nous venant surtout de climats très-chauds; mais il faut savoir que l'état de ces huiles est accidentel; on peut les purifier comme nous le verrons, et alors elles deviennent plus légères que l'eau; quant aux huiles essentielles pesantes, qu'on obtient dans nos pays, elles doivent leur grande pesanteur à la mauvaise manière de les obtenir; c'est encore ce que nous démontrerons bientôt; on peut donc établir en principe que ces produits distillés doivent toujours être très-légers.

C'est à feu nu qu'on distille pour obtenir ces huiles, en opérant sur des corps odorans. Il suffit donc de la cucurbite et du chapiteau, comme si l'on voulait obtenir les eaux aromatiques; mais cette fois il faut de nouveaux soins, qui consistent à préférer les plantes séches et à n'employer qu'une quantité d'eau bien moins grande; en effet, voulant avoir l'huile essentielle, libre, isolée, il est mieux de prendre les végétaux dans un état tel que le mucilage ne puisse plus favoriser la division de cette huile dans l'eau; en outre, ayant la précaution de prendre beaucoup moins de ce liquide qu'il en peut falloir pour dissoudre toute l'huile que la plante peut fournir, il doit arriver que l'excédent devient sensible et libre; à la vérité cet excédent se trouve mêlé à de l'eau saturée d'huile essentielle, mais c'est un second produit qu'on obtient involontairement, et qui constitue une eau aromatique double.

On pourrait recueillir dans un même récipient tout ce qui doit passer par une seule distillation; mais il serait alors difficile d'enlever l'huile essentielle surnageant au liquide, c'est ce qui a porté à employer le récipient florentin, espèce de matras d'une à deux pintes, portant un tube en S qui part de son fond, mais qui s'élevant verticalement, n'arrive qu'à cinq ou six pouces au dessous de l'ouverture du vase. On commence par remplir à moitié le récipient avec de l'eau distillée de la plante que l'on traite. On l'adapte au bec du chapiteau ou du refrigérant; on lute les pièces de l'appareil; on bouche le trou latéral du chapiteau, et on pousse le feu. Il arrive bientôt que le liquide passe, il remplit le récipient jusqu'au niveau du tube, alors chaque nouvelle quantité du produit distillé en déplace une semblable du récipient; mais celle-ci vient toujours du fond du vase; or, l'excédent d'huile contenu dans l'eau se trouvant, par sa légèreté, à la partie supérieure, ne sort jamais du récipient, elle s'accumule dans son col à mesure qu'elle y arrive; quant à l'eau qui sort goutte à goutte du récipient florentin, elle est reçue dans un autre vase, pour servir comme eau aromatique; de cette manière on peut retrouver dans un petit espace toute l'huile fournie par une grande quantité de plantes qui aura pu nécessiter en une ou plusieurs distillations des centaines de pintes d'eau.

Si, par la petitesse du récipient, ou par l'abondance du produit, le col est trop petit pour toute l'huile essentielle, on enlève celle-ci de temps en temps à l'aide d'un syphon renflé dans son milieu, et dont une extrémité est tirée à la lampe.

Le feu peut être poussé lentement pour les feuilles et les fleurs, parce qu'elles ne contiennent que de l'huile essentielle, tandis qu'on doit au contraire brusquer l'opération quand on agit sur des fruits, car ceux-ci sont pourvus en quantité variable d'huile volatile et d'huile fixe, réunion qui doit faire craindre que, par une distillation trop prolongée, la première huile n'entraîne une partie de la seconde, ce qui devient toujours une imperfection. Quand on agit sur des substances très-dures, *bois* ou *écorces*, on peut les faire séjourner d'avance dans l'eau qui doit servir à leur distillation.

Quelquefois, pour obtenir plus d'huile essentielle d'une substance, on cherche à augmenter la température de l'eau qui la couvre, on y parvient en y ajoutant du sel marin; mais le produit en souffre, car il participe d'une partie moins légère, qu'on n'aurait point obtenue en opérant à une moindre chaleur. On avait coutume autrefois d'agir ainsi sur les *clous de gérofle* et sur la *cannelle ;* cela ne se pratique plus maintenant.

Il est des huiles essentielles de leur nature, si légères, si volatiles, qu'il suffit d'une chaleur douce pour les tenir en vapeur : elles sont dites plus liquides, plus éthérées que les autres ; telles sont les huiles de quelques ombellifères, et aussi celle de *térébenthine ;* il faut, pour cela, maintenir le réfrigérant très-froid. Il en est, au contraire, qui sont plus disposées à se condenser, à se concréfier, même à se cristalliser ; telles sont les huiles de *rose, d'anis*, etc. Celles-ci veulent que l'eau du chapiteau ou du serpentin soit maintenue plus chaude que de coutume, sans quoi ces huiles resteraient dans les conduits, ce qui obligerait ensuite à opérer en une fois la liquéfaction par le contact de l'eau bouillante.

La couleur des huiles essentielles paraît varier selon les corps qui les fournissent ; cette différence n'est qu'accidentelle, car rectifiant ces huiles par une nouvelle distillation, à un feu très-doux, à la cornue, on les ramène toutes à l'état de parfaite blancheur ; ce qui semble annoncer que leur masse est toujours formée de deux parties, dont l'une plus matérielle, plus pesante, contient un des principes colorans de la plante, tandis que l'autre, plus légère, plus subtile, semble constituer, proprement dit, l'arome qui frappe notre odorat ; cette partie, plus suave, est sans couleur prononcée. Il n'est point utile, pour les usages ordinaires, que ces huiles soient autant pures que possible, il nous suffit, le plus souvent, de les avoir telles qu'elles résultent de leur première distillation,

lation, et alors, l'huile de *rose* est *blanche*, celle d'*absinthe*, *verte*, celle de *gérofle*, *rouge*, celle de *rue*, *jaune*, etc.

Quant aux huiles essentielles, rectifiées, elles sont peu nombreuses, et toujours d'un plus haut prix, parce qu'il y a de la perte par l'abondance du résidu, et que d'ailleurs il y a quelque danger à pratiquer cette opération ; la rupture des vases peut donner lieu à la combustion de l'huile, ou bien, si on chauffe trop, une partie de la masse est décomposée ; c'est en raison de cela qu'on a proposé de rectifier ces produits, en les mêlant à une petite quantité d'eau, pour distiller ensuite à un feu très-doux, et sans produire d'ébullition.

Les huiles essentielles rectifiées sont surtout celles de *citron* et de *térébenthine* ; leur usage est de servir à enlever les taches d'huiles fixes ou de graisses, sur les étoffes ; il a été dit comment elles agissent dans ce cas, elles sont encore préférées pour la solution de certaines substances.

L'odeur des huiles essentielles n'est agréable que lorsqu'elles sont très-divisées, étendues, dans un corps quelconque.

Quelques plantes, quoique très-odorantes, ne fournissent que très-peu ou point d'huile essentielle par la distillation, c'est ce qui a lieu pour les fleurs de *tubéreuse* et de *jasmin*, ce qui est attribué à ce que leur arome est trop fugace; il s'échappe et se perd par la moindre chaleur, c'est pourquoi on se le procure différemment, et de la manière suivante. On dispose dans un vase, à froid, des couches successives de coton cardé très-fin, et de pétales de ces fleurs; on arrose le tout avec de l'huile d'olive, pour laisser en repos pendant quelques jours, après quoi on soumet à la presse pour obtenir l'huile qui s'est aromatisée aux dépens des corps employés.

Les huiles essentielles les plus utilisées en pharmacie, sont celles d'*angélique*, de *valériane*, de *bois de Rhodes*, de *sassafras*, de *cannelle*, d'*absinthe*, de *menthe*, de *romarin*, de *rue*, de *sabine*, de *sauge*, de *gérofle*, de *fleur d'oranger*, de *rose*, de *camomille*, de *lavande*, de *citron*, de *bergamotte*, de *macis*, de *muscade*, de *poivre*, de *fenouil*, d'*anis*, d'*aneth*, de *carvi* et de *térébenthine*.

Pour conserver les huiles essentielles, il faut les tenir au frais dans des flacons bouchés à l'émeril, pour les garantir de l'action de l'air; on peut les garder en bon état pendant plusieurs années; mais ensuite elles s'épaississent et prennent plus de couleur; elles paraissent passer ainsi à un état plus résineux sans perdre leur grande solubilité dans l'alcool; on a prétendu qu'on pouvait alors les rappeler à leur première fluidité, en les distillant de nouveau avec une certaine quantité de la plante qui les a fournies; mais ce qu'on obtient est toujours imparfait.

Il est des huiles essentielles qui altèrent à la longue les bouchons de liége, à la manière de l'acide nitrique; elles les jaunissent et les réduisent en une pulpe très-friable; on n'explique point encore très-bien la cause de ce changement.

Les huiles essentielles sont d'un usage très-répandu et très-varié : on s'en sert dans les arts, dans la parfumerie. On les recherche surtout en médecine comme de puissans stimulans diffusibles, qui ont l'ava tage d'offrir, sous un très-petit volume, une grande quantité de substance active; on ne les emploie jamais pures, si ce n'est à l'extérieur, et alors en frictions à la dose de quelques gouttes pour les parties non dénudées, tandis qu'on en applique à peine sur les ulcères ou les chairs fongueuses. Il est plus ordinaire de les administrer à l'intérieur et mêlées à des poudres ou liquides qui les étendent, qui en retardent l'action; on en fait entrer, surtout dans les potions, à la dose d'une à quatre ou six gouttes, pour prendre en plusieurs fois dans le jour.

Les huiles essentielles d'*anis*, *navette*, *fenouil*, *sauge* et *menthe*, sont carminatives, propres à chasser les vents; elles sont aussi préférées comme objets d'agrémens, pour aromatiser quelques alimens, pastilles, etc.

Les huiles de *cannelle* et de *gérofle* sont plus recherchées pour calmer les douleurs de dents, probablement en cautérisant les ramifications nerveuses. On en imbibe un peu de coton qu'on applique directement sur le point douloureux.

Les huiles essentielles de *rue* et de *sabine* sont de puissans emménagogues; on les emploie à très-petites doses, leur usage est très-répandu dans le cas de suppression des règles.

L'huile essentielle de *citron*, surtout bien rectifiée, est presqu'entièrement consacrée à enlever les taches, et à corriger l'odeur ou la saveur de quelques médicamens naturellement désagréables.

L'huile essentielle de *térébenthine* n'est guère usitée à l'intérieur, on en use davantage extérieurement en frictions contre quelques rhumatismes chroniques.

On s'en sert aussi pour enlever les taches de graisse; et les peintres l'emploient pour rendre leur peinture plus siccative.

Enfin, les huiles essentielles, quelles qu'elles soient, peuvent servir à préparer artificiellement les eaux aromatiques; il suffit, pour cela, de mêler à froid par simple agitation six gouttes de l'une d'elles dans une pinte d'eau, qui prend de suite odeur, saveur, et propriété notables; mais les eaux, préparées de cette manière, ne peuvent point être conservées, parce que l'huile s'y trouve trop à nu; elle n'y est pas accompagnée de cette portion muqueuse que fournissent toujours les plantes fraîches aux produits de la distillation; aussi les *eaux aromatiques artificielles* changent-elles au bout de quelques jours; il se forme des flocons blancs, c'est l'huile qui s'oxigène, elle n'est déjà plus reconnaissable; il faut éviter d'employer ces eaux odorantes, si ce n'est au moment de leur préparation, pour suppléer à celles distillées, ou aux infusions de plantes, qu'on ne peut pas toujours se procurer facilement.

Distillation des produits alcooliques.

L'alcool, ou esprit de vin, est un produit de la fermentation du moût de raisin. On en retire aussi de la fermentation des graines céréales, des pommes, des poires, du lait, etc.; mais il porte alors une odeur et une saveur qui en font beaucoup moins rechercher l'usage.

Celui dont il doit être ici question s'obtient par la distillation des vins, et alors on se borne à prendre ceux qui sont un peu altérés, qui ne sont point potables. On les distille à feu nu, et les soins à prendre sont absolument ceux déjà indiqués, en employant ou non le serpentin, selon l'espèce de chapiteau qui recouvre la cucurbite. On doit à M. Chaptal d'avoir beaucoup perfectionné la distillation des vins, en s'appliquant à la rendre plus prompte par la forme des pièces d'appareil; ce sont des détails dans lesquels nous n'entrons point ici, parce que c'est dans les arts seulement qu'on prépare les alcools en grand : j'en parle plus longuement dans mon *Cours de chimie*.

C'est surtout dans la distillation des liqueurs alcooliques qu'il est important de bien luter les vases, sans quoi les vapeurs, se portant au dehors, peuvent prendre feu en communiquant avec la flamme des fourneaux ou des chandelles allumées, ce qui peut produire de grands accidens, rupture des vaisseaux, incendie, etc.

L'opération étant en train, il passe de l'alcool, plus de l'eau; le produit qu'on obtient prend le nom *d'eau-de-vie ;* cette liqueur varie beaucoup, selon la quantité d'alcool qu'elle contient, aussi dit-on distiller *les eaux-de-vie :* au lieu d'arrêter la distillation d'assez bonne heure pour que le résidu ne brûle point, il arrive au contraire qu'on la pousse très-loin pour obtenir tout l'alcool que le vin peut fournir ; c'est ce qui fait que le résidu, en s'épaississant, finit par brûler ; mais cela ne nuit pas essentiellement aux eaux-de-vie, car l'odeur qu'elles prennent alors ne déplaît point. C'est ce qui fait dire aussi, *brûler les vins* ou *les eaux-de-vie*. Cette distillation se pratique surtout dans le ci-devant Languedoc. Les meilleures eaux-de-vie nous viennent de *Cognac*, d'*Orléans*, de *Beau-*

gency, etc. Celles de *Bourgogne* sont très-inférieures, et sont dites pour la plupart *eaux-de-vie de marc*, parce qu'on les obtient par une nouvelle fermentation des raisins qui ont déjà fourni le vin.

L'eau-de-vie obtenue par une première distillation des vins contient toujours beaucoup d'eau; elle est blanche, limpide, l'odeur est forte, la saveur chaude, piquante; elle est d'autant plus fluide et plus légère qu'elle contient plus d'alcool, et son état, sous ce rapport, varie beaucoup selon la qualité des vins employés.

On mesure la force de l'eau-de-vie à l'aide d'un instrument bien connu; c'est l'*aréomètre*, ou *pèse-liqueur de Baumé*, donné depuis sous le nom de *Cartier*; il consiste en un tube de verre, gradué, renflé dans son milieu, et portant inférieurement un lest en mercure, il s'enfonce d'autant plus dans les liquides, que ceux-ci sont plus légers et moins denses.

Le pèse-liqueur peut marquer de 10 degrés à 36, 40 ou 44°.

L'eau-de-vie est faible à 15°; elle est bonne à boire à 18 ou 20°; à 25 elle est dite eau-de-vie double; et si elle est plus forte, elle prend le nom d'alcool; celui-ci peut présenter des différences qu'on exprime par le nombre des degrés à partir de 30 jusqu'à 40.

L'eau-de-vie, naturellement blanche, se colore dans les tonneaux en prenant l'extractif du bois, elle devient ainsi plus douce, plus onctueuse, plus agréable, c'est ce qui fait qu'on recherche davantage l'eau-de-vie vieille; de là l'usage de colorer par fraude les eaux-de-vie nouvelles, en y ajoutant du *safran* ou du *sucre brûlé*, sous le nom de *karamel*.

Pour faire arriver un alcool plus faible à l'état d'un alcool plus fort, on distille de nouveau, mais au bain-marie, pour avoir seulement ce qui est plus volatil ou moins aqueux; mais pour obtenir un alcool autant rectifié que possible, il faut distiller un grand nombre de fois le même produit, ce qui devient très-coûteux, et ce qui expose plus longuement aux dangers attachés à cette distillation.

Depuis peu, cette rectification a été simplifiée, il suffit maintenant d'une seule distillation au bain-marie pour avoir des alcools divers, dont l'un peut être le plus fort, le plus concentré de tous ceux obtenus par le feu; pour cela, on met à la suite les uns des autres plusieurs ballons percés aux deux points opposés, et prolongés extérieurement de manière à se recevoir successivement l'un dans l'autre; on nomme ces ballons, vaisseaux de rencontre; ils forment, par leur enchaînement, une sorte de serpentin ou réfrigérant qui plonge dans l'air, et dans lequel serpentin les vapeurs séjournent à mesure qu'elles s'y condensent; l'alcool le plus pur, étant le plus volatil, arrive encore gazeux dans l'un des derniers ballons, et c'est seulement là qu'il se condense, tandis que l'alcool moins pur, plus aqueux, est déjà liquide dans les premiers ballons.

En chimie, on peut encore concentrer l'alcool le mieux distillé; à cet effet, on le maintient dans un flacon, en contact avec des corps très-déliquescens, qui peuvent lui enlever de son eau; on emploie, le plus souvent, de la *potasse caustique* ou du *muriate de chaux*; on use aussi quelquefois du *sulfate de soude effleuré*. C'est ainsi qu'on obtient de l'*alcool à 44 degrés*; mais il est ordinaire en pharmacie de ne point employer l'alcool au dessus de 36 à 40°, état auquel on peut l'amener en le distillant.

L'alcool est le dissolvant des résines et des huiles essentielles ; nous l'emploierons sous ce rapport pour avoir des produits liquides sous les noms d'esprits d'alcools aromatiques et de teintures.

L'alcool seul est un médicament diversement employé selon sa forme. Quand il est à l'état d'eau-de-vie, on en peut boire comme un bon stimulant aidant à la digestion ; c'est le véhicule de beaucoup de liqueurs qui sont toniques. Il en entre dans beaucoup de composés ; on peut aussi s'en servir à l'extérieur en lotions ou frictions, pour fortifier les muscles, les tendons, et pour hâter la résolution à la suite des entorses, etc.

Si c'est l'alcool qu'on emploie, l'action est plus marquée, sur-tout à l'intérieur, il peut produire des excitations trop grandes, lesquelles continuées épuisent la vitalité des parties, et donnent lieu aux indurations, aux squirres. Il est rare qu'on y ait recours, on préfère l'unir à d'autres substances pour en former des médicamens nouveaux.

On a recherché l'alcool dans ses divers états de concentration, pour y plonger, maintenir et conserver des animaux entiers, ou leurs parties ; mais ce moyen raccornit les tissus, déforme les masses en les rappetissant, ce qui fait qu'on y supplée pour les pièces précieuses, par certaines solutions salines, etc.

A défaut d'alcool de vin, on peut rechercher l'un de ceux qu'on obtient par la distillation des liqueurs fermentées,

de *genièvre*,
de *cidre* ou *poiré*,
du *sucre*,
de *merise*,
de *la bierre*,
du *lait*.

Chacun de ces produits spiritueux porte un goût et une odeur qui leur sont propres, et qui obligent à ne les consacrer qu'à certains usages. Voyez en chimie pour l'histoire de chacun de ces liquides.

Des alcools aromatiques.

Ce sont des produits résultant de la distillation de l'alcool, à différens degrés, sur des substances qui ont pu lui fournir de l'huile essentielle. Ces médicamens liquides sont toujours incolores, ils précipitent en blanc par l'eau, on les nomme improprement *esprits*, *essences*, *eaux spiritueuses*.

Les *alcools aromatiques* peuvent être simples ou composés. Ils s'obtiennent tous, en distillant au bain-marie, de l'alcool sur les corps choisis; ceux-ci doivent toujours être secs, et l'alcool employé doit porter de 25 à 30 degrés; les quantités de matières varient selon qu'elles contiennent plus ou moins d'huile essentielle, et qu'on veut charger davantage l'alcool; mais dans le terme moyen, on met de six à huit parties en poids d'alcool sur une de la substance active. On distille jusqu'à ce qu'il ne passe plus rien, et l'on reçoit tout le produit dans le même récipient, ou bien si c'est dans plusieurs, on réunit ensuite les produits pour n'en former qu'un seul.

Il y a quelques cas où il peut être utile de distiller

l'alcool sur des substances fraîches, c'est quand celles-ci sont naturellement peu aqueuses, et susceptibles de perdre beaucoup de leur arome par la dessication; il en est ainsi pour le *zest du citron, de l'orange*, etc.

Quand les matières séches sont d'une grande dureté, on peut, avant la distillation, les mettre pendant 24 heures dans l'alcool à froid pour les attendrir et les pénétrer. On en obtient mieux les parties odorantes.

D'après tout ce qui vient d'être dit, on peut voir combien il est facile de préparer les alcools aromatiques simples. Voici quels sont les plus usités, avec leur double dénomination :

Alcool d'*absinthe*.
— de *mélisse*.
— ou *esprit* de *lavande*.
— ou *esprit* de *romarin*.
— d'*ambre*.
— d'*anis*.
— de *cannelle*.
— ou *esprit de citron*.
— de *menthe*.

Il est un grand nombre de substances qu'on traite par la distillation à l'eau et à l'alcool; on en distingue alors les produits en disant dans un cas, *eau simple*, et dans l'autre, *eau spiritueuse*. On évite ainsi d[es] méprises dangereuses à cause de la différence d'actio[n]. les eaux spiritueuses ou aromatiques ne se donna[nt] jamais que mélangées à certains corps, et toujours [à] dose beaucoup moindre que les eaux aromatiques ordinaires, qui peuvent être données seules.

Les alcools aromatiques sont tous très-actifs; on [les] fait entrer depuis quelques gros jusqu'à une once, par ment plus, dans des potions de six à huit; on s'en sert beaucoup dans la toilette comme agrément, et alors on en verse une cuillerée dans un verre d'eau pour lotion. Ce liquide blanchit, en raison de ce que l'alcool s'unissant mieux à l'eau qu'à l'huile essentielle, abandonne celle-ci, qui se montre aussitôt en petits flocons blanchâtres.

Les alcools aromatiques composés se préparent absolument à la manière des précédens; on agit sur plusieurs plantes ou autres substances, comme s'il n'y en avait qu'une seule, ce qui devrait nous dispenser d'en parler ici en particulier; mais, comme l'usage a consacré l'emploi de plusieurs de ces eaux, nous en indiquerons la recette, en ajoutant, pour quelques-unes, des remarques utiles.

Ainsi, nous en verrons pour lesquels les auteurs veulent qu'on opère isolément sur chacun des composans, pour avoir autant de produits séparés, qu'on ne réunit ensuite que pour les distiller de nouveau ensemble d'une seule fois, ce qui revient à prendre des eaux simples pour les mélanger, et combiner par la voie de la distillation. Cette pratique, toujours très-dispendieuse, n'est point, à beaucoup près, nécessaire; et, tout en convenant qu'elle tend à la perfection, nous pensons qu'on peut se dispenser d'y recourir.

Voici les alcools aromatiques ou esprits composés qui jouissent encore de quelque crédit, et qui méritent sous ce rapport, notre attention.

Eau de Cologne.

Prenez : sommités de *mélisse sèche* . } de chaque,
— de *marjolaine*. . } deux onces.

Sommités de *thym*.	de chaque deux onces.
— de *romarin*.	
— d'*hyssope*.	
— d'*absinthe*.	

Fleur de *lavande*, quatre onces.
Racine d'*angélique*, deux onces.
Cardamome mineur, quatre onces.
Baies de *genièvre* séches, deux onces.

Semences d'*anis*.	de chaque deux onces.
— de *carvi*.	
— de *cumin*.	
— de *fenouil*.	

Cannelle fine.	de chaque quatre onces.
Muscade.	
Ecorce récente de *citron*.	

Gérofle, deux onces.
Huile de *bergamotte*, deux gros.
Alcool à 22°, trente-deux livres.

Toutes ces substances étant choisies convenablement, on les fait macérer pendant quelques jours, et distiller au bain-marie, pour recueillir les trois-quarts du liquide.

Le produit obtenu est très-employé à la toilette. C'est aussi un très-bon fortifiant, dont on fait prendre quelques gouttes dans de l'eau sucrée, ou dans des potions; c'est un très-bon résolutif employé pur à l'extérieur en frictions.

On s'est plu à vanter, avec exagération, l'emploi de l'eau de Cologne, et, dans le monde, on la croit propre à tous maux, ce qui entraîne souvent à de grands accidens, d'autant plus redoutables que, les attribuant à d'autres causes, on continue l'emploi du moyen qui les a produits. Il faut toujours en redouter l'usage interne pour les sujets sanguins, et dans les cas où il y a déjà sur-excitation des voies digestives.

Eau vulnéraire blanche ou d'arquebusade.

Prenez : feuilles de *grande sauge*,
— de *petite sauge*,
— de *grande consoude*,
— d'*armoise*,
— de *bugle*,
— de *petite marguerite*,
— de *grande marguerite*,
— de *plantain rond*,
— de *plantain long*,
— de *bétoine*,
— d'*aigremoine*,
— de *millepertuis*,
— d'*absinthe*,
— de *scrophulaire*,
— de *centaurée*,
— de *véronique*,
— de *nicotiane*,
— de *valériane*,
— d'*hyssope*,
— d'*aristoloche longue*,
— d'*aristoloche ronde*,
— de *fenouil*,
— de *serpolet*,
— de *verveine*,
— de *romarin*,
— de *pied de lion*,
— de *lavande*,

feuilles de *pervenche*,
— d'*argentine*,
— de *marjolaine*,
— de *verge d'or*,
— de *piloselle*,
— de *mille-feuilles*,
— d'*orpin*,
— d'*angélique*,
— de *thym*,
— de *baume de jardin*,
— de *sanicle*,

De toutes ces plantes parties égales : on les brise grossièrement pour les faire séjourner dans des cruches en grès avec du vin blanc qui doit les recouvrir. Au bout de six à huit jours, on distille à feu nu pour obtenir les deux tiers du liquide; on presse le marc qui reste dans la cucurbite; on obtient une liqueur aqueuse, colorée, mais encore odorante; on réunit ce produit au premier pour distiller de nouveau le tout au bain-marie, jusqu'à ce qu'on ait obtenu les trois-quarts de la masse.

L'eau vulnéraire est consacrée à l'usage externe, par application sur les entorses, contusions, échymoses, etc.; on en peut donner à l'intérieur comme l'eau de Cologne.

Au lieu de vin blanc, on peut employer de l'eau-de-vie, alors il suffit d'une première distillation, qui doit être faite au bain-marie.

Il existe une *eau vulnéraire rouge;* on la prépare quelquefois en se bornant à colorer la précédente avec un peu de *cochenille* ou d'*orcanette*; mais il est une recette particulière que nous plaçons à l'article de teintures, parce que c'est une simple solution de substances dans l'alcool, à froid, sans qu'on ait recours à la distillation.

Alcool anti-scorbutique.

Prenez : racines de *raifort sauvage*, une livre.

Cochléaria. . . . . } de chaque, quatre onces.
Cresson de jardin. . . . .
— *d'eau*. . . . .
Beccabunga. . . . .
Berle. . . . .
Ménianthe. . . . .

Semence de *roquette*. . . . . } de chaque, trois onces.
— de *sinapi*. . . . .
— de *cochléaria*. . . . .

Citrons, n° 3.

Vin blanc, dix livres.

Faites macérer pendant vingt-quatre heures et distillez pour avoir les deux tiers du liquide.

Le produit n'est pas très-alcoolique, il peut être d'une apparence laiteuse ; on l'emploie contre le scorbut chronique, en frictions, et mêlé dans les tisanes ou potions, à la dose d'un ou plusieurs gros par jour.

Alcool de cochléaria, aussi appelé Esprit ardent.

Prenez : racines de *raifort*, dix onces.

Cochléaria, cinq livres.

Alcool à 22°, six livres.

Pilez grossièrement les plantes et distillez au bain-marie, jusqu'à ce qu'il ne passe plus rien.

Ce produit doit être clair, transparent, il est plus

actif que le précédent ; on le donne dans les mêmes circonstances, mais toujours à dose plus petite.

Ce dernier est surtout usité, mêlé à parties égales d'eau, comme gargarisme, et pour laver les gencives qu'il raffermit promptement : il en arrête aussi l'exudation sanguine, si commune chez les sujets qui ne sont encore que disposés au scorbut.

Eau de Mélisse composée.

Prenez : feuilles de *mélisse* séches, quatre onces.
Écorce séche de *citron*, deux onces.
Noix muscades. . . . . } de chaque, une once.
Coriandre. . . . . }
Gérofle. . . . . }
Cannelle fine. . . . . } de chaque, demi-once.
Racine d'*angélique*. . . . . }
Alcool à 25°, deux livres.
Eau-de-vie simple à 20°, six livres.

Distillez au bain-marie, presque à siccité, pour avoir un produit qui doit être clair, transparent, et dont l'odeur gagne avec le temps.

On s'en sert comme il a été dit de l'eau de Cologne.

Eau, ou Alcool de la Vrillère pour les dents.

Prenez : *cannelle* fine, deux onces.
Gérofle, quatre gros.
Écorce récente de *citron*, une once et demie.
Roses rouges séches, une once.
Cochléaria, huit onces.
Alcool, à 25°, trois livres.

On concasse les substances pour laisser macérer dans l'alcool pendant vingt-quatre heures, on distille ensuite au bain-marie, jusqu'à siccité : on obtient un produit très-odorant, et recherché pour raffermir les gencives. Dans ce cas, on en mêle à parties égales avec de l'eau, pour s'en laver la bouche une ou deux fois le jour.

L'eau de la Vrillère peut aussi être donnée à l'intérieur comme un très-bon stimulant, dans les mêmes cas et aux mêmes doses que les eaux spiritueuses précédentes.

Alcool, ou *baume de Fioraventi.*

Prenez : *térébenthine* fine, une livre.

Baies récentes de *laurier*, quatre onces.

Résine élémi.	de chaque, une once.
Tacamahaca.	

Styrax liquide, deux onces.

Galbanum.	de chaque, trois onces.
Encens.	
Myrrhe.	
Gomme de *lierre.*	
Bois d'*aloès.*	

Galanga mineur.	de chaque, une once.
Gérofle.	
Cannelle.	
Muscade.	
Zédoaire.	
Gingembre.	
Feuilles de *dictame* de Crète.	
— d'*aloès* succotrin.	
Succin.	

Alcool à 25°, six livres.

On fait macérer toutes ces substances ensemble pendant vingt-quatre heures, dans l'alcool, pour distiller ensuite au bain-marie.

Le produit est sans couleur, clair, limpide, très-odorant; on en prend intérieurement comme un très-bon stimulant, à la dose de douze à trente ou quarante gouttes, dans des potions appropriées; il agit aussi comme diurétique.

On s'en sert aussi à l'extérieur, dans les collyres détersifs et résolutifs.

Ce qu'on vend sous le nom de *baume huileux de Fioraventi* mérite peu notre attention, car on n'y a plus recours à cause de l'imperfection de ce produit; c'est une huile jaunâtre et charbonnée, qu'on obtient en distillant à la cornue le résidu fixe de la première distillation; et si on pousse le feu autant que possible, il passe une huile épaisse, plus charbonneuse que la première; celle-ci constitue le *baume noir de Fioraventi* encore moins apprécié que le précédent.

Alcool, ou esprit carminatif de Sylvius.

Prenez : racine d'*angélique*, un gros.

— d'*impératoire*. . . . } de chaque, un gros et demi.
Grand galanga. . . . . . . }

Baies de *laurier*, trois gros.

Semence d'*angélique*. . . . . . }
— de *livèche*. . . . . . } de chaque, demi-once.
— d'*anis*. . . . . }

Cannelle, trois gros.

Ecorce d'*oranges* récentes. . . . } de chaque, un gros.
Gérofle. . . . . }

Feuilles de *romarin*.	de chaque, une once et demie.
— de *marjolaine*.	
— de *rue*	
— de *basilic*.	

Gingembre.	de chaque, un gros et demi.
Muscade.	
Macis.	

Alcool à 25°, huit livres.

Distillez le tout au bain-marie.

Le produit obtenu est un puissant stomachique, donné de dix à vingt ou trente gouttes dans les potions.

Il est d'autres alcools aromatiques, indiqués dans des codex, formulaires et longs traités de pharmacie; mais nous ne croyons pas devoir en donner les recettes, parce qu'ils ne sont plus usités, et que pour la plupart ils sont peu importans; quant aux autres, ils sont très-bien remplacés par ceux qui nous ont occupés.

Tous ces produits alcooliques, simples ou composés, se conservent indéfiniment dans des flacons bien bouchés et exposés de préférence à une basse température. Nous placerons ici quelques recettes d'alcools aromatiques, dont l'usage est cependant peu recherché en médecine; mais leur action est grande et leur utilité incontestable.

Alcool, ou eau sans pareille.

Prenez : *alcool* à 25°, six livres.
Huile volatile de *bergamotte*, deux gros,
— de *citron* quatre gros.

Huile de *cédrat*, un gros.

Alcool de *romarin*, huit onces.

Mêlez tous ces liquides, et distillez au bain-marie.

L'eau sans pareille est passée des pharmaciens chez les parfumeurs, qui la destinent à la toilette; mais on peut s'en servir comme d'un très-bon stimulant, soit en frictions pour l'extérieur, soit donnée dans les potions comme les alcools précédens.

Alcool aromatique de Dardel.

Prenez: *alcool* de *sauge*. . . . . } de chaque,
— de *menthe*. . . . } onze onces.
— de *romarin*. . . . }
— de *thym*, huit onces.
— de *mélisse* composée, une livre.

Mêlez et distillez au bain-marie.

Réservez pour l'usage qui est absolument celui de l'eau de mélisse composée.

Eau spiritueuse de menthe composée.

Prenez : feuilles de *menthe* crépue, deux livres.
— de *petite absinthe*, trois onces.
— de *basilic*. . . . } de chaque;
— de *pouliot*. . . . } quatre onces.
— de *romarin*. . . } de chaque;
Fleurs de *lavande*. . . . . } deux gros.
Cannelle, quatre gros.
Coriandre, six gros.
Gérofle, un gros.
Alcool à 25°, une livre.
Infusion de *menthe*, cinq livres.

Toutes les substances étant coupées menues, mettez dans le bain-marie avec les liquides, pour distiller à siccité.

Cette eau doit être blanche, laiteuse; on l'emploie comme vulnéraire, à la dose d'un à deux gros, dans les potions.

Eau alcoolique impériale.

Prenez : racine d'*impératoire*. — de *souchet* blanc. — d'*iris* de Florence. — d'*angélique*. — de *calamus*. — de *galanga*. — de *zédoaire*.	de chaque, quatre gros.

Cannelle fine, deux onces.
Santal citrin, une once.

Fleurs de *stœchas*. — de *lavande*.	de chaque, deux gros.
Gérofle. *Muscade*. Ecorces récentes d'*orange*. — de *citron*.	de chaque, deux onces.

Sommités fleuries et sèches,

d'*hyssope*. de *marjolaine*. de *thym*. de *sariette*. de *sauge*.	de chaque, deux onces.

Romarin, deux gros.
Alcool à 25°, huit livres.

Eau de *mélisse* simple, une livre.
— de *fleur d'oranger*, quatre onces.

Faites macérer toutes ces substances dans les liquides pendant plusieurs jours, puis distillez à siccité, au bain-marie.

Cette espèce d'alcool aromatique mérite bien qu'on l'utilise, car son action est éminemment stimulante; on peut en faire entrer à la dose d'un à trois gros dans les potions antispasmodiques, stomachiques et cordiales; on peut aussi s'en servir en frictions, dans certains cas de rhumatismes.

Eau thériacale.

Prenez : racine d'*aunée*.	de chaque, une once.
— d'*angélique*. . .	
— de *souchet* . . .	
— de *zédoaire*. . . .	
— de *contrayerva*.	
— d'*impératoire*. .	
— de *valériane*. . .	
— de *vipérine*. . . .	
Ecorces récentes de *citron* . . .	de chaque, demi-once.
— d'*orange*. . . .	
Gérofle.	
Cannelle fine.	
Galanga.	
Baies de *génièvre*.	
— de *laurier*.	
Sommités de *sauge*.	
— de *romarin*.	de chaque, demi-once.
— de *rue*.	

Alcool à 25°. . . . . } de chaque,
Eau des *trois noix*. . . . . . . } une livre.
Thériaque andromaque, huit onces.

Faites macérer toutes ces substances dans les liquides pendant plusieurs jours, distillez ensuite pour avoir douze onces de produit.

Les propriétés, comme les usages de l'eau thériacale, sont absolument celles de l'eau impériale.

Alcool balsamique de Rivière, contre la gonorrhée.

Prenez : racine d'*iris*, trois onces.
Feuilles de *dictame* de Crète. . . } de chaque,
— de *menthe* séche. . . . } une once
Semences de *fenouil*. . . . . } et demie.
— de *rue*, une once.
Térébenthine fine, une livre.
Vin blanc, dix livres.

Faites macérer pendant trois jours, et distillez au bain-marie, pour avoir en produit la moitié du liquide employé.

Cet alcool balsamique est recherché avec raison dans les cas de fleurs blanches et d'écoulemens vénériens : on ne le donne point seul, mais toujours mêlé à des potions appropriées, de manière à n'en faire prendre que quelques gros par jour, et tout au plus une once.

Alcool anti-hystérique.

Prenez : racine séche de *bryone*, une once.
— de *fraxinelle* . } de chaque,
— de *livèche*. . . } une once.

Racine de *zédoaire*, demi-once.

Cassia lignea. . . . . Ecorce d'*orange* amère. . . . . — de *citron*.	de chaque, six gros.
Feuilles d'*armoise*. . . . . — de *pouliot*.	de chaque, trois onces.
— de *sabine*. . . . . — de *rue*. . . . . — de *basilic*.	de chaque, deux onces.

Fleur de *matricaire*, six gros.

Baies de *sureau* séches, quatre onces.

Semence de *daucus* de Crète. . . . — de *cumin*. . . . . — de *rue*. . . . . — d'*agnus-castus*.	de chaque, deux gros.

Eau-de-vie, quatre livres.

Faites macérer pendant trois jours, puis distillez à siccité au bain-marie.

Prenez le produit de cette distillation, pour y maintenir à froid pendant plusieurs jours les matières suivantes, préalablement concassées ou réduites en poudre, savoir :

Castoreum, quatre gros.
Cardamome mineur, trois gros.
Camphre, un gros.
Safran, demi-gros.
Myrrhe, quatre gros.
Opium choisi, deux gros.

Galbanum. . . . . *Sagapenum*.	de chaque, trois gros.

Assafœtida, un gros et demi,

Ajoutez :

Alcool de *matricaire*.	}	de chaque,
— de *camomille*.	}	six onces.

Laissez le tout macérer pendant plusieurs jours, et distillez au bain-marie jusqu'à siccité.

Le produit obtenu passe pour être très-propre à rappeler les règles supprimées ; on y a aussi recours contre les vapeurs, chez les femmes hystériques ; la dose est d'un à quatre gros, dans des potions appropriées.

Gouttes céphaliques, dites d'Angleterre.

Esprit volatil de *soie crue*, rectifié, quatre onces.

Huile essentielle de *lavande*, un gros.

Alcool à 30°, quatre gros.

Réunissez le tout ensemble, pendant quelques heures, et distillez au bain-marie.

Ce produit a paru devoir être modifié, mais il n'est pas d'une assez grande importance pour nous occuper plus longuement.

Ses vertus sont stimulantes, emménagogues, anti-hystériques, etc. On en donne par gouttes jusqu'à demi-gros, dans les potions.

Les produits distillés alcooliques étant connus, nous cherchons à connaître ce qui a rapport à la distillation du vinaigre.

Le *vinaigre*, ou *acide acétique*, est encore un produit de la fermentation des vins : il offre un ensemble d'eau, d'acide acétique pur, d'alcool, de tartre, d'acide malique, d'extractif, et de matière colorante; il peut servir à cet état pour un grand nombre d'usages; mais pour quelques-uns il faut le distiller, afin d'avoir un liquide blanc, seulement formé de l'eau, de l'alcool et de l'acide acétique; on pratique cette distillation dans des cornues en verre ou en grès; le premier tiers qui passe est d'une faible acidité, le second est plus fort; quant à ce qui reste, il a plus de force encore, mais on ne le recueille point, parce qu'il retient les corps étrangers de la masse. Les deux premiers tiers étant obtenus, ils offrent un liquide blanc, acide, d'une odeur particulière, mais agréable; il peut être employé sans danger pour relever les alimens; mais il n'est point recherché pour cela, parce qu'il n'a pas, à beaucoup près, le goût du vinaigre ordinaire. On emploie peu le vinaigre distillé seul comme médicament, il sert à en préparer plusieurs, comme nous le verrons par la suite.

Il ne faut pas confondre ce vinaigre distillé avec ce qu'on appelle vinaigre radical, aussi obtenu par la distillation, en décomposant au feu les acétates, et de préférence l'acétate de cuivre ou cristaux de Vénus.

Nous parlerons de ce dernier en traitant des acétates et des produits qu'on en peut obtenir.

Maintenant que nous connaissons les liquides aqueux acides, huileux et alcooliques, nous pouvons traiter des composés qu'ils servent à former, et ceux qui se présentent, se réunissent sous le titre de *solution*. Il est une autre série de liquides qui servent au même objet, et que nous n'avons cependant point étudiés; ce sont les vins, c'est qu'ils ne sont ni composés, ni modifiés, dans les pharmacies : on se borne à les choisir convenablement entre ceux qui nous sont donnés par les vignobles. Il nous suffira d'indiquer ce choix en traitant des médicamens qui sont formés de ces liquides.

De la Solution.

On entend ainsi la suspension ou division extrême d'un corps dans un liquide approprié sans altération des matières employées, ce qui est le point de distinction entre la *solution* et la *dissolution*; on opère la solution d'un sel, ou du sucre dans l'eau, tandis qu'on dissout un métal dans un acide, etc.

La solution d'un corps suppose toujours que le liquide étant enlevé par un moyen quelconque, le corps se retrouve ce qu'il était d'abord.

La solution est parfaite quand le liquide conserve sa transparence : elle est imparfaite quand le liquide est trouble.

Tous les corps ne sont point également solubles dans le même liquide; et, réciproquement, tous les liquides n'opèrent pas la solution du même corps. Ainsi, le muqueux qui est soluble dans l'eau ne l'est point dans l'alcool; les résines, si solubles dans l'alcool et dans les huiles, ne le sont point dans l'eau. Les gommes résines préfèrent l'eau-de-vie, le vinaigre; la connaissance des rapports de la solubilité des corps dans divers liquides est indispensable pour bien formuler.

Par cela même que tous les corps ne se comportent pas également avec tous les liquides, il doit arriver que, si on met plusieurs substances dans un même liquide, celui-ci se chargera d'abord des principes les plus solubles, puis de ceux qui le sont moins. Cela n'offrirait aucun inconvénient si la masse du liquide employé pouvait suffire pour enlever toutes les parties solubles que ces substances sont supposées devoir fournir ; mais il n'en est pas toujours ainsi, et d'ailleurs les liquides, si avides qu'ils soient de posséder certains corps, n'ont pour eux qu'une certaine capacité; une fois qu'ils en sont chargés, ils n'en peuvent plus prendre, ce terme est désigné par le mot *saturation*.

Le point de saturation est souvent très-utile à connaître, il peut devenir un moyen d'obtenir un médicament toujours dans le même état ; mais seulement pour les solutions d'un seul corps ; car si on opère sur plusieurs, il est bien de rester en deça du point de saturation, pour être sûr que chaque substance ait pu fournir au liquide sa portion de partie soluble : ce qui s'exprime autrement en disant, que voulant opérer la solution de plusieurs médicamens, il est indispensable que la masse offrant deux, quatre, dix ou vingt corps, ne donne pas plus de parties solubles que le liquide employé n'en peut prendre ; or, pour arriver à connaître la quantité de liquide nécessaire pour chaque substance en particulier, il faut remonter à leur histoire médicale (*Voyez* mon Cours sur les médicamens simples, faisant introduction à celui-ci). On trouvera indiquées les diverses formes sous lesquelles ces corps peuvent être utilisés, conséquemment, leur état de solution dans les diverses liquides, avec les quantités qu'il en faut prendre.

L'élévation de température augmente la solution des corps, ou ce qui revient au même la capacité des liquides pour les corps solubles; autant vaut dire qu'on obtient des corps par le même liquide, des parties d'autant moins solubles, que la chaleur est plus grande; aussi, peut-on obtenir par l'eau, en variant la température, des produits de solutions, si différens entre eux, qu'il serait impossible de s'y méprendre et de les confondre.

Mais le liquide, en se refroidissant, se concentre, et reprend sa première capacité, de sorte qu'il se fait alors un précipité des parties les moins solubles, et la liqueur se trouble.

Il arrive souvent qu'il est utile de varier la température, pour varier aussi les produits recherchés; c'est ce qui a donné lieu aux moyens suivans d'opérer la solution,

1° par *macération*,
2° par *digestion*,
3° par *infusion*,
4° par *décoction*.

De la Macération.

Moyen de solution qui consiste à opérer à froid, température ordinaire de l'atmosphère, supposée de 10° à 12°. On laisse pendant un, deux, ou huit jours au plus, le corps soluble en contact avec le liquide; ce moyen est peu énergique; mais il suffit pour les cas où l'on ne veut avoir que les parties les plus tenues, les plus solubles des corps, et aussi, quand les liquides employés sont de nature à s'altérer par la chaleur.

C'est par la macération que l'on prépare les vins, les vinaigres médicinaux, les teintures, etc.

Cette opération n'est souvent que préparatoire aux suivantes, comme pour les corps durs qui ont besoin d'être attendris et pénétrés.

De la Digestion.

Opération qui consiste à maintenir les liquides en contact avec les corps solubles à une température de 25 à 30 ou 36°, ce qui nécesite le plus souvent de recourir au bain de sable, chauffé modérément ; on agit ainsi plus promptement que par la macération.

Il peut suffire de quelques heures, il peut falloir un ou deux jours.

Cette opération n'est qu'accessoire à la précédente : elle a aussi lieu sur les mêmes substances.

De l'Infusion.

Elle consiste à verser de l'eau bouillante sur des corps mis dans un pot, pour abandonner le tout à lui-même, jusqu'au refroidissement, ayant le soin de recouvrir le vase.

C'est ainsi qu'on agit pour faire du thé. Par ce moyen de solution qui est très-usité, il arrive que la substance reçoit de suite l'influence d'une chaleur de 80°, qui ne décroît que lentement, si le vase est bouché de sorte que la masse reste long-temps de 40 à 60°. On a souvent recours à l'infusion, parce que c'est un moyen de prompte solution, et qu'il permet d'obtenir en même temps les parties aromatiques.

On n'agit guère par infusion que sur les substances tendres, d'un tissu faible, comme les racines chevelues, quelques écorces, les feuilles, les fleurs, etc.

De la Décoction.

Elle exige l'ébullition du liquide sur la substance, et c'est le plus souvent par l'eau que l'on opère; on obtient ainsi plus de parties solubles; mais l'arome se dissipe en tout ou en partie, et c'est un mal qu'il faut rendre moins grand, en n'entretenant l'ébullition qu'autant qu'il est nécessaire, tandis que si on la prolonge inutilement, on ne retrouve plus dans le produit tout ce qui doit le former; d'ailleurs, il faut savoir qu'outre la perte de l'odeur, les matières solubles, dites extractives, tendent toujours à s'altérer par le concours de la chaleur, de l'air et de la lumière: c'est en raison de cela que M. Deyeux a recommandé de se borner à la *décoction faible*, pour quelques substances, tandis que pour quelques autres, on peut donner lieu à une *décoction forte*: la première suppose une ébullition de quelques minutes seulement; tandis que pour l'autre, le liquide peut bouillir pendant une heure et plus.

De ces divers moyens d'opérer la solution, les plus employés sont l'infusion et la décoction; on y a surtout recours pour la formation d'une série de produits liquides, connus sous le nom de *tisanes*: cependant on peut aussi pour ces tisanes employer la macération et la digestion; il est même des solutions composées, qui exigent pour leur préparation le concours de plusieurs des opérations que nous venons d'indiquer.

Des Tisanes.

On appelle tisanes, des liquides médicamenteux peu chargés de parties actives, et devant servir de boisson ordinaire au malade, qui en peut boire à sa discrétion.

Les tisanes peuvent être simples ou composées.

Les tisanes simples n'ont souvent pour objet que d'occuper le malade, et de le forcer à observer un régime nécessaire; on opère très-rarement à froid, si ce n'est pour la *tisane de réglisse*, qui peut se faire par macération. Pour cela on ratisse la racine de réglisse, on la coupe en petits fragmens, qu'on fait macérer dans l'eau, on a au bout de 24 heures ou même avant ce temps une eau colorée, odorante et sucrée. Les autres tisanes simples se font communément par infusion, et alors au lieu d'attendre le refroidissement parfait, on peut employer le liquide encore tiède.

Les substances qui servent le plus à la préparation des infusions pour tisanes peu actives, et que le malade peut prendre pour boisson, en quantité arbitraire, sont :

Chicorée.	*Fumeterre.*
Bourrache.	*Chamœdrys.*
Aigremoine.	*Scolopendre.*
Fleurs de mauve.	*Guimauve.*
— de genêt.	*Houblon.*
Centaurée.	*Camomille.*
Tilleul.	*Violette.*
Menthe.	*Sauge.*
Molène.	*Tussilage.*
Pied-de-chat.	*Coquelicot*, etc.

Il suffit de mettre une pincée de ces substances pour une pinte d'eau; si l'on en mettait davantage, l'action l'action serait plus grande, et l'on ne pourrait point en abandonner l'usage au gré du malade.

Quand les parties sont plus dures, comme *racines*, *bois*, *écorces*, on fait bouillir plus ou moins selon le cas, pour avoir des tisanes par décoction ; les plus usitées sont faites avec les racines de

Guimauve.	*Persil.*
Oseille.	*Fougères.*
Patience.	*Aunée.*
Asperges.	*Fraisier.*
Chardon-béni.	*Chiendent.*
Consoude.	l'*Orge.*
Bardane.	la *Graine de lin*, etc. etc.

Pour que ces substances ne produisent que peu d'action, il ne faut en mettre que deux à quatre gros par pinte d'eau ; si on augmente la dose, on a une tisane dont il faut limiter la quantité à prendre dans le jour. A l'occasion de quelques-unes de ces dernières substances d'un usage très-répandu, nous ferons remarquer qu'il faut s'occuper des soins que plusieurs nécessitent, pour être plus propres à former des tisanes : c'est, nous le répétons encore dans l'histoire de chacune qu'on trouvera tout ce qui est particulier à leur emploi en médecine ; et pour avoir ici quelques exemples, nous dirons que l'*orge entiere* donne une première décoction qui est âcre, astringente, tout ou plus utile dans quelques cas ; mais devant être au contraire nuisible, quand l'orge est recherchée comme émollient : alors on rejette cette première décoction, pour en avoir une seconde qui participe de la substance amilacée, c'est elle qui est douce, onctueuse. Il en est absolument de même pour le *lichen d'Islande ;* à la vérité il existe de *l'orge mondé*, de *l'orge perlé ;* si on les emploie, il est inutile de rejetter la première eau.

La *graine de lin* ne doit pas être mise à même dans l'eau, il faut la renfermer dans un linge clair, pour en former un petit sachet qui doit être lâche, parce que, soumise à la décoction, la semence de lin se gonfle et pourrait briser la toile. Celle-ci ne doit laisser passer que la partie de mucilage la plus déliée.

Les racines de *guimauve* et *d'aunée*, doivent être ratissées, privées de leur épiderme qui est âcre, etc. etc.

Malgré l'indication déjà faite des tisanes simples que l'on peut préparer, nous sommes conduits à en signaler trois autres d'un grand usage, savoir :

Tisane commune.

Prenez : *Orge* entière, deux onces.
Chiendent, une once.
Lavez à l'eau tiède, et faites bouillir dans,
eau de rivière, six livres.
L'orge étant crevée, ajoutez :
Racine de *réglisse*, quatre gros.

Laissez jeter un bouillon, et passez à travers un linge pour l'usage.

On s'est appliqué à vouloir que les racines employées fussent ratissées, dépourvues de leur écorce; mais cela n'est point indispensable, surtout si on les lave avant de les soumettre à l'ébullition.

Hydromel.

Espèce de boisson, dite médicamenteuse, qui participe seulement de l'eau et du miel ; mais qui diffère selon qu'elle a été soumise ou non à la fermentation. Dans ce dernier cas, c'est l'*hydromel simple*, et dans l'autre, c'est l'*hydromel vineux*, dont l'action plus grande empêche qu'on n'en fasse une tisane ordinaire.

L'hydromel simple se prépare en faisant fondre du miel blanc, à la dose d'une à deux onces, dans une pinte d'eau tiède. Son usage tient le ventre libre, et peut même donner le dévoiement, ce qui oblige souvent à l'employer avec réserve.

Quant à l'hydromel vineux, il est moins recherché, parce qu'il peut offrir un trop grand nombre de variations, lesquelles sont dues aux proportions de l'alcool qu'il contient. Quand on y a recours, c'est plutôt comme liquide alimentaire, et remplaçant la bière, le cidre, le poiré, etc.

Limonade.

On est convenu d'appeler ainsi des liquides peu actifs, légèrement acidules, et pouvant servir de boisson ordinaire dans un grand nombre de maladies.

On peut compter plusieurs sortes de limonades, elles prennent toutes le nom de l'acide qui les forme, elles sont généralement agréables; on les édulcore par l'addition d'un peu de miel, de sucre ou de sirop simple.

Les limonades plus usitées sont au *citron* et au *vinaigre*. Elles peuvent être préparées à chaud comme à froid; mais dans le premier cas, elles sont dites *limonades cuites*. Voici comment on les prépare.

Si on agit à froid, il peut suffire de mêler par l'agitation une à trois onces de sirop de vinaigre ou de limon dans une pinte d'eau; ou, autrement, ajoutez dans cette quantité d'eau, quatre à six, ou huit gros de l'un de ces acides; plus, une à deux onces de sucre.

Si on opère à chaud, il n'y a de différence qu'en ce que l'eau employée doit être bouillante.

Quand on prépare la limonade au citron, cuite ou non, il est préférable de verser le liquide sur le fruit récent coupé en plusieurs morceaux, plutôt que d'employer l'acide libre, et conservé depuis long-temps.

On a préconisé l'emploi des *limonades* minérales, sulfuriques, nitriques et muriatiques; c'est à l'histoire de ces corps que se rapporte ce qui doit être dit de ce mode d'administration.

Ce qu'on appelle *limonades séches* ne nous offre que des poudres ou tablettes acidules très-solubles dans l'eau, et qu'on délaye au besoin dans ce liquide; il en sera question plus tard sous d'autres titres.

Il est des substances si actives, qu'il n'est pas d'usage de les faire entrer, même en très-petite quantité, dans la composition des tisanes simples; telles sont le *kina*, la *valériane*, le *columbo*, le *simarouba*, etc.

Des tisanes composées.

Les tisanes composées semblent offrir plus de difficultés pour leur préparation; mais ce n'est que dans quelques cas.

Si les parties qui doivent constituer la tisane sont de même nature, on traite l'ensemble comme une seule des plantes qui s'y trouve; ainsi les *fleurs pectorales* étant formées de *violette*, *mauve*, *guimauve*, *tussilage*, *pied-de-chat*, *molène*, *coquelicot*, on traite la masse par le moyen de solution qui aurait été employé pour chacune de ces fleurs en particulier. De même, les racines apéritives, *asperges*, *fenouil*, *petit houx* et *persil*, sont traitées ensemble par une légère décoction, comme on l'eût fait pour l'une d'entre elles séparément : on conçoit donc qu'il n'y a rien de nouveau à dire pour les tisanes composées qui sont formées de substances qu'on peut traiter par un même moyen de solution.

Quand, au contraire, une tisane est composée de parties différentes, et telles que chacune, prise séparément, demandrait divers moyens de solution, il n'est plus possible de traiter la masse d'une seule manière ; on a recours à une opération mixte, et alors il faut supposer que les substances ne sont point réunies, mélangées ; si elles le sont, c'est un mal, aussi doit-on blâmer l'usage où l'on est de préparer d'avance et de vendre plusieurs de ces mélanges.

Pour opérer, il faut mettre à part les matières qui peuvent supporter l'ébullition : si elles sont très-dures, on les soumet à une macération de quelques heures pour les faire bouillir ensuite. La décoction étant faite, on verse le tout dans un pot où l'on a mis d'avance, s'il y a lieu, les corps qui n'ont besoin que d'être traités par l'infusion : on couvre le vase, et on laisse refroidir pour passer à travers un linge clair. De cette manière, on obtient dans un même liquide les parties solubles et les parties aromatiques des corps employés ; c'est ainsi que doit se préparer la *tisane sudorifique*, ordinairement formée de *gayac*, *squine*, *salsepareille* et *sassafras*. La première substance, qui est un bois très-dur, exige la macération, après quoi on lui fait subir une forte décoction dans l'eau même de la première opération, en y ajoutant les deux racines qui suivent; la décoction étant faite, on jette le tout bouillant dans un vase où on a mis le *sassafras*, lequel tendre, facile à pénétrer, et riche en huile essentielle qui fait sa partie active, ne doit qu'infuser.

Soit donnée à faire une *tisane anti-scorbutique*, avec la racine *d'aunée, de bardane, le cresson* et le *cochléaria*; il faudroit la décoction des premières substances, et seulement l'infusion des deux autres.

Il peut exister des tisanes très-composées, et cependant de peu d'action, telles que les malades en peuvent prendre à leur volonté; mais on doit prévoir combien il seroit inutile de s'appliquer à réunir plusieurs matériaux pour obtenir une faible action, semblable à celle qu'on obtiendrait facilement d'une seule matière; aussi est-il ordinaire que le titre de tisane composée annonce un rôle plus important, une action plus grande, et pour cela on désigne la quantité que le malade en doit prendre.

Toutes les tisanes sont des médicamens magistraux, qu'on ne prépare qu'à l'instant qu'on les ordonne; elles ne se conservent guère qu'un jour, et on n'en prépare que pour ce temps.

Les tisanes peuvent être claires ou troubles, leur transparence tient à la nature de l'extractif ou partie soluble, qui doit être muqueuse; mais si cet extractif est trop abondant, il arrive que le liquide clair à chaud se trouble par le refroidissement, parce qu'en perdant ainsi de sa capacité pour le corps soluble, une partie de celui-ci se précipite; c'est ce qui a lieu pour les racines de *gentiane*, *parelle*, etc.

L'opacité des tisanes peut encore tenir à la présence du principe résineux des corps, lequel, mêlé à l'extractif muqueux, peut être entraîné en partie par ce dernier dans le liquide aqueux, et alors la tisane est trouble à chaud, et plus encore à froid, comme on voit pour le *gayac*, la *rhubarbe*, le *kina*, etc. On a proposé, mais à tort, de clarifier ces solutions, car on en sépare ainsi ce qui est plus médicamenteux.

Quelquefois l'état trouble des tisanes tient à leur mauvaise préparation, comme il arrive quand on a fait durer l'ébullition de l'eau pendant deux ou trois heures sur certaines substances, comme *séné*, *houblon*, c'est qu'alors l'extractif est altéré de manière à perdre sa solubilité.

La connaissance des matières qu'on emploie doit faire prévoir si la tisane sera trouble ou non, et conduit à décider si le médicament a été bien ou mal préparé.

Les tisanes étant achevées, on y fait certaines additions, lesquelles peuvent avoir pour objet, 1°, de rendre la boisson plus agréable, 2°, de la rendre plus active.

Il est fréquent qu'on ait à remplir la première indication; car l'usage d'une même tisane peut devoir être continuée long-temps; il faut donc la rendre plus supportable, éviter que le malade s'en dégoûte; et pour cela on y ajoute ordinairement du *sucre*, des *syrops simples*, du *miel*, ou des *eaux aromatiques*, de *cannelle*, de *fleur* d'*oranger*; quelquefois c'est un acide faible, *vinaigre* ou *suc de citron*, etc.

Pour le second cas, les corps peuvent beaucoup varier, et on les prend dans les *sels purgatifs*, *syrops astringens*, *extraits*, etc.; mais on y ajoute le plus rarement possible des matières insolubles, parce que ne se mêlant qu'imparfaitement au liquide, ils en rendent l'usage moins facile.

Quand on édulcore les tisanes par les corps sucrans, qu'on les aromatise par les corps odorans, ou qu'on les aiguise par les acides, on ne doit le faire que modérément, et ne jamais chercher à pervertir l'odeur ou la saveur des médicamens.

Ces additions de substances agréables, ou actives, ne doivent être faites que quand les tisanes ont été passées à travers un linge ou tamis de crin; pour n'en point mêler aux matières grossières destinées à être rejettées, il suffit alors d'opérer la solution à froid par simple mélange, même pour le miel, s'il est blanc et pur; mais s'il est jaune, il faut le faire fondre à chaud dans le liquide, et le faire bouillir, afin d'enlever une écume qui vient se présenter à la surface, il suffit de quelques minutes pour terminer cette dépuration; car si on voulait attendre qu'il ne se présentât plus de matière spumeuse, on ne retrouverait plus de miel, puisqu'il est de sa nature de se transformer entièrement en cette substance par son ébullition dans l'eau.

Il est quelques tisanes composées assez accreditées pour en indiquer ici l'existence et la composition. Les voici :

Décoction blanche de Sydhénam.

Prenez : *Mie de pain*, deux onces.
Corne de cerf calcinée, demi-once.
Faites bouillir le tout pendant un quart d'heure,

dans trois livres d'eau, passez ensuite à travers un linge et ajoutez :

Sucre blanc, une once ;
Eau de fleur d'oranger ou de cannelle, deux gros,

pour faire boire le liquide à la dose d'une ou deux pintes par jour, dans le cas de dévoiement, flux de sang, dyssenterie.

Cette décoction est toujours trouble, opaque, blanche, laiteuse.

La corne de cerf calcinée n'offrant que du phosphate calcaire, on a proposé de la remplacer par la corne de cerf râpée, qui est riche en gelatine, cela ne peut être que favorable ; mais on change la recette annoncée.

Tisane sudorifique de Vinache.

Prenez : *Salsepareille*.	de chaque, une once et demie.
Squine et *gayac*.	
Sassafras.	de chaque, une demi-once.
Feuilles de *séné*.	

Sulfure d'antimoine, deux onces.

On fait macérer le gayac dans trois pintes d'eau, pour faire bouillir de suite avec les racines et le sulfure d'antimoine, lequel concassé doit être enfermé dans un linge ; on verse le tout bouillant dans un pot, sur le sassafras et le séné, qui n'ont besoin que d'infuser.

Cette tisane est assez active et ne doit être prise qu'à la dose d'une pinte dans la journée.

Tisane royale.

Prenez : *Gayac râpé*.	de chaque, une once.
Squine et *salsepareille*.	
Rhubarbe, deux gros.	
Séné.	de chaque, quatre gros.
Réglisse concassée.	
Coriandre, deux gros.	
Et le suc de deux *citrons*.	

On fait macérer le gayac dans quatre pintes d'eau, pendant trois ou quatre heures; ensuite on fait bouillir avec la salsepareille et la squine, pour ne mettre que plus tard la rhubarbe qui ne demande qu'une décoction légère; on verse le tout bouillant sur le séné, le sassafras et la coriandre concassée pour avoir une infusion de ces corps; le liquide étant refroidi, on le passe, et on y ajoute le suc de citron.

Cette tisane est plus forte que la dernière, aussi ne la prend-on qu'à la dose de deux ou trois verres, à une heure de distance l'un de l'autre, le matin à jeun, et seulement pendant deux ou trois jours pour purger, ou tenir le ventre libre.

Tisane de Stéphens.

Prenez : Feuilles récentes de *bardane*.	de chaque, une once.
— de *camomille romaine*. . .	
Boule savonneuse de *Stéphens*, quatre onces.	
Eau, quatre livres et demie.	

Faites bouillir le tout ensemble jusqu'à solution parfaite du savon ; passez pour avoir trois livres de liquide qu'on doit prendre en quatre parties, dont chacune le matin à jeun.

Cette tisane est surtout recherchée dans les cas de gravelle.

Tisane de Feltz.

Prenez : *Salsepareille* coupée, deux onces.
Squine, une once.
Antimoine, quatre onces.
Colle de *poisson*. . . . . . . } de chaque,
Ecorce de *buis*. . . . . } une once
Lierre de muraille. . . . . . } et demie.
Faites bouillir toutes ces substances dans,
eau de rivière, douze livres,
jusqu'à réduction de moitié, passez et ajoutez,
sublimé corrosif, trois grains,
pour avoir une solution qu'on peut prendre à la dose de quatre verres par jour, comme anti-siphilitique.

Cette tisane peut être plus utile, si au lieu d'y joindre le sublimé, on donne celui-ci à part dans de l'eau distillée en proportion convenable, car les parties extractives tendent toujours à le décomposer.

On a indiqué d'envelopper l'antimoine dans un linge, pour le faire bouillir, mais cela n'est point nécessaire.

Il est un liquide qu'on prépare souvent en pharmacie, pour servir de boisson ordinaire aux malades, c'est le *petit lait*; il arrive quelquefois qu'on en limite la dose et qu'on la réduit à celle d'un verre à prendre tous les matins; c'est un médicament d'un grand usage, et dont la préparation ne se rapporte point aux précédentes, c'est ce qui nous porte à en traiter séparément.

Du Petit lait.

C'est un liquide tirant son nom du *lait* qui le fournit.

De toutes les variétés de lait qui sont connues, on préfère celui de la vache ; il offre trois parties principales :

1° Butyreuse :

2° Caséeuse :

3° Séreuse.

Cette dernière est celle qu'on recherche.

La préparation du petit lait est fondée sur la possibilité de coaguler le caséum qui entraîne avec lui la partie butyreuse, et laisse ainsi le sérum à part. Cette coagulation peut être opérée par différens moyens. Avant tout, on doit rechercher le lait des jeunes vaches, nouvellement tiré, non falsifié : dans des cas contraires, il se coagule difficilement, surtout s'il provient d'animaux qui ont été nourris avec des coques de pois, comme cela se présente dans les grandes villes ; enfin le lait doit être écrémé.

La coagulation peut avoir lieu par le *gallium* ou *caillelait*, dont on emploie les fleurs à cet usage ; quelquefois on prend de la *chardonette* ou *fleur d'artichaut ;* mais il est mieux de prendre de la *présure ;* c'est du lait caillé pris dans l'estomac des jeunes veaux qu'on vient de tuer : on conserve cette substance en y ajoutant du sel et faisant sécher. Pour s'en servir, il suffit d'en mettre quelques grains dans une pinte de lait à froid, mais mieux à chaud, c'est alors un peu d'acide acétique accompagnant la présure qui agit, et en raison de céla, il est beaucoup de pharmaciens qui emploient directement le vinaigre, d'autres vont jusqu'à prendre du tartrate acidule de potasse, ou de l'acide tartarique pur étendu d'eau, ou encore de l'alun, lequel contient toujours de l'acide sulfurique libre. Ces diverses additions ont pour inconvénient de dénaturer plus ou moins les sels que le lait contient; c'est pourquoi il faut renoncer à ces moyens, à l'exception de l'emploi du vinaigre, dont l'usage, bien dirigé, peut être tolérable; ainsi, pour s'en servir, on l'étend de quatre fois son poids d'eau pour ne verser de ce mélange que par très-petites portions dans le lait bouillant, jusqu'à ce que le coagulum se soit bien formé; ce que l'on reconnaît à ce qu'il nage de gros flocons ou magmas blancs dans un liquide clair. Alors on retire promptement le vase de dessus le feu, car la chaleur tend à faire prendre au vinaigre un goût désagréable; on verse le tout sur un linge ou un tamis de crin, qui retient le caséum ou fromage, et laisse passer le petit lait.

Ce liquide est employé à cet état quand l'estomac peut le supporter et le digérer, mais souvent on est obligé de le débarrasser d'un peu de partie caséeuse qu'il retient toujours, et qui lui donne une apparence laiteuse, opaque; pour cela on le clarifie.

La clarification du petit lait consiste à battre un blanc d'œuf dans une terrine avec un peu d'eau, pour y ajouter et mêler exactement le petit lait ci-dessus annoncé; on le fait ensuite bouillir, il arrive que l'albumine de l'œuf se coagule, entraîne ou fixe avec elle la plus grande partie de ce qui était en suspension dans le liquide.

On verse bouillant sur un papier gris non collé pour filtrer ; le nouveau produit qui passe peut être trouble, on le remet sur le filtre et ainsi de suite plusieurs fois jusqu'à ce qu'il soit clair, transparent, jaunâtre, ou verdâtre, d'une saveur qui lui est particulière, mais qui ne doit jamais être acide. L'odeur n'est point caractérisée ; quand à la couleur, elle varie selon une foule de circonstances qu'il importe peu d'énumérer.

Le petit lait clarifié est une boisson agréable, dont quelques malades peuvent boire plusieurs pintes par jour, surtout dans les fièvres inflammatoires ; mais il est plus fréquent de n'en prendre que cinq ou six verres dans les vingt-quatre heures, et encore il peut arriver qu'il détermine le dévoiement, auquel cas on en diminue beaucoup la dose.

On le donne souvent seul, mais on y ajoute quelquefois une légère infusion aromatique de *chamædris*, de *véronique* ou de *lierre terrestre*, etc.

Du reste le petit lait peut être modifié par diverses additions, comme il a été dit pour les autres tisanes.

C'est toujours un médicament magistral qui doit être renouvelé tous les jours.

Il est très-ordinaire de couper le petit lait avec une légère *décoction de tamarin*, faite dans la proportion d'une once de cette substance sur une pinte d'eau.

On y mêle aussi partie égale d'*émulsion*, espèce de boisson dont nous parlerons incessamment.

Il est encore accrédité d'émétiser le petit lait, mais seulement pour augmenter son action un peu laxative, car on ne met qu'un quart ou demi grain de ce sel par pinte, ce qui ne suffit pas pour produire le vomissement.

Le petit lait ou sérum du lait offre des substances salines qu'on en peut séparer par certains moyens. *Voyez* mon Cours de chimie.

On a proposé de préparer sur-le-champ, à l'improviste, un petit lait, en faisant dissoudre dans de l'eau une certaine quantité des sels du lait, mais c'est un mauvais moyen, il doit être absolument abandonné.

De l'Emulsion.

C'est un liquide aqueux, tenant en suspension de l'huile au moyen du mucilage. On peut donc faire des émulsions de toutes pièces, mais on n'en fait point, parce qu'elles ne valent jamais celles plus simples qu'on obtient promptement en pilant avec de l'eau des fruits dits *émulsifs*, qui portent en même temps huile et mucilage, unis entre eux par l'eau de végétation. Il suffit de piler ces fruits et d'y ajouter une nouvelle quantité d'eau, pour avoir le liquide recherché.

Les fruits émulsifs les plus employés, sont : les *amandes*, les *pistaches*, les *noix*, les *avelines*, etc, etc.

Les émulsions sont toujours troubles, opaques, elles peuvent être grises, verdâtres ; mais elles sont plus souvent blanches, leur couleur est celle du parenchyme des fruits.

Entre toutes les semences émulsives, il n'y a guère que les amandes qui soient employées; on préfère celles qui sont douces. Les autres étant trop actives, on n'en ajoute que quelques-unes aux premières, pour donner à l'émulsion un goût et une odeur plus agréables.

Les amandes doivent être nouvelles, ou seulement de l'année. On peut se contenter de les frotter dans un linge rude, pour enlever la poussière âcre et jaune qui les recouvre; mais il est mieux de les blanchir, en enlevant leur enveloppe, et pour cela on les plonge pendant quelques minutes dans de l'eau bouillante. Ce n'est point ici un inconvénient, comme pour l'extraction de leur huile. Les amandes étant privées de leur robe, on les pile dans un mortier de marbre, avec un pilon de bois, pour avoir une pâte fine, à laquelle on ajoute un peu de sucre, sans quoi l'huile peut se séparer : on y verse ensuite, et peu à peu, de l'eau pure, elle blanchit et devient plus ou moins dense, relativement aux proportions des parties employées. Le mélange étant fait exactement, on coule sur un linge pour avoir un liquide homogène, dont l'usage varie selon que l'émulsion est plus ou moins chargée.

Si l'émulsion doit servir pour tisane, il suffit de vingt à trente amandes, pour une pinte d'eau.

L'émulsion étant recherchée pour faire des loochs, des sirops, nous dirons alors comment elle doit varier.

L'émulsion devant servir de boisson ordinaire au malade, peut recevoir diverses substances plus ou moins actives, comme les autres tisanes, ainsi on y mêle des *eaux aromatiques*, du *petit-lait*, de l'*eau de tamarin*, quelquefois du *camphre*, du *sel de nitre*, etc.

On ne doit jamais y ajouter des acides, parce qu'ils en précipitent le parenchyme.

L'émulsion est un médicament magistral.

C

Ce qu'on appelle *émulsion animale* n'est autre chose qu'une sorte de lait de poule, préparé en délayant un jaune d'œuf par l'eau chaude, à la dose de quatre à six onces : on édulcore et on aromatise à volonté, pour faire prendre le tout en une ou plusieurs fois ; mais ce n'est point comme tisane, il faut rapporter ce produit à ceux que nous étudierons sous le nom de loochs.

Cette sorte d'émulsion résulte de ce que l'huile du jaune d'œuf est accompagnée de mucilage, qui en rend l'union plus facile au liquide aqueux. Ce produit s'altère promptement, et ne doit être préparé qu'à mesure qu'on doit s'en servir.

Des Bouillons médicinaux.

Ce sont de vraies tisanes qui participent de matières animales ; on y fait entrer de préférence des *viandes blanches* et *très-gélatineuses*, comme la *chair des vipères*, les *cuisses* de *grenouilles*, les *limaçons* de vignes, les *viandes* de *poulets* et de *jeunes veaux*. On dépouille ces parties de leur graisse et de leur peau, on les désosse autant que possible, on les met avec de l'eau dans une boule d'étain, en y ajoutant, s'il y a lieu, des substances médicamenteuses, *racines*, *feuilles*, *fleurs*, ou *fruits*, ce sont ordinairemement des *plantes ombellifères*, des *labiées*, des *crucifères* : on couvre le vase avec un couvercle qui peut se visser, on plonge et on maintient la boule dans de l'eau bouillante, pendant quelques heures ; après ce temps, la coction est complète ; c'est alors agir au bain-marie. On peut à la rigueur opérer à feu nu ; mais en découvrant le vase peu souvent, et ayant soin, dans ce cas, de n'ajouter les plantes que sur la fin de la cuisson des viandes; encore peut-il devenir utile pour certains corps très-odorans, de terminer par l'infusion, comme il a été dit à l'occasion des tisanes composées.

Les bouillons médicinaux sont maintenant peu usités; on se borne à employer les bouillons simples comme analeptiques, se réservant de donner à part, et sous d'autres formes, les corps qui sont actifs.

Les quantités d'eau à employer sont très-variables; mais comme terme moyen, on peut compter huit onces de substance animale pour une pinte d'eau.

Ces sortes de boissons, si peu compliquées qu'elles soient, sortent de la classe des tisanes simples, et, en conséquence, on en restreint l'usage. Ce sont des composés magistraux; ils ne se gardent en bon état que vingt-quatre à trente-six heures.

Des Apozèmes.

Ce sont de véritables tisanes, mais tellement actives par la nature ou l'abondance des composans, qu'on ne les fait prendre qu'en très-petite quantité, comme un, deux, ou trois verres au plus dans le jour, et encore à des heures fixes; l'usage qu'on en fait n'exclue pas celui d'une tisane simple.

On prépare les apozèmes absolument comme il a été dit pour les tisanes, et ce doit être, puisqu'en prenant *quinquina*, *gentiane* et *centaurée*, nous pouvons en faire à volonté tisane ou apozème, soit en augmentant la proportion des substances relativement à celle de l'eau, ou bien en diminuant ce liquide par rapport à la quantité des substances.

Ainsi, pour tisane,

Prenez : *quinquina gris* concassé. } de chaque,
Gentiane. } un gros.
Feuilles de *centaurée*, une pincée.
Eau, deux pintes.

Et au contraire pour un apozème,

Prenez : *quinquina* } de chaque,
Gentiane. } quatre gros.
Centaurée, deux gros.
Eau de rivière, une livre.

On voit que dans ce dernier cas, nous avons quadruplé les substances, et nous n'avons pris que le quart de l'eau, ce qui fait une différence de seize pour l'action.

Les apozèmes sont également des médicamens magistraux; on ne les prépare qu'au moment de s'en servir.

Les produits de la solution dans l'eau étant connus, voyons ceux qui participent de l'alcool.

Des Teintures.

On appelle généralement teintures les produits de solution obtenus par macération; mais on entend plus précisément par ce mot, des *solutions spiritueuses* ou *alcooliques*, et pour éviter toute méprise, on dit au besoin, *teinture aqueuse* ou *spiritueuse* de telle substance.

Nous n'avons pas de raison de parler à part des teintures aqueuses, car ce qu'on en peut dire se rapporte à ce que nous avons dit des tisanes, lesquelles peuvent être faites au besoin, à froid comme à chaud. Ainsi, la rhubarbe, traitée par l'eau, donne une teinture aqueuse, qui peut être employée pour boisson si elle est peu chargée de partie active, tandis que cette même substance, traitée par l'alcool, donne une teinture spiritueuse d'action toujours plus grande, parce qu'elle participe du principe résineux.

Voyons les teintures alcooliques ou spiritueuses.

Elles se font presque toutes à la température ordinaire de l'atmosphère; quelquefois, mais rarement, par une douce digestion, qui n'est alors qu'un moyen d'accélérer l'opération; jamais on n'a recours à l'infusion ni à la décoction.

Pour former les teintures dont il est question, il faut employer des alcools différens, selon que les substances sont plus ou moins chargées de résine; c'est ce qui fait différer les teintures entre elles; on prend l'alcool à 25° pour les corps très-peu résineux, et plus chargés d'extractif muqueux; on prend au contraire l'alcool à 36° pour avoir la résine pure: quant aux intermédiaires, on les utilise en raison de l'état qu'offrent les matières.

Pour faire une teinture, on brise en petits fragmens la substance employée, ce qui est dit concasser; on met dans un matras ou ballon avec l'alcool choisi convenablement, on bouche, et on abandonne le tout à lui-même pendant plusieurs jours, ayant soin d'agiter la masse de temps en temps; mais combien doit-on prendre de liquide pour la substance qu'on traite? cette question est difficile à résoudre, parce qu'on ne sait pas au juste combien chaque substance peut fournir de partie soluble. En effet, deux quantités égales de jalap, traitées séparément par deux quantités connues d'alcool à 30°, ne donneront point deux teintures semblables, et la différence sera due à ce que l'une des deux masses de jalap aura pu fournir plus de résine que l'autre ; donc, pour avoir en tout temps une teinture convenable, il ne suffit pas de préciser les quantités des matières qu'on emploie, il est mieux, pour arriver à un but certain, de ne préparer les teintures que par saturation, et seulement celles qui sont simples, pour des raisons que nous développerons bientôt ; alors, il importe peu de savoir combien on prend de substance ; l'objet recherché est d'en mettre assez dans l'alcool pour fournir à ce liquide autant de parties solubles qu'il en peut prendre ; on reconnaît, dans ce cas, que l'opération est finie, à ce que la liqueur ne prend plus de couleur. Quant au marc, il est supposé retenir un excès de partie active, il n'est point perdu pour cela, on peut le laver par de l'alcool, qui est ensuite réservé à faire une nouvelle teinture de même espèce.

Malgré l'avantage qu'offre cette manière d'opérer, il est fréquent d'agir autrement, et en limitant les quantités des substances ; ce qui donne lieu à des différences d'actions dans les produits.

En adoptant de préparer les teintures par saturation, cela ne peut avoir lieu que pour celles qui sont simples, et non pour les composées ; car il arriverait pour celles-ci ce que nous avons dit devoir arriver pour les solutions aqueuses composées, c'est-à-dire, que certaines parties plus solubles pourraient s'opposer à la solution des autres.

Il faut donc se résoudre à préparer les teintures composées, en prenant des quantités précises de substances ; aussi sont-elles en général d'une action moins sûre que celle des teintures simples.

On a proposé de les préparer par la seule réunion de plusieurs teintures simples ; mais on ne peut empêcher alors le trouble des liquides, souvent même leur précipitation, ce qui rend moins pratiquable cette manière de faire.

Quand on juge que la macération a duré suffisamment, sur une ou plusieurs substances, dans l'alcool, on jette le tout sur un filtre de papier gris, pour avoir un liquide clair, plus ou moins coloré, souvent rouge, noir ou jaune.

Toutes les teintures précipitent par l'eau, mais d'une manière variable, et de telle sorte, que les plus résineuses précipitent davantage ; c'est ce qui rend difficile de les incorporer dans des liquides aqueux; il faut, autant que possible, les mêler à des sirops, à des liquides spiritueux, ou à un peu de jaune d'œuf, pour joindre ensuite le tout à une infusion, une eau distillée, etc.

Nous n'avons ici qu'à énumérer celles des teintures simples qni sont plus usitées, puisque l'on connaît assez la manière de les obtenir.

Voici les principales :

Teinture de *gayac*.
de *jalap*.
de *cannelle*.
de *benjoin*.
de *tolu*.
de *castoréum*.
d'*aloès*.
d'*ipécacuanha*.
de *safran*.
de *valériane*.
d'*assafœtida*.
de *myrrhe*.
de *musc*.
d'*ambre* gris.

de *vanille.*	de *kina.*
d'*absinthe.*	de *scammonée.*
de *storax.*	de *laque.*

On peut rapporter aux teintures simples ce qu'on appelle *eau-de-vie camphrée* : on la prépare en faisant dissoudre à froid de 4 à 8 gros de camphre, dans une pinte d'eau-de-vie ordinaire.

C'est un puissant résolutif, seulement employé à l'extérieur, en lotions ou frictions.

Ces teintures sont toutes très-actives ; on ne les donne point seules, on les fait entrer, de quelques gouttes à demi-gros, dans les potions, pilules ou électuaires, avec les précautions ci-dessus indiquées.

Entre ces teintures, quelques-unes ont des usages privilégiés ; ainsi, celle de *benjoin* à la dose d'un gros sur un verre d'eau, constitue le lait virginal, dont on se sert pour la toilette ; et lequel, employé en lotions, enlève les taches et petits boutons à la peau.

La teinture de *gayac* est surtout recherchée contre les maux de dents et pour raffermir les gencives.

Celles d'*aloès* et de *myrrhe* servent à ranimer les digestifs, pour panser les plaies.

Celles d'*absinthe* et de *kina* se donnent par gouttes sur du sucre, avant ou après les repas, comme toniques.

Celles de *jalap* et de *scammonée* sont souvent mêlées, à la dose de vingt à quarante gouttes, au *sirop d'orgeat*, pour purger les sujets difficiles.

Les teintures de *tolu*, d'*ipécacuanha*, servent à former des sirops.

Celles de *valériane*, de *castoréum*, d'*assafœtida*, de *musc*, sont de puissans emménagogues ; et celles de *storax*, de *vanille*, sont plus employées comme aromates qu'autrement.

Tous ces médicamens sont officinaux, ils se conservent long-temps en bon état, pourvu qu'ils ne soient point à l'air libre, car alors ils s'épaississent en perdant leur alcool; il peut même s'y faire un précipité résineux.

Quant aux teintures composées, on leur donne différens autres noms, comme *élixir* et *baume*.

On en peut former à volonté; il en est quelques-unes d'accréditées : nous allons en donner la recette.

Baume ou *élixir de vie, de Lelièvre*.

Prenez : *agaric* blanc.	de chaque, deux gros.
Racine de *zédoaire*.	
— de *myrrhe*.	
Aloès succotrin.	de chaque, une once.
Thériaque.	

Rhubarbe, six gros.
Racine de *gentiane*, demi-once.
Safran gâtinois, deux gros.
Sucre, quatre onces.
Eau-de-vie à 20°, deux pintes.

On fait macérer le tout ensemble, excepté la thériaque, qu'il suffit de mettre sur la fin.

On filtre au bout de huit à dix jours, pour avoir un liquide transparent, de couleur noirâtre foncée, à odeur forte, et d'une saveur très-amère.

Ce composé est un puissant stomachique; on en fait prendre une cuillerée à café avant le repas, une ou deux fois le jour.

C'est encore un de ces médicamens trop connus des gens du monde, et dont on abuse; car, son action étant d'exciter l'appétit, on est porté à en continuer ou augmenter l'usage à mesure qu'on s'aperçoit de ses bons effets; et par suite, on se trouve avoir une maladie nouvelle non moins grave que la première, car il y a surexcitation, inflammation des voies digestives, et surtout de l'estomac, au lieu qu'auparavant, il y avait débilité; on doit donc limiter l'emploi de ce médicament, et en laisser l'administration aux médecins qui, seuls, peuvent la régler d'une manière utile.

Bonferme.

Prenez : *noix muscade*. . . . } de chaque,
Gérofle. . . . . } demi-once
Fleur de *grenade*. . . . . . } de chaque,
Cannelle. . . . . } trois gros.
Alcool à 25°, huit onces.

On fait macérer comme d'usage.

On en peut faire prendre intérieurement quelques gouttes dans les potions; mais le plus souvent on se borne à en faire respirer.

Ce médicament, quoique délaissé par les modernes, a joui d'une haute réputation qu'il pourra recouvrer, car son action est grande, il suffit, pour l'utiliser, d'en bien diriger l'emploi.

Elixir de propriété.

Prenez : *alcool* ou *teinture de myrrhe*, quatre onces.
— de *safran*. . . . . } de chaque,
— d'*aloès*. . . . . . } trois onces.

Mêlez et conservez pour l'usage.

Quelquefois on distille ce mélange ; mais c'est à tort, car ce qui passe dans le récipient n'a que peu d'action médicinale.

Cet élixir, attribué à Paracelse, est un très-bon fortifiant, dont on peut prendre une cuillerée à café tous les jours après le repas pendant plusieurs semaines, dans les convalescences longues, digestions lentes, atonies générales.

Elixir stomachique de Stougthon.

Prenez : grande *absinthe*. . . .
Chamœdrys. . . . .
Racine de *gentiane*. . . . . .
Ecorce d'*oranges* amères. . . .
} de chaque, six gros.

Cascarille, un gros.
Rhubarbe, quatre gros.
Aloès, un gros.
Alcool à 30°, une pinte.

On prépare ce composé comme il a été dit pour les précédens.

Cet élixir supplée pour l'action et pour la dose à celui de *longue vie*.

Il faut y rapporter tout ce que nous avons dit de ce dernier.

Eau-de-vie allemande.

Prenez : *Jalap* concassé, huit onces.
Scammonée d'Alep, quatre onces.
Racine de *turbith*, deux onces.
Eau-de-vie à 21°, six livres.

Faites macérer pendant quinze à vingt jours, passez et filtrez.

C'est un fort purgatif qu'on fait prendre à la dose d'une once jusqu'à trois pour les sujets robustes, et de préférence, d'un tempérament lymphatique ; on y a surtout recours dans l'hydropisie.

C'est un des plus mauvais médicamens qu'on puisse employer, car son action est très-variable, en raison de l'état dans lequel peut se trouver le jalap.

L'usage de l'eau-de-vie allemande est toujours de produire la purgation ; il y a un grand nombre de médicamens qu'on peut lui préférer pour cet objet.

Elixir vitriolique de Minsicht.

Prenez : racine de *galanga*. . . .	de chaque, quatre gros.
Acorus vrai.	
Fleurs de *camomille* romaine. . .	de chaque, deux gros.
Feuilles de *sauge*.	
— de petite *absinthe*. . .	
— de *menthe crépue*. . .	
Gérofle.	de chaque, un gros et demi.
Cannelle.	
Cubébe.	
Noix muscades.	
Gingembre.	
Bois d'*aloès*.	de chaque, demi-gros.
Ecorce de *citron*.	

On réduit toutes ces substances en poudre grossière; on humecte le mélange avec suffisante quantité d'alcool, puis on ajoute :

Acide sulfurique à 66°, quatre onces.

Il y a grande chaleur de produite, et altération réciproque des matières végétales et de l'acide; la masse est noircie par le carbone, qui est mis à nu. Au bout de trois heures on arrête l'action en ajoutant :

Alcool à 30°, douze onces.

On laisse le tout en macération pendant plusieurs jours, après quoi on décante ou on filtre pour avoir un liquide clair, qui est toujours ambré ou noirâtre. C'est du carbone qui le colore, son odeur rappelle celle de l'éther ; ce composé est très-acide, il est donné à l'intérieur comme un puissant anti-septique, à la dose de 10 à 15 ou 20 gouttes, dans des potions appropriées.

Elixir de Garus.

Composé, qui d'abord était purement médicamenteux, mais, qui modifié, est devenu liqueur de table; chacun prétend avoir une recette préférable pour le faire : nous ne donnons la suivante que comme pharmaceutique, et pour avoir un produit stomachique :

Aloès. . . . . } de chaque, deux
Myrrhe. . . . . } onces et demie.
Safran gâtinois, deux gros.
Cannelle fine. . . . . } de chaque,
Gérofle. . . . . } demi-gros.
Eau-de-vie, deux livres.

Faites macérer pendant un ou deux jours, et distillez à siccité au bain-marie : ajoutez au produit *partie égale* de *sirop de sucre* ou de *capillaire*, et aromatisez avec l'eau de fleur d'*oranger*, pour avoir un liquide peu coloré, d'un goût et d'une odeur très-agréable.

On préfère quelquefois ne point distiller, et prolonger la macération pendant huit ou quinze jours, pour filtrer et ajouter au liquide le sirop et l'aromate; mais dans ce cas, il faut diminuer des deux tiers la quantité de l'aloès.

Quelques personnes suppriment dans cet élixir l'aloès et la myrrhe; mais il en résulte un nouveau médicament bien éloigné, pour le goût, l'odeur et l'action, de celui que nous venons d'indiquer.

L'élixir de Garus est un de nos meilleurs toniques. Il convient aux sujets lymphatiques : la dose varie de deux gros à une once : on le mêle à des liquides appropriés.

Baume du Commandeur de Permes.

Prenez : racines d'*angélique*. . . . } de chaque,
Fleurs de *mille-pertuis*. . . . . } demi-once.
Alcool à 30°, deux livres quatre onces.

Faites macérer pendant plusieurs jours, passez et mettez dans la colature :

Myrrhe . . . . } de chaque,
Encens.. . . . . } quatre gros.

Laissez macérer de nouveau pendant quatre jours, et ajoutez :

Storax, quatre onces.
Benjoin, six onces.
Baume tolu, deux onces.
Aloès succotrin, une once.
Ambre gris, demi-gros.

Prolongez la macération pendant trente ou quarante jours, passez et filtrez.

On emploie ce baume à l'extérieur, comme vulnéraire, on en applique sur les plaies récentes pour hâter la cicatrisation.

Il n'est point ordinaire d'en donner intérieurement; mais on peut en faire prendre de dix à trente ou quarante gouttes, dans des potions, comme cordial, et pour favoriser les éruptions.

Il est encore d'autres teintures composées, mais de peu d'usage, et pouvant être remplacées pour l'action par celles indiquées: nous n'en parlerons point. Voyez les Codex, Recueils de recettes, etc.

Gouttes anodines de Talbot.

Prenez: écorce de *sassafras*. . . . } de chaque,
Racine d'*asarum*. . . . . } une once.
Sel volatil de *corne de cerf* rectifié, un gros.
Bois d'*aloès*, demi-once.
Opium, trois gros.
Esprit-de-vin, une livre.

Concassez les corps secs et durs, et faites macérer dans les liquides pendant un mois, filtrez ensuite.

On en donne dix à vingt gouttes dans les potions anti-spasmodiques, on y a souvent recours contre l'épilepsie.

Gouttes amères.

Prenez: *féves de Saint-Ignace*, une livre.
Huile de *tartre* par défaillance, deux gros.
Cristaux de *suie*, un scrupule.
Alcool, deux livres.

Réduisez les féves de Saint-Ignace en poudre grossière, au moyen de la râpe; faites ensuite macérer avec le reste dans l'alcool, pendant trois ou quatre semaines; filtrez.

Ce composé est des plus actifs, on ne doit en donner qu'avec réserve, et seulement de quatre à six ou huit gouttes, dans un liquide approprié à sa vertu très-stimulante; on peut y recourir dans un si grand nombre de cas, qu'on en a souvent obtenu des succès; mais ils sont contrebalancés par les nombreux accidens auxquels il a donné lieu, c'est pourquoi on doit abandonner au médecin le soin d'en indiquer et d'en régler l'emploi.

Elixir odontalgique.

Prenez: teinture de *gayac*, un gros.
Huile essentielle de *gérofle* demi-gros.
— de *cannelle*, quatre gouttes.
Alcool à 25°, quatre gros.

Faites un mélange exact, et conservez pour l'usage; on en imbibe un peu de coton pour appliquer sur les dents cariées: on peut aussi en mettre dix gouttes sur une cuillerée d'eau, pour s'en laver la bouche, et raffermir ainsi les gencives.

Des Vins médicinaux.

Le vin est un produit liquide, obtenu par la fermentation des corps qui contiennent du mucoso sucré; sous ce rapport, il y a beaucoup de variétés dans les liqueurs vineuses; mais nous n'entendons parler que des vins qu'on obtient par la fermentation du moût de raisin, encore ce vin peut-il varier par la durée de la fermentation, par l'ancienneté, etc. Mais quel que soit le vin qu'on emploie, il offre toujours de l'eau, de l'extractif, une matière colorante, de l'alcool, de l'acidule tartareux; plus, quelques matières qui peuvent s'y trouver accidentellement, comme sucre, acide carbonique.

C'est ce liquide si variable, qui sert à préparer les solutions dont nous voulons parler. Mais quand on veut préparer un vin médicinal, il faut choisir l'espèce de vin suivant l'action qu'on veut produire. Veut-on agir par l'acide tartareux? on évite alors les vins doux, agréables, et surtout ceux alcooliques, parce que dans les uns l'acide tartareux est enchaîné par le sucre, tandis que dans les autres le tartre n'existe plus, il s'est précipité dans les tonneaux ou dans les bouteilles, à mesure que l'alcool s'est formé: on prend dans ce cas les vins nouveaux qu'on appelle durs, dont la saveur est âpre, ces vins tartareux servent à préparer les vins *émétique* et *chalibé*.

Veut-on au contraire agir par l'alcool? on recherche les vins faits, ceux dont la fermentation est complète; ils ne sont point sucrés, et ne contiennent presque plus d'acide, leur saveur est chaude, franche, agréable, on les appelle vins généreux; c'est avec eux qu'on prépare les vins d'*absinthe*, de *scille*, de *quinquina*, etc. Enfin, veut-on tirer parti du sucre que contiennent certains vins? on a recours aux vins d'Espagne, dits d'*Alicante*, *Muscat*, *Rota*, *Malaga*. C'est surtout avec ce dernier qu'on prépare le vin d'*opium* ou *laudanum* de *Sydhénam*.

Pour faire les vins médicinaux, on ne recherche point la saturation, même pour ceux formés d'une

scu

seule substance; car il n'en est pas des vins comme des alcools, ils n'offrent pas un état constant, ils ne peuvent donc pas agir d'une manière régulière sur une substance donnée; on voit d'après cela qu'il faut toujours préciser la dose des substances médicamenteuses qui doivent y entrer. La préparation des vins médicinaux a toujours lieu à froid, parce que la chaleur altère les vins, en faisant réagir les uns sur les autres les principes qui les constituent.

On peut prendre les substances à l'état sec ou à l'état frais. Dans le premier cas, les produits se conservent mieux que dans le second, parce que dans celui-ci, les vins sont affaiblis par l'eau de végétation des plantes; mais comme il est souvent impossible de se procurer les substances desséchées, on remédie à cet inconvénient en ajoutant au vin médicinal, après sa formation, une ou deux cuillerées d'alcool.

Dans tous les cas, on peut traiter ensemble, par le liquide choisi, toutes les substances qui doivent constituer le vin médicamenteux; il n'en faut excepter, d'après la règle déjà posée pour les tisanes, que les parties entièrement solubles, lesquelles ne doivent être ajoutées qu'après qu'on a enlevé les matières grossières devenues inutiles.

On ne doit pas trop écraser ou piler les corps qui doivent macérer, surtout s'ils sont à l'état de fraîcheur, parce qu'ils donnent alors trop de leur extractif muqueux, lequel s'oppose à la conservation du vin.

Quant aux doses des substances actives, elles varient à l'infini, et le vin s'administre selon qu'il en est plus ou moins chargé; cependant nous dirons que d'ordinaire on met, pour une pinte de vin, une poignée de plantes séches; une ou deux onces de racines.

On a proposé de préparer les vins médicinaux par la seule addition des teintures aux vins ordinaires; mais en considérant que ces derniers liquides doivent par leur nature se comporter différemment que l'alcool sur les mêmes corps, on ne balance point à rejetter cette pratique, dont le mérite n'a tenu qu'aux circonstances difficiles où il a fallu suppléer à la difficulté de préparer ou de transporter des vins médicinaux.

La conservation des vins médicinaux exige que les produits soient exposés dans des lieux bas et frais, à l'abri de la lumière; on ne doit point les tenir en vidange, et s'il s'y forme une sorte de moisissure, il faut les fortifier par l'addition d'un peu d'alcool, une once environ par pinte.

Quelques soins que l'on prenne, on ne les conserve guère qu'une ou deux années, ce qui doit s'attribuer à l'action inévitable des principes médicamenteux sur ceux du vin: on se comporte en conséquence.

Autrefois, on préparait les vins médicinaux en mettant des médicamens avec le moût de raisin en fermentation; mais on a reconnu que le produit était très-variable, cette manière de faire est absolument abandonnée.

On a cherché à remplacer le vin par la bière pour avoir des produits analogues à ceux que nous étudions. Ils ne sont point sans quelque valeur, mais toujours d'action moindre que celle des vins médicinaux.

Voici les plus employés des vins médicinaux formés d'une seule substance:

Le vin d'*absinthe*, de *gentiane*, de *kina*, de *scille*, d'*aunée*.

Nous n'avons point à préciser la dose de ces substances, parce qu'elle peut beaucoup varier; on en connaît d'ailleurs la dose moyenne déjà indiquée plus haut.

Il est ordinaire et mieux de prendre ces corps à l'état sec.

Ces vins sont ordinairement administrés à forte dose, comme un petit verre à liqueur, une ou deux fois le jour. Ils sont tous toniques, et leur vertu tient beaucoup de la nature du liquide employé. On peut faire ces vins assez peu actifs pour que les malades en puissent boire en quantité plus grande avec les alimens.

Les vins médicinaux, composés de plusieurs substances, méritent de nous occuper; nous allons énumérer ceux dont l'usage est plus répandu.

Vin antiscorbutique de Dumorette.

Prenez : racines fraîches de *raifort*, douze onces.
— de *bardane*, cinq onces.

Feuilles récentes de *cochléaria*.	de chaque, six onces.
Cresson.	
Beccabunga.	
Fumeterre.	

Semences de *moutarde*, quatre onces.
Muriate d'ammoniaque, trois onces.
Vin blanc, vingt-quatre livres.

On doit monder chaque plante de ses impuretés, ratisser les racines, couper le tout grossièrement, et ne point écraser la graine de moutarde, qui donnerait alors trop de mucilage; on fait macérer le tout dans le vin pendant plusieurs jours, se réservant d'ajouter le muriate d'ammoniaque sur la fin, et autant que possible après la filtration.

Il peut arriver que le vin soit trop affaibli par l'eau des plantes; c'est ce qui porte à ajouter quelquefois un peu d'alcool ou d'esprit de cochléaria, dans la proportion d'une cuillerée pour livre.

On fait une grande consommation de ce vin comme un très-bon stimulant contre les engorgemens lymphatiques, le scrophule, etc. On en fait boire d'une à trois cuillerées à bouche, une ou plusieurs fois le jour, jusqu'à demi-verre.

Vin aromatique.

Prenez : sommités de *romarin*.
— de *rue*
— de *sauge*.
— d'*hyssope*
— de *lavande*.
— d'*absinthe*.
— d'*origan*.
— de *thym*.
— de *laurier*.
Roses rouges.
Camomille.
Melilot.
Sureau.
} de chaque, deux gros.

Muriate d'ammoniaque, deux gros.

Vin rouge, six livres.

Faites macérer le tout pendant huit jours dans le vin, excepté le muriate qui sera mis dans la liqueur filtrée.

Ce vin ne sert que pour fomentation stimulante et résolutive.

Vin d'Opium, ou *laudanum liquide de Sydénham.*

Prenez : *opium brut*, quatre onces.
Safran gâtinois, deux onces.
Cannelle . . . . } de chaque,
Gérofle. . . . . } un gros.
Vin d'Espagne, cinq livres.

On coupe les corps durs en petits fragmens, pour faire macérer le tout ensemble dans le vin, jusqu'à ce que l'opium ait disparu, ce qui demande plusieurs jours : on passe et on filtre.

Ce vin est le plus actif de tous, et ne se donne que par gouttes, encore jamais seul; on le fait entrer dans une foule de composés, mais surtout dans les potions calmantes ou narcotiques.

Ce médicament a beaucoup occupé les pharmaciens, ils en ont fait varier la préparation ; mais elle a fini par être simplifiée, comme on vient de le voir, et en effet, ce dernier procédé est le meilleur, en considérant qu'il permet une réaction convenable entre les substances qui se touchent; toutefois nous devons dire que ce vin d'opium est encore loin de sa perfection, parce que l'opium brut qui en fait la base est pris dans un état trop variable, aussi ce composé produit-il souvent des effets inattendus ; c'est ce qui en fait beaucoup moins rechercher l'emploi à l'intérieur, on lui préfère l'extrait muqueux d'opium, soutenu des teintures de cannelle et de safran dans les potions.

Mais le laudanum est encore d'un grand usage à l'extérieur, en quantité très-grande, comme d'un à quatre gros, en frictions ou lotions; il en entre dans les linimens et cataplasmes, et si on en met dans les injections ou dans les lavemens, c'est à dose beaucoup plus petite.

Opium de Rousseau, ou gouttes de Seguin.

Prenez : *opium* brut, une livre.

Malaxez à froid dans trois livres d'eau, pour avoir la partie extractive; passez la solution, et ajoutez :

Miel blanc, trois livres.
Eau simple, dix livres.

Faites tiédir et abandonnez dans un matras, à une température de 20°, pour qu'il y ait fermentation; distillez ensuite pour avoir la partie alcoolique, qui doit offrir, au pèse-liqueur de 25 à 28°; d'une autre part, on prend ce qui reste dans l'alambic, pour le réduire par l'évaporation à l'état d'extractif, lequel étant délayé dans le produit de la distillation, constitue la liqueur recherchée, qu'on peut filtrer pour l'avoir claire, transparente, de couleur brune.

Ce médicament se rapporte au laudanum, par son action et les variétés dont il est susceptible, puisqu'il est formé d'opium brut, dont l'extractif, obtenu par l'eau, est tantôt plus, tantôt moins abondant; il faut aussi se tenir en garde contre son usage à l'intérieur, et n'y recourir que dans des cas choisis.

L'opium de Rousseau passe pour mieux convenir que le laudanum dans le cours des fièvres inflammatoires.

On le donne de dix à vingt ou trente gouttes dans les potions.

On s'en sert pur à l'extérieur, et c'est alors en quantité beaucoup plus grande.

Vin Martial ou Chalybé.

Prenez : *limaille de fer* brillante et porphyrisée, une once.

Vin blanc nouveau, et de bonne qualité, une pinte.

Attirez le fer avec un barreau aimanté, pour être sûr qu'il ne s'y trouve point des parcelles de cuivre; mettez dans un matras bien bouché; exposez à la cave pendant une semaine : après, filtrez et macérez comme d'usage.

Dans cette opération, le fer s'oxide aux dépens de l'eau, et s'unit ensuite à l'excès d'acide que contient le tartre du vin; il en résulte un tartrate de fer, qui s'unissant au tartrate de potasse devenu neutre, donne un sel triple, tartrate de potasse et de fer, lequel est soluble.

Le vin chalybé est un très-bon emménagogue, et en conséquence très-recherché dans la chlorose et aussi dans l'anémie; on le préfère aujourd'hui aux autres préparations martiales, il n'est point désagréable à prendre, et on peut le mêler aux boissons ordinaires, ce qui en facilite singulièrement l'usage.

On en peut varier la composition; mais tel que nous venons de l'offrir, ce vin peut être donné à la dose d'une à quatre onces par jour, en une ou plusieurs fois.

Il est toujours préférable de l'employer pur et en petite portion au commencement de chaque repas.

Vin émétique.

Prenez : foie *d'antimoine* pulvérisé, quatre onces.

Vin blanc nouveau, de bonne qualité, deux livres.

Mêlez et maintenez pendant plusieurs jours à la cave, puis filtrez.

Dans ce cas, il se forme un tartrate d'antimoine,

lequel s'unit ensuite au tartrate de potasse du vin, et donne ainsi dans ce liquide une solution d'émétique, ou tartrate de potasse antimonié.

Ce composé est rarement donné à l'intérieur, car son action peut varier en raison de la quantité d'acide qu'offre le vin employé ; d'où résulte une quantité relative du nouveau sel formé ; on se borne à le prescrire en lavement, à la dose de deux à quatre onces pour une livre d'eau de guimauve, ou de graine de lin.

On a, dans un temps, maintenu ce vin sur son marc au lieu de le filtrer, il en résultait un *vin émétique trouble*, donné par opposition au premier qu'on appelait *vin émétique clair*. On rend maintenant cette distinction nulle en filtrant toujours ce produit.

On a proposé, dans ces derniers temps, de faire ce vin promptement et plus sûrement, en dissolvant dans du vin blanc une quantité connue d'émétique. Ce procédé, plus simple et plus certain, devrait être généralement adopté ; on pourrait mettre en terme moyen vingt grains de ce sel par livre de liquide.

Des Bières médicinales.

Ce sont des médicamens liquides, très-analogues aux précédens, aussi donnés à l'intérieur, et dont on peut faire, dans certains cas, la boisson habituelle du malade.

Les bières médicinales participent toujours de la propriété du liquide qui les forme ; aussi sont-elles en général stimulantes, fortifiantes, nutritives. On y fait ordinairement entrer des amers ; et, sous ce rapport, l'espèce de bière qui participe d'une grande quantité de houblon est conseillée aux tempéramens lymphatiques et aux jeunes sujets disposés au scrophule; on en augmente encore l'action en y ajoutant de la centaurée ou de la gentiane à des doses très-variés, et d'après lesquelles on détermine combien il faut employer de la boisson dans le jour.

Quels que soient les corps médicamenteux qu'on ajoute à la bière, il est bien que cette addition soit faite à froid et par simple macération ; il est mieux de prendre les substances séches que fraîches; on opère du reste comme il a été dit des vins médicinaux.

Dans tous les cas, les bières médicinales sont préparées de manière à pouvoir être prises, au moins par petits verres à liqueur plusieurs fois le jour. Il ne faut pas attendre une grande régularité d'action de ces liquides, parce que leur excipient peut lui-même beaucoup varier par les proportions des principes qui le constituent; quoi qu'il en soit, on s'en sert avec sécurité, parce qu'il est connu que ces différences d'action n'entraînent point à des conséquences notables.

Entre les substances qui servent le plus souvent à la composition des bières médicamenteuses, voici les plus remarquables, avec les doses moyennes pour chaque pinte, savoir :

Une once pour les feuilles d'*absinthe*, d'*armoise*, de *rue*; une once et demie pour les fleurs de *centaurée*, de *houblon* ou de *camomille*; une à deux onces pour les racines de *gentiane*, de *rhubarbe* et les écorces de *quinquina*.

Dans ces proportions, chacune de ces bières médicinales peut être prise d'une à quatre ou six onces par jour.

Il serait mal de préparer ces sortes de bières en mettant les substances actives dans le liquide encore en fermentation, pour les raisons dites en traitant des vins médicinaux.

On conçoit qu'il est possible de faire des bières médicinales composées, mais il en est peu d'accréditées; nous citerons seulement les suivantes.

Bière antiscorbutique.

Prenez : feuilles récentes de *cresson*.
— de *beccabunga*.
— de *cochléaria*.
} de chaque, une once.

Racine de *raifort*, deux onces.

— d'*aunée*, quatre gros.

Bière blanche, deux pintes.

Les substances étant supposées mondées des corps étrangers ou inutiles qui les accompagnent, on les coupe grossièrement pour les mettre dans un grand matras avec la bière; on laisse macérer pendant plusieurs jours, après quoi on filtre pour l'usage.

Cette bière est préférée au vin antiscorbutique pour certains sujets trop excitables par les spiritueux; on en donne aux adultes un demi-verre, c'est à-dire, quatre onces tous les matins à jeun.

Si on met quatre, six ou huit fois plus de bière sur la quantité prescrite des plantes, on en fait boire dans la même proportion.

Bière fébrifuge.

Prenez : fleur de *centaurée*, une once.

Racine de *gentiane*, deux gros.

Ecorce de *quinquina* gris, deux onces.

Concassez le tout, et faites macérer pendant plusieurs jours dans :

Bière blanche, quatre pintes.

Passez ensuite, et ajoutez :

Teinture de *cannelle*, deux gros.

Cette bière est d'une grande action, il suffit d'en faire prendre un petit verre à liqueur deux à quatre fois le jour dans la convalescence des fièvres graves, et aussi comme tonique dans la chlorose.

On conserve les bières médicinales plus difficilement que les vins médicinaux; c'est ce qui porte à n'en préparer que peu à la fois, relativement à la consommation qu'on en doit faire; il faut toujours les maintenir dans des vaisseaux bien bouchés et exposés au frais.

Des Vinaigres médicinaux.

Le vinaigre, dont nous ne devons pas plus l'histoire dans ce cours que celle du vin, offre encore un liquide produit d'une fermentation dite acide, mais qui ne peut avoir lieu que sur les liqueurs vineuses.

Le vinaigre varie selon les matières premières qui ont dû le fournir, nous supposons ici qu'il nous est donné par le vin de raisins, et cette sorte est préférable à toutes les autres.

On peut en faire dans tous les pays. C'est le vinaigre d'Orléans qui est le plus usité.

Il y en a du rouge et du blanc, il faut choisir ce dernier, parce que, moins chargé de substances solubles, il est plus disposé à prendre celles qu'on doit lui offrir.

Les vinaigres médicinaux se préparent à froid, et par macération, comme les vins dont nous avons parlé.

Il y en a de simples et de composés ; ces derniers, comme les autres, se font en un seul temps, en observant de conserver pour la fin, après la filtration, l'addition des parties entièrement solubles.

On prépare peu de vinaigres médicinaux, surtout si on n'y comprend pas ceux aromatiques, seulement consacrés à la toilette, et que l'on trouve chez les parfumeurs, tels que les vinaigres :

A la *rose*.

A la *vanille*.

Au *sureau*, etc. etc.

Ceux qu'il nous importe plus de connaître sont ceux :

De *scille*.

De *colchique*.

De *framboises*.

On les fait en mettant des quantités variables de ces substances dans du vinaigre choisi : au bout de huit jours on filtre.

Ordinairement, c'est deux onces de scille sèche, ou de colchique, pour deux livres de vinaigre.

Quant aux framboises, la quantité est à peu près arbitraire.

On ne se sert presque plus du vinaigre de colchique.

Le vinaigre scillitique n'est jamais employé seul, il sert à préparer l'oximel de ce nom, comme nous le verrons.

On emploie le vinaigre de framboises à la formation d'un sirop, et aussi comme aromate.

Entre les vinaigres médicinaux composés, il faut signaler seulement les suivans.

Vinaigre des quatre voleurs, dit *antiseptique ou prophilactique.*

Prenez : sommités d'*absinthe*, trois onces.

Romarin..	de chaque, une once et demie.
Sauge.	
Menthe.	
Rue.	

Fleur de *lavande*, quatre onces.

Ail, deux gros.

Racine d'*acorus verus*.	de chaque, deux gros.
Cannelle fine.	
Muscade.	

Coupez menu, faites macérer pendant trois semaines dans :

Vinaigre, quatre livres.

Passez, filtrez, et ajoutez,

une solution de *camphre*, quatre gros,

dans *alcool*, une once.

Ce vinaigre jouit depuis long-temps d'une grande réputation qui paraît méritée; on y a surtout recours pour rappeler à la vie les asphixiés, soit qu'on leur en fasse avaler une cuillérée à café avec autant d'eau, soit qu'on leur en fasse respirer, ou qu'on en frotte les tempes, l'épigastre, les mains, etc.

C'est un prophylactique assez bon contre les miasmes putrides, les épidémies.

C'est avec succès qu'on en fait chauffer, bouillir, évaporer, dans les lieux où ont régné des maladies contagieuses.

On peut en faire prendre dans des potions, depuis un gros jusqu'à une once.

Il porte à la peau, et peut convenir dans toutes les maladies cutanées, mais plus particulièrement au début des fièvres éruptives, pourvu qu'il n'y ait point de toux ni de gastrite.

Vinaigre antiscorbutique.

Prenez : *fumeterre* séche, deux onces.
Racine de *gentiane*, quatre onces.
Raifort récent, une once et demie.
Bigarades coupées, N° 6.
Vinaigre blanc, huit livres.

Faites macérer pendant huit jours, passez, filtrez et ajoutez :

Esprit ardent de *cochléaria*, deux onces.

Ce composé, toujours donné à petite dose, doit être mêlé à un liquide quelconque; il remplace au besoin le vin antiscorbutique dont les malades se lassent promptement.

Vinaigre dentifrique.

Prenez : racine de *pyrèthre*, deux onces.
Cannelle fine. . . . . } de chaque,
Gérofle. . . . . } deux gros.
Vinaigre blanc, quatre livres.
Alcool de *cochléaria*, deux onces.
Eau *vulnéraire* rouge, huit onces.
Résine de *gayac*, une once et demie.

Concassez les corps solides, excepté la résine, pour procéder à la macération dans le vinaigre.

D'autre part, faites fondre la résine de gayac dans les liquides alcooliques, pour mêler ensemble les liqueurs d'abord filtrées séparément ; le mélange se trouble, mais il s'éclaircit par le repos.

Ce vinaigre est un bon remède contre les douleurs que produit la carie des dents ; on en mouille un peu de coton qu'on applique immédiatement sur la dent cariée ; on emploie aussi ce liquide étendu d'eau pour se laver la bouche et raffermir les gencives.

Ces vinaigres médicinaux se conservent en bon état comme les vins, une ou deux années, moyennant les soins indiqués pour ces derniers.

Des Huiles pharmaceutiques.

L'huile a la faculté d'opérer la solution de plusieurs substances, telles que le *mucilage*, les *résines*, le *camphre*, et de certaines *matières colorantes*, mais surtout celle de l'*arome des plantes*.

Cette solution peut avoir lieu à froid, elle est plus facile à chaud, mais avec une altération plus ou moins sensible du liquide employé.

Plusieurs de ces produits prennent le nom de baume, aussi donné à des teintures spiritueuses, et qui ne doit appartenir qu'à des produits végétaux, formés d'acide benzoïque et de résine, comme on peut le voir en histoire naturelle.

On préparait autrefois un très-grand nombre de solutions huileuses, il en est peu d'usitées maintenant, et c'est avec raison, car la composition du plus grand nombre peut être tournée en ridicule.

Entre celles qu'on prépare encore, nous en distinguerons de simples et de composées.

Les premières se font le plus souvent par simple macération, et alors il suffit de briser grossièrement les substances pour les mettre dans un pot de grès avec de l'huile d'olive fine, quantité variable, mais ordinairement quatre parties pour une en poids.

Il faut, autant que possible, prendre les matières à l'état de siccité.

Quand la macération est achevée, on passe l'huile à travers un linge serré, puis on laisse reposer pour décanter.

C'est ainsi qu'on prépare les huiles :

De *lys*,
De *camomille*,
De *mélilot*,
De *millepertuis*,
De *tubéreuse*,
De *rue*,
De *thym*,
De *rose*,
De *sureau*,
De *genêt*,
De *jasmin*,
D'*absinthe*,
De *marjolaine*,
De *jusquiame*,
De *ciguë*,
De *morelle*, etc.

Il est d'usage de donner une teinte rosée à l'huile de rose ; on y parvient en y ajoutant un peu de racine d'orcanette.

Toutes ces huiles s'emploient seulement à l'extérieur et en frictions, contre les douleurs aiguës ; pour tenir la peau dans une plus grande laxité ; elles peuvent contribuer à la formation de quelques onguens.

Toutes ces huiles pharmaceutiques doivent être conservées dans un endroit frais, à l'abri de l'air et de la lumière, sans quoi elles s'altèrent, elles se troublent, se rancissent, perdent leur odeur, et deviennent âcres.

Il est difficile de les conserver en bon état plus d'une année.

Voyons

Voyons les huiles pharmaceutiques formées de plusieurs substances.

Leur préparation offre des variétés qui nous obligent à traiter séparément chacune des huiles composées, dont on fait encore quelque usage.

Huile de mucilage.

Prenez : semences de *fenu-grec*. . } de chaque,
de *lin*. . . . } huit onces.

Concassez, et faites macérer pendant plusieurs jours dans huile d'*olive*, deux livres.

C'est à tort que l'on a quelquefois recours à la chaleur pour hâter l'opération.

Cette huile est adoucissante, elle sert en frictions et entre dans l'onguent de mucilage.

Huile de Rhus radicans, toxicodendron.

Prenez : tiges et feuilles de *rhus radicans*, six gros.
Fleurs de *narcisse* des prés, trois onces.
Racine de *jusquiame*, neuf onces.
Huile d'*olive*, une livre.

Ecrasez les plantes, et faites macérer dans l'huile pendant quelques jours; passez et conservez à la cave.

C'est un stimulant employé en frictions contre la paralysie.

On en fait entrer dans quelques linimens.

Baume tranquille.

Prenez : feuilles de		
	stramonium	de chaque, quatre onces.
	— de *morelle*	
	— de *belladone*	
	— de *mandragore*	
	— de *jusquiame*	
	— de *nicotiane*	
	— de *pavot*	
	— de *romarin*	de chaque, une once.
	— de *sauge*	
	— de *rue*	
	— d'*absinthe*	
	— d'*hyssope*	
	— de *lavande*	
	— de *thym*	
	— de *marjolaine*	
	— de *menthe*	
	— de *sureau*	
	— de *millepertuis*	
	— de *persicaire*	

Huile d'*olive*, six livres.

Cette huile se prépare toujours à chaud, parce qu'on veut la charger de la partie verte des plantes, lesquelles pour cela doivent être prises fraîches.

On brise, on écrase les substances dans un mortier de marbre ou de bois, on les met dans l'huile pour maintenir le tout sur le feu, à une douce chaleur, jusqu'à ce qu'on ait enlevé toute l'eau des végétaux. C'est alors que l'huile se colore, et qu'on verse le mélange sur un linge serré pour passer avec expression.

Cette huile est plus altérable que celles préparées

à froid; il faut renoncer à l'employer quand elle est rance.

Le baume tranquille est un très-bon médicament, mais qui ne doit être employé qu'à l'extérieur, et encore avec réserve, si on l'introduit dans quelques cavités mêlé aux liquides des injections et des lavemens, à cause de son action calmante et narcotique.

On a uni avec succès le baume tranquille à l'onguent mercuriel, pour empêcher ou diminuer l'action de ce dernier corps sur les glandes salivaires.

L'usage le plus ordinaire du baume tranquille est de servir seul en frictions sur des parties séches, contre le rhumatisme aigu; et dans quelques cas de névralgie, on le fait aussi entrer dans quelques linimens.

Nous rapporterons aux huiles pharmaceutiques ce qu'on appelle improprement *baume de soufre* : c'est une solution d'hydrogène sulfuré dans l'huile.

Baume de soufre.

Prenez : *Soufre* sublimé et lavé, une once.
Huile d'*olive*, six onces.

Faites chauffer pour dissoudre le soufre : l'huile se décompose en partie, l'hydrogène s'unit à du soufre pour former de l'hydrogène sulfuré, qui se dissout dans l'huile non décomposée; il la colore en rouge, lui donne une odeur infecte, il se précipite et cristallise un peu de soufre par le refroidissement.

Le baume de soufre est un médicament actif, mais irrégulier, en raison de ce que la quantité d'hydrogène sulfuré est subordonnée à l'élévation de la température, de laquelle dépend qu'il y ait plus ou moins d'huile de décomposée.

Ce médicament n'est plus employé à l'intérieur; on en applique seulement sur de vieux ulcères pour les faire cicatriser.

Si au lieu d'huile ordinaire, on a employé de l'huile essentielle de térébenthine, on a le *baume de soufre térébenthiné*, qui est plus actif; on l'emploie comme le dernier, mais à dose plus petite.

On peut également prendre l'*huile essentielle d'anis;* on a dans ce cas le *baume de soufre anisé.*

Si on avait des raisons pour donner de ces baumes de soufre intérieurement, ce ne serait jamais seuls; mais tout au plus dans des potions, et seulement à la dose de quelques gouttes, à prendre en plusieurs fois dans le jour.

On ne prépare plus d'huiles animales, formées de *vers, lézards, limaçons, crapauds, grenouilles*, etc., parce qu'il faut agir à chaud; et cette cause, jointe à la présence du mucilage que fournissent abondamment ces substances, empêche d'avoir jamais ces produits dans un état convenable.

Baume vert de Metz, ou de Feuillet.

Prenez : *vert-de-gris*, trois gros.
Sulfate de zinc, un gros et demi.
Huile de *lin*.. . . . . } de chaque,
— d'*olive*. . . . . } six onces.
— de *laurier*, deux onces.
Térébenthine fine, quatre onces.
Aloès succotrin, deux gros.

Huile volatile de *genièvre*. . . . } de chaque,
— de *gérofle*.. . . . } un gros.

On broie dans un mortier l'oxide de cuivre, et le sulfate de zinc avec les huiles et la térébenthine; on laisse macérer pendant plusieurs jours; après quoi on ajoute l'aloès en poudre et les huiles volatiles; on conserve le tout à l'ombre et au frais pour l'usage.

C'est un médicament externe, très-recherché pour déterger, nettoyer les vieux ulcères, les plaies dites de mauvaise nature; il ronge les chairs fongueuses, prévient la gangrène et hâte la cicatrisation.

Nous avons dit que, dans la solution, le corps employé n'est point altéré par le liquide, et qu'on pouvait par certains moyens l'obtenir à nu, c'est ce qui est démontré par la préparation des *extraits*, produits pharmaceutiques très-nombreux et très-recherchés, comme nous le verrons bientôt; mais à l'occasion des *extraits*, nous sommes obligés de traiter des *pulpes*, autres produits qui leur sont analogues, et dont la préparation est plus simple.

Des Pulpes.

On entend par *pulpe* la portion molle des végétaux, laquelle on obtient par une suite de moyens assez variés, lesquels se rapportent tous à la pression de la substance, sur un tamis de crin, à l'aide d'une spatule de bois, qu'on appelle *pulpoir*. L'action de pulper s'appelle *pulpation*. On peut préparer un grand nombre de pulpes; mais il en est peu d'usitées; celles-ci présentent, chacune pour leur préparation, des particularités que nous allons signaler.

Pulpe de casse.

C'est la partie molle, onctueuse et noire, qui tapisse les cloisons de la casse nouvelle; on brise le fruit en frappant sur les sutures, on ratisse l'intérieur pour enlever les cloisons pulpeuses, que l'on porte sur un tamis de crin, on écrase la matière avec le pulpoir, pour faire passer la portion molle à travers les mailles.

Si on le juge nécessaire, on passe de nouveau la pulpe sur un tamis à mailles plus serrées, pour l'avoir plus pure ou plus fine.

On peut, pour ne rien perdre, humecter d'avance les cloisons libres de la casse avec un peu d'eau tiède; c'est le moyen d'en obtenir tout ce qu'elles peuvent donner. A la vérité, dans ce cas, la pulpe est liquide; mais on lui fait prendre plus de densité en la faisant évaporer au bain-marie.

La meilleure casse ne fournit guère plus du quart de son poids en pulpe.

La pulpe de casse est très-usitée, comme un doux laxatif, d'un goût agréable, et qu'on peut manger à la cuiller; on en donne surtout aux jeunes enfans, aux nourrices, aux femmes en couches; la dose varie d'une à quatre onces; on peut la faire fondre dans de l'eau pure, ou une légère décoction de tamarin.

On en fait encore usage dans le cas de coliques nerveuses, dites de plomb, ou métalliques.

Il en entre dans quelques électuaires et marmelades.

Dans tous les cas, son usage est de beaucoup préférable à celui de la décoction de casse entière, qui porte toujours avec elle une portion astringente fournie par l'enveloppe ligneuse, les pepins, ou les cloisons membraneuses.

Quoique bien préparée, la pulpe de casse ne se conserve que très-peu de temps en bon état, elle fermente bientôt, et devient acide; c'est pourquoi on trouve de l'avantage à remplacer ce produit par ce qu'on appelle *casse cuite*.

Casse cuite.

Prenez : *pulpe de casse* ci-dessus, une livre.
Sirop de *violette*, douze onces.
Sucre pulvérisé, six onces.
Mêlez exactement.

Faites évaporer au bain-marie pour avoir une masse qui puisse recevoir, sans trop se ramollir,

Eau de fleur d'*oranger*, une once.

Ce médicament se conserve beaucoup mieux que le premier; mais encore finit-il par fermenter au bout de quelques mois.

La casse cuite est aussi un doux laxatif, à la dose d'une à quatre onces.

On a reproché à ces deux préparations de casse, de produire des vents quand on en prolonge l'usage; cela ne paraît avoir lieu que lorsqu'on les emploie déjà altérées, et dans un commencement de fermentation.

Il ne faut point confondre ces pulpes avec l'*extrait de casse*, dont nous parlerons en d'autres temps.

Pulpe de tamarin.

Partie molle du *tamarin*, qu'on peut surtout obtenir quand le fruit (espèce de gousse) est à l'état frais, mais que nous ne retirons que du tamarin du commerce (*Voyez* son histoire).

Ce tamarin du commerce, d'abord très-dur, desséché, ensuite humecté par différens moyens, se présente à nous en pâte assez ferme, noirâtre, mêlée de filamens et de noyaux, parties âpres, astringentes, en opposition à l'action douce, rafraîchissante et laxative de la matière pulpeuse; c'est ce qui porte à faire une séparation; on y parvient par la pulpation; mais ici, sans aucune addition nécessaire.

Cette pulpe est d'un grand usage, son acidité aide à sa conservation. Son goût est agréable, ce qui fait qu'on l'emploie souvent seule; il est d'usage d'en faire une solution à chaud dans l'eau; la dose est, dans tous les cas, d'une à deux onces par jour.

On prépare encore la *pulpe des pruneaux;* mais il faut pour cela faire cuire ces fruits dans de l'eau jusqu'à la réduction, presque totale, du liquide, après quoi on les soumet à la pression sur le tamis de crin avec le liquide restant. La masse étant trop humide, on la fait dessécher convenablement au bain-marie.

La pulpe de pruneaux sert seulement pour tenir le ventre libre; il en entre de deux à quatre onces dans les lavemens.

La pulpe d'ognon est aussi recherchée, pour être appliquée à l'extérieur en cataplasme; il est très-difficile de l'obtenir à froid; c'est ce qui porte à faire cuire les ognons, et de préférence, sous la cendre; la pulpe qu'ils fournissent alors est moins active; mais elle suffit pour l'usage qu'on en veut faire.

On prépare de même la *pulpe d'ognons de lis.*

Ces pulpes d'ognons entrent d'ordinaire dans les cataplasmes.

Enfin, on recherche quelquefois la pulpe de certaines racines, lesquelles peuvent être employées crues ou cuites dans l'eau, pour les réduire en pâte : on laisse évaporer presqu'entièrement le liquide pour conserver tout l'extractif avec la pulpe : on passe sur le tamis, et s'il arrive que la masse ait trop de mollesse, on fait évaporer au bain-marie.

Des Extraits.

Tous les produits de solutions dont il a été question, moins celles qui sont huileuses, peuvent être soumises à l'évaporation, alors le liquide se sépare, il ne reste plus que la partie soluble, qui prend alors le nom d'*extrait.*

Les *extraits* sont donc des produits fixes obtenus par l'évaporation d'une solution ; mais bien entendu qu'il n'est ici question que de substances végétales ou animales, pour n'y point confondre les solutions salines ou autres.

Les extraits peuvent être durs, friables, pulvérulens ou de consistance molle, comme celle du miel, c'est ce qui conduit à distinguer :

1° *Extraits secs.*

2° *Extraits mous.*

Il est plus nécessaire de les désigner selon leur nature, et sous ce rapport, on est convenu de signaler :

1° *Extrait gommeux* ou *muqueux*, très-soluble dans l'eau, sans en troubler la transparence.

2° *Extrait résineux*, soluble dans l'alcool, et pouvant se combiner aux huiles.

3° *Extrait gommo-résineux*, se dissolvant dans l'eau, mais difficilement, et la troublant.

4° *Extrait résino-gommeux*, soluble dans l'eau-de-vie et le vinaigre.

Les extraits qu'on prépare, au moyen de l'eau, sont les plus nombreux, ils peuvent être obtenus par macération, digestion, infusion ou décoction; mais comme il faut toujours en venir à l'ébullition du liquide pour l'évaporation, il en résulte inutilité de l'infusion, même pour les corps odorans. Quant aux deux premières opérations, l'une surtout peut être indispensable pour la préparation de quelques extraits, comme il sera dit : la digestion n'étant qu'un moyen d'accélérer la macération, nous n'en devons pas tenir grand compte ici.

Pour obtenir un extrait par l'eau, il faut décider d'avance à quelle température on devra opérer la solution, car il peut être utile d'agir à froid, dans l'intention de n'enlever que les parties plus muqueuses, tandis que le plus souvent on agit à chaud, et par décoction, pour avoir tout ce que le corps peut fournir.

Il faut encore décider à quel état devra être pris le corps employé : doit-il être vert, dans sa fraîcheur, ou bien peut-il être desséché; enfin, quelles sont les quantités de liquide à employer par rapport aux masses de substances actives?

Pour le premier point, le choix de la température est déterminé non seulement par la nature de la substance, mais encore par l'espèce d'extractif qu'on veut obtenir d'un même corps; ainsi, traitez le *genièvre à froid*, vous aurez une sorte d'extrait; si au contraire vous le traitez à chaud, vous aurez un produit bien différent.

Il n'est pas non plus égal de prendre les plantes vertes ou non; en général, elles doivent être desséchées pour que l'extrait se conserve mieux, c'est surtout quand ces corps sont susceptibles d'être bien conservés par la dessication; dans le cas contraire, il faut recourir aux plantes fraîches, comme cela se pratique pour le trèfle d'eau, les crucifères, la chicorée, la fumeterre, etc.

Le liquide employé doit être tout juste ce qu'il faut pour dépouiller la matière de son extractif, car, si on en prend plus, on s'oblige à faire durer beaucoup trop par la suite l'évaporation, et c'est un mal, puisque le concours de la chaleur, de l'air et de la lumière, tend toujours à l'altération des extraits; c'est pourquoi il faut commencer par traiter la masse de substance par une petite quantité d'eau, sauf à renouveler l'emploi de ce liquide pour le marc, jusqu'à ce qu'il ne fournisse plus rien.

La solution étant faite, il faut la faire évaporer, ce qui se pratique en la faisant bouillir dans une bassine à large ouverture, exposée sur un grand feu; l'eau se dégage en vapeur, ce qui reste se colore davantage, prend plus de densité, plus de saveur. On continue de chauffer à feu nu, jusqu'à ce que le liquide ait la consistance du lait ou de l'huile; mais alors on doit craindre que la chaleur fasse brûler l'extractif, c'est pour éviter cet inconvénient qu'il est bon d'achever au bain-marie l'évaporation de ce liquide épaissi. On continue ainsi de faire évaporer pour avoir une masse molle, laquelle, mise sur du papier gris non collé, ne doit point le pénétrer par l'humidité.

Si au lieu d'avoir un extrait mou, on veut qu'il soit sec et dur, il faut l'étendre encore liquide, en couches minces, sur des assiettes ou feuilles de fer-blanc, qu'on dispose à l'étuve pour enlever toute l'humidité.

Quand on est conduit à pousser très-loin l'évaporation des extraits à feu nu, on est forcé de les agiter, d'en renouveler souvent les surfaces; alors l'action de l'air devient plus remarquable, l'extrait devient grumeleux et moins soluble.

Les extraits mous, obtenus par l'eau, et bien préparés, doivent être lisses, homogènes, et entièrement solubles dans ce liquide.

Les extraits à l'état sec prennent le nom impropre de *sels essentiels*; ils offrent ordinairement de petites écailles minces, brillantes, demi-transparentes, et plus ou moins colorées, selon leur épaisseur; il serait à désirer qu'on amenât tous les extraits à cet état, parce que, ne contenant plus d'eau appréciable, leur action est moins variable; mais il en est beaucoup qui s'humectent facilement à l'air, et d'ailleurs pour beaucoup, l'action étant peu grande, il devient moins important de les avoir constamment semblables à eux-mêmes.

On n'a point coutume de préparer en pharmacie les extraits trop muqueux de graine de *lin*, de *psyllyum*, de semences de *coing*, de racines de *guimauve*, de *consoude*, etc.; on ne les conserverait que difficilement. On se borne à faire des tisanes de ces substances; solutions extractives employées en boissons aussitôt après leur préparation.

Il est d'autres extraits muqueux, qu'il est très-fréquent d'employer, et que l'on doit trouver préparés dans les officines. Tels sont les extraits

de *quinquina.*	de *fumeterre.*
de *rhubarbe.*	de *ciguë.*
de *séné.*	d'*ellébore.*
de *chicorée.*	de *houblon.*
de *patience.*	de *gentiane.*
de *saponaire.*	d'*aunée.*
de *genièvre.*	de *stramonium.*
de *centaurée.*	de *belladone.*
de *trèfle d'eau.*	de *valériane.*
d'*absinthe.*	de *salsepareille.*
d'*armoise.*	de *casse.*
de *bourrache.*	d'*élatérium.*

Quelquefois, au lieu de faire la décoction des plantes, on en prend le suc dépuré par la filtration à froid, pour le faire évaporer ; cela n'offre aucune difficulté. Les soins qu'exige l'évaporation sont les mêmes que ceux déjà indiqués ; seulement il peut arriver qu'on fasse évaporer le suc avant ou après sa dépuration avec quelques additions, cela rentre dans la préparation particulière de quelques extraits, dont chacun devra nous occuper particulièrement.

Les extraits mous, dont nous avons annoncé l'existence, ont presque tous une couleur brune-noirâtre; ils sont sans odeur prononcée, ce qui les ferait confondre les uns avec les autres, sans l'aspect qui en caractérise plusieurs. Leur saveur peut servir seule à les distinguer.

On ne doit point s'attendre à retrouver l'arome des plantes dans les extraits, à cause de l'évaporation nécessaire du liquide. Ainsi, les extraits d'absinthe, de camomille, de séné, ont la même odeur, mais ceux de rhubarbe, de genièvre, conservent un peu de l'odeur des corps qui les fournissent.

On peut rapporter aux extraits simples le produit qui résulte de l'épaississement de la *bile* ou du *fiel*, à une très-douce chaleur ; on a ainsi ce qu'on appelle *fiel épaissi*. Pour l'obtenir, on prend de préférence la bile du bœuf; elle doit être liquide, mais onctueuse, de couleur vert-jaunâtre, d'odeur fade et d'une saveur très-amère. L'évaporation doit être conduite avec ménagement et sans ébullition, autrement l'albumine se coagule et l'extrait devient grumeleux, difficilement soluble dans l'eau; on continue de chauffer jusqu'à ce qu'on ait une masse en consistance de miel épais.

On emploie le fiel épaissi à l'intérieur, le plus souvent sous forme pilulaire, à la dose de quelques grains par jour, comme très-puissant stomachique, et propre à faciliter les digestions difficiles.

Les extraits doivent être conservés dans des pots, à l'abri de l'air et de la lumière, dans un lieu qui ne soit point trop humide. Il arrive, malgré ces soins, que ces produits s'altèrent, ils moisissent, ou subissent une sorte de fermentation; il faut alors les rejeter; quelquefois au contraire ils se dessèchent, deviennent durs et cassans; ils peuvent être utilisés à cet état, et si on a des raisons de les rappeler à leur mollesse primitive, on peut les humecter par l'addition graduée d'un peu d'eau; toutefois, ainsi traités, ils ne se conservent plus aussi bien.

On fait un grand usage de l'extractif, et le plus souvent à l'intérieur, soit en pilules, soit en solution à des doses très-variées, selon leur propriété; il a dû nous suffire d'indiquer les extraits les plus employés. *Voyez*, pour leur emploi, l'histoire des substances qui les fournissent.

Nous avons annoncé que le même corps peut fournir des extraits variés, selon la manière dont on le traite : voyons quels sont ceux des plus employés qui se trouvent dans ce cas.

Quinquina. On en obtient deux extraits, l'un par macération, l'autre par décoction ; nous savons comment on obtient ce dernier. Voyons pour ce qui regarde le précédent : il est ordinairement amené à l'état sec, et donne ainsi ce qu'on appelle improprement *sel essentiel de quinquina*. Ce fut un nommé Lagaraie qui le prépara d'abord; son procédé très-long et dispendieux a été bientôt rectifié, il est aujourd'hui réduit à la simple macération du quinquina dans l'eau, pour avoir au bout de plusieurs jours une solution qu'on filtre, et qu'on fait évaporer avec les précautions déjà indiquées pour les extraits en général, qu'ils soient secs ou mous.

L'extrait sec de quinquina se présente en petites paillettes ou écailles minces, brunes, noirâtres, brillantes, sans odeur, d'une saveur amère, entièrement solubles dans l'eau. Cet extrait n'est point à beaucoup près autant fébrifuge que l'autre ; il est recherché comme tonique à la dose de quelques grains par jour, pendant des semaines ou des mois. On l'unit souvent aux poudres de *gentiane*, de *rhubarbe* ou de *cannelle*, pour n faire prendre une ou deux fois le jour dans un peu de gelée, de marmelade ou première cuillerée de soupe.

On en fait entrer aussi dans les potions et alors à dose

beaucoup plus forte, d'un scrupule à un gros, parce que l'usage doit en être moins prolongé.

L'extrait mou de quinquina, étant plus fébrifuge, se donne jusqu'à deux gros dans les pilules, ou sous toute autre forme.

Genièvre. Traité par macération, il donne un extrait qui est très-sucré, entièrement soluble dans l'eau à froid; c'est un fort bon tonique dont on fait grand usage à la dose d'un à deux gros par jour, avant le repas.

Quant à l'extrait par décoction, il est âcre; il peut, pour quelques sujets, produire la purgation.

Rhubarbe. Traitée par l'eau à froid, elle ne donne que peu d'extrait, de sorte qu'on a recours à l'infusion, non point ici pour conserver le principe odorant, mais pour obtenir le plus possible de l'extractif que contient cette racine; la décoction serait nuisible à la partie soluble.

On emploie peu l'extrait de rhubarbe, on préfère employer la teinture aqueuse, l'infusion ou la poudre de cette substance.

Quand on prépare l'extrait de rhubarbe par décoction, il est ordinaire de le maintenir à l'état mou, tandis qu'on amène à siccité celui qui est obtenu par macération ou infusion; il est facile de concevoir qu'on pourrait se comporter d'une manière inverse.

L'extrait de rhubarbe, tel qu'on le prépare communément, est un fort bon médicament, souvent employé comme vermifuge à la dose de quelques grains, jusqu'à demi-gros.

Extrait de séné. Il est absolument dans le cas celui de la rhubarbe, et doit être préparé par fusion. Il est fréquent de le rendre sec, dur, cassant, pulvérisabl pulvérisable. Son action est éminemment purgative; on en fait prendre jusqu'à un gros dans six ou huit onces d'une infusion aromatique.

L'*extrait de ciguë* peut être préparé de diverses manières, mais celle qui est préférable, et qu'on suit plus souvent, consiste dans la simple évaporation du suc de ciguë filtré; tandis qu'à la manière de Stork, on doit prendre le suc pourvu de sa matière féculente verte, et l'extrait étant achevé, on y ajoute de la poudre de ciguë; il résulte dans ce dernier cas un composé moins homogène, il s'y trouve des grumeaux, et l'action, quoique plus grande, est moins certaine. Il arrive que l'albumine végétale se concrète, se durcit, et forme, avec la poudre ajoutée, des grumeaux irréguliers; il y a de plus le parenchyme de la plante, partie à laquelle on conteste toute action médicamenteuse, de sorte qu'il faut se borner à l'emploi du premier extrait beaucoup plus simple, mais encore préféré.

Il est quelques autres modifications, dont l'extrait de ciguë est susceptible, mais elles sont peu importantes, et nous n'en parlerons pas.

Dans tous ces cas, cet extrait est d'une grande action, et ne se donne que par grain. *Voyez* l'histoire de la ciguë.

Extrait de rhus radicans.

Il peut être obtenu de diverses manières, mais voici la plus usitée. On prend les feuilles vertes de cette plante, on les écrase dans un mortier de bois, on étend la pâte au soleil, jusqu'à ce qu'elle soit bien noire; après quoi, on la lave à plusieurs eaux qu'on rejette ; on fait bouillir le marc pour en obtenir la partie soluble qu'on isole ensuite, par évaporation du liquide.

Cet extrait, quoique très-actif, peut être donné intérieurement à la dose de quelques grains, jusqu'à un gros, contre la paralysie, les convulsions, et dans les maladies de peau, comme gales, dartres, etc.

Extrait d'absinthe vineux.

On sait qu'il existe du vin d'absinthe, et que cette plante peut y entrer en des quantités très-différentes, c'est ce qui porte à préciser ici le choix que l'on doit faire pour obtenir cet extrait d'une manière convenable. Les auteurs ne s'accordent pas sur ce point, il en est qui veulent affaiblir le vin employé par une égale quantité d'eau, d'autres parlent de faire bouillir le liquide sur la plante, etc. En somme, cette préparation d'extrait ne doit jamais être autant favorable que possible, car les vins contiennent des quantités très-diverses d'extractif, de matière colorante et de parties salines, lesquelles doivent toutes rester avec ce que l'absinthe peut fournir; en outre, l'évaporation, avec ou sans ébullition, tend toujours à l'altération des liqueurs vineuses, de sorte qu'à bien prendre, il seroit mieux de ne point préparer ce produit, qui d'ailleurs est très-bien remplacé par l'extrait aqueux de cette plante.

Voici pourtant le procédé qu'on peut suivre.

Prenez : grande *absinthe* séche, six livres.

Vin rouge, six pintes.

Laissez macérer pendant dix jours, et passez pour faire bouillir le marc pendant une heure dans six pintes d'eau; passez encore, et réunissez les liquides pour faire évaporer à une douce chaleur, jusqu'en consistance convenable.

Cet extrait d'absinthe entre dans quelques composés toniques.

Si on en donne seul, c'est en pilules, à la dose d'un à quatre ou six grains par jour.

Des Extraits résineux.

On obtient ces produits par l'évaporation des teintures spiritueuses, et pour ne point perdre le liquide qui se dégage, on opère dans des vaisseaux clos (cornues de verre). Mais ici cette évaporation ne doit jamais être poussée jusqu'à siccité, il suffit d'enlever la plus grande partie de l'esprit-de-vin; ce qui reste ne pouvant plus suffire pour la partie soluble, celle-ci se précipite seule; ou encore on ajoute de l'eau dans la liqueur concentrée, pour donner lieu à une plus prompte et plus complète séparation de la résine qui, blanche d'abord, n'a besoin que d'être fondue et seulement liquéfiée à une douce chaleur, pour prendre la couleur noirâtre qui lui est propre. Quelquefois, au lieu de cette fusion, il suffit de malaxer la masse résineuse dans de l'eau froide; c'est quand on a lieu de craindre qu'il s'y trouve mêlé un peu de muqueux.

Il est peu d'extraits résineux qui soient employés: les plus remarquables sont ceux de *jalap*, de *gayac*, de *turbith végétal*.

Entre ces derniers, la résine de jalap est la plus usitée; elle est noire comme les autres, séche, dure, friable, peu odorante, d'une saveur âcre; on s'en sert beaucoup comme purgatif drastique, à la dose de douze à vingt-quatre ou trente-six grains, mêlée au sucre, pour en faire des potions purgatives, par l'addition de divers liquides, mais toujours peu actifs.

On recherche fréquemment l'usage de cette résine pour la préparation des petites médecines agréables, parce qu'on peut en mêler à du chocolat, du sirop d'orgeat, etc.; mais son usage est loin de convenir à tous les sujets; ainsi, son action est nulle ou peu marquée sur les personnes qui ont un grand embonpoint, tandis qu'il y a au contraire coliques et douleurs, souvent même superpurgation, chez des sujets maigres et nerveux.

Il arrive dans les cas ordinaires que son effet est lent, et n'a lieu qu'après douze ou quinze heures, ce qui peut être souvent un inconvénient.

L'*extrait de turbith végetal* se rapporte si bien au précédent, sous tous les rapports, qu'il est inutile d'en parler à part.

Quant à l'*extrait de gayac*, on peut l'obtenir de la même manière, c'est-à-dire, par l'évaporation de sa teinture spiritueuse; on sait aussi que ce liquide, au lieu d'être fait avec le gayac râpé, peut être préparé avec la gomme résine de ce bois, ce qui conduit à ne point confondre ce produit naturel avec l'extrait dont nous voulons parler.

L'action de la résine de gayac est beaucoup moins purgative que celle des résines précédentes; on y a plutôt recours comme sudorifique, à la dose de quelques grains, dans des pilules.

Extrait résineux de noix vomiques.

Prenez : *noix vomiques* râpées, une livre.
Alcool à 30°, une pinte.
Laissez macérer pendant quinze à vingt jours.

Filtrez et traitez le marc de la même manière par une égale quantité de nouvel alcool ; passez et réunissez ensemble les liquides, pour distiller à feu doux jusqu'à réduction de la masse à un huitième ; achevez alors l'évaporation dans une capsule au bain de sable, pour avoir une masse dure et presque séche, avec la précaution de ne point trop chauffer, sans quoi on brûlerait le produit recherché, ce qui pourrait être reconnu par sa non solubilité dans l'alcool.

Cet extrait, l'un des plus actifs que nous connaissions, est très-stimulant ; on l'emploie contre la paralysie. Son action se porte préférablement sur la moelle épinière. On doit d'abord en borner la dose à des fractions de grains pour l'augmenter ensuite jusqu'à quelques grains, selon les cas et la susceptibilité des sujets.

Il est bien d'unir ce médicament aux corps gommeux, et de l'administrer sous forme de pilules.

Le résidu des noix vomiques, traitées deux fois par l'alcool, donne par l'eau bouillante un nouvel extrait qui est bien différent du premier ; son action est moindre ; on n'y a point recours. On doit craindre que, par une mauvaise préparation, ces extraits soient mélangés ; ce qui ne manquerait pas d'arriver si, pour avoir l'extrait résineux, on prenait de l'alcool trop faible.

L'*extrait muqueux de noix vomiques* n'est encore d'aucun usage ; mais on a des raisons de croire que son action est assez grande pour qu'elle puisse être un jour utilisée.

Des Extraits gommo-résineux et résino-gommeux.

Ce sont ceux qui participent en diverses proportions des gommes et des résines; on n'en prépare guère en pharmacie, parce que la nature nous les fournit abondamment par exudation : seulement, on est conduit à les purifier, quand ils sont mêlés de corps étrangers; et alors on en opère la solution dans du vinaigre à chaud, par ébullition, pour passer ensuite à travers un linge serré, et pousser à l'évaporation, comme il a été dit à l'occasion des extraits muqueux; c'est ainsi qu'on agit sur la *gomme ammoniaque*, l'*assafœtida*, le *galbanum*, le *sagapenum*, etc.

Voyons maintenant quelques substances extractives, qui exigent certaines préparations assez différentes de celles qui précèdent, pour que nous devions en parler séparément.

Extrait aqueux d'opium, aussi nommé *Extrait muqueux* ou *gommeux*.

L'*opium* du commerce (*Voyez* son histoire), contient plusieurs corps très-différens entre eux. L'un est très-soluble dans l'eau; c'est celui qu'on recherche, et pour se le procurer, on a proposé beaucoup de moyens. C'est le plus simple de tous, qui offre le plus d'avantage, il est de M. Josse; voici en quoi il consiste.

On malaxe l'opium brut sous un filet d'eau froide à 10° ou 12° : ce liquide se colore à mesure qu'il prend de la partie soluble, et ce qui reste dans la main n'offre plus qu'un mélange des parties que l'eau ne saurait prendre, c'est une masse brune, mollasse, élastique, et dite glutineuse, on peut la rejetter : quant à la solution obtenue, elle peut n'être point assez chargée, dans ce cas on l'emploie, comme si c'était de l'eau simple, au lavage d'une nouvelle quantité d'opium, à la manière que nous venons d'indiquer.

La solution étant faite, on la passe à travers un linge serré, on filtre pour la faire évaporer au bain-marie.

Cet extrait préparé, comme nous venons de le dire, doit être d'un brun-noirâtre, très-lisse, presque sans odeur, il n'est point vireux comme celui qu'on obtient par décoction; son action est douce, lente, mais soutenue.

Il doit être entièrement soluble dans l'eau : l'extrait muqueux d'opium est le plus souvent donné seul, mais toujours à très-petite dose, intérieurement, par fractions de grain d'abord, pour augmenter ensuite jusqu'à deux ou trois grains, rarement plus, à moins qu'on ne l'applique à l'extérieur.

C'est surtout cet extrait qu'il est utile d'amener à un état constant de densité ; il serait à désirer qu'il fût toujours sec, privé d'eau, mais il ne tarderait point à s'humecter; c'est ce qui porte à l'avoir de préférence à l'état mou, tel qu'on puisse le toucher sans qu'il adhère aux doigts, et qu'on le réduise facilement en petites boules qu'on appelle pilules.

Ce qu'on appelle *extrait muqueux d'opium* de Langelot, se prépare en faisant fondre une livre d'opium à une douce chaleur, dans dix pintes de suc de coings dépuré; pour faire ensuite fermenter, on filtre, et on fait évaporer en consistance d'extrait; c'est un produit moins valable que le précédent, son action n'est point constante. On s'en sert à petite dose, comme calmant.

Extrait muqueux d'opium par digestion.

Baumé est l'auteur de ce procédé, qui compte encore des partisans; il nous paraît moins valable que celui de Josse. Voici en quoi il consiste.

Prenez : *opium* brut du commerce, quatre livres.

Coupez par morceaux, et faites bouillir pendant demi-heure dans trente livres d'eau; passez et traitez de nouveau le marc au moyen de l'eau bouillante, jusqu'à ce qu'il ne la colore plus; réunissez les liquides clairs, et faites évaporer pour réduire la masse à six pintes; alors placez dans une cucurbite sur un feu continuel et suffisant pour maintenir l'ébullition, pendant trois mois nuit et jour, ayant le soin d'agiter de temps en temps avec une spatule, et d'ajouter de l'eau chaude à mesure qu'il s'en évapore : l'opération étant finie, on passe le *liquide* à travers un drap de laine, pour faire ensuite évaporer le liquide en consistance d'extrait.

Baumé regarde comme *substance résineuse* la portion qui s'est précipitée pendant l'ébullition, et qui est restée en résidu sur la fin.

Quant à l'extrait obtenu, il diffère assez de celui de Josse, pour qu'on ne puisse les confondre; il nous suffit d'assurer que ce dernier est de beaucoup préférable à l'autre, quoique plusieurs médecins les confondent pour l'action.

Extrait de cachou.

Le cachou, tel qu'il existe dans le commerce, a besoin d'être purifié; pour cela on le fait fondre dans l'eau par ébullition, pour passer à travers un linge serré, on fait ensuite évaporer en consistance d'extrait sec ou mou, selon qu'on le juge convenable.

On peut aromatiser diversement la masse, et on a ainsi du *cachou* à l'*anis*, à la *vanille*, à la *violette*, etc. On en fait au besoin des petits grains, ou des pastilles, avec ou sans addition de sucre, ce qui en fait varier l'emploi et la dénomination.

C'est toujours un fort bon tonique d'un usage très-répandu, à la dose de quelques grains, jusqu'à un gros par jour.

Extrait de réglisse.

Celui que l'on trouve dans le commerce est impur, on le prépare en grand; il nous arrive surtout d'Espagne, il est en partie brûlé; il est âcre, imparfaitement soluble dans l'eau, il contient toujours du carbone à nu, souvent même du cuivre provenant des vaisseaux dans lesquels on le prépare; il faut le purifier, ce qui a lieu comme il a été dit pour le cachou.

L'extrait de réglisse purifié est homogène, d'un noir moins foncé, d'odeur agréable, de saveur douce et sucrée, il est très-soluble : c'est ainsi qu'il est pectoral, et qu'on peut l'employer dans le commencement des rhumes, à moins qu'on ne l'aromatise de diverses manières, ce qui en fait varier l'usage, parce que ces additions lui donnent une action tonique ou légèrement stimulante, auquel cas on ne doit s'en servir que sur la fin des catarrhes.

On prépare, comme nous le verrons plus tard, diverses pâtes pectorales, dont la réglisse fait la base.

La *scammonée* est aussi susceptible de purification. Le plus simple des moyens employés est préféré: il consiste à traiter cette résine naturelle par l'alcool à 30°, pour avoir une teinture qu'on filtre, et qu'on fait ensuite évaporer, comme il a été dit pour les extraits résineux; la scammonée ainsi purifiée est plus active, elle prend le nom de *diagrède*, elle purge à la dose de 12, 15 ou 20 grains; il en entre dans la poudre de cornachine.

Des Robs.

Ce sont des liquides épaissis en consistance de miel, provenant de l'évaporation du suc des fruits; on leur donne aussi le nom de *sapa* ou *defrutum*.

Ces médicamens, comme on le voit, se rapprochent des extraits.

Il en est peu d'usités, savoir: les *robs* de *sureau*, d'*hyèble*, de *nerprun* et de *berbéris*; pour les obtenir, il suffit d'écraser les fruits, de passer le suc avec expression pour le faire évaporer de suite sans attendre la fermentation.

Quelquefois on ajoute du sucre pour les rendre plus agréables.

Le *rob de sureau*, qui est le plus recherché, est un de nos bons sudorifiques; on le donne à la dose d'une à deux onces en plusieurs fois, ou dans un liquide aqueux.

Le *rob d'hyèble* se rapporte entièrement au précédent.

Le *rob de nerprun*, que l'on pourroit croire très-purgatif, ne l'est pas sensiblement, ce qui doit être attribué à ce que la fermentation du sucre n'ayant pas eu lieu, la partie résineuse de la pellicule du fruit n'a pu s'y trouver réunie ; c'est ce qui en fait négliger l'usage, ou quand on y a recours, c'est le plus souvent en lavement, à la dose d'une à quatre onces.

Le *rob de berbéris* est rafraîchissant et un peu astringent.

Il faut rapporter aux robs les diverses espèces de *raisiné* sans addition d'autres fruits, et ne résultant que de l'épaississement du moût de raisins par l'évaporation.

Les robs se conservent plus difficilement que les extraits, à moins qu'ils ne portent une très-grande quantité de sucre, ce qui n'est point ordinaire.

Des Sirops.

Ce sont des médicamens liquides dont l'excipient est une solution de sucre, au moyen de laquelle on conserve les principes solubles de certains corps souvent tirés des végétaux.

On a aussi nommé les sirops, *des conserves liquides ;* leur consistance tient le milieu entre les huiles et le miel liquide.

On peut convertir en sirop un grand nombre de médicamens, mais seulement ceux dont on peut opérer la solution dans l'eau et dans le vin, car le sucre ne sauroit s'unir aux huiles ni aux alcools.

La conservation des solutions médicamenteuses

par le sucre exige une grande quantité de ce dernier corps, et telle que, dans le terme moyen, elle doit être du double en poids : elle varie selon la nature des substances actives, et on l'augmente ou on la diminue selon que l'on craint plus ou moins l'altération.

Ainsi, pour les solutions muqueuses, on met par livre trente-six onces de sucre, tandis que pour les solutions acides, on n'en met que trente onces.

Les sirops, quels qu'ils soient, devraient toujours être faits avec le sucre en pain, et alors il suffirait d'en opérer la solution par une douce chaleur dans le liquide qu'on voudrait employer, mais on reproche au sucre en pain de cristalliser trop facilement, de sorte que se séparant à la longue, il ne peut plus servir à la conservation du principe actif. Ce fait est vrai, mais on en exagère les conséquences, comme nous le verrons ailleurs : disons maintenant que les cassonnades ne sont point dans ce cas, parce qu'elles contiennent toujours du sucre non cristallisable; on peut donc, à la rigueur, tolérer leur emploi pour certains sirops; mais quand on y a recours, il faut de toute nécessité les clarifier, ce qui n'est point sans quelques inconvéniens pour l'usage médical, surtout si on agit sur des sucres déjà mêlés à des solutions extractives, car alors l'extrait est précipité en pure perte avec les matières impures; il est vrai que l'on s'applique le plus souvent à clarifier les cassonnades seules pour en faire des sirops très-épais, auxquels on ajoute un liquide actif en quantité nécessaire pour les décuire et les mettre à la consistance qui leur est convenable; mais voyons comment s'opère cette clarification, et quelles sont les divers degrés de cuisson des sirops.

On clarifie les cassonnades en les faisant fondre par ébullition dans le double en poids d'eau, à laquelle on a mêlé d'avance une certaine quantité de blancs d'œufs (cinq pour trente livres de mélange); la chaleur fait bientôt coaguler l'albumine, qui se précipite en forme de réseau, et entraîne avec elle toutes les impuretés qu'elle rencontre; on a aussi conseillé de n'ajouter d'abord à la cassonnade que la quantité d'eau nécessaire pour la fondre, et de réserver le reste pour battre et délayer largement les blancs d'œufs; on fait bouillir le premier liquide pour y ajouter ensuite le second, froid, et partie par partie, de cinq en cinq minutes.

Dans tous les cas, il se forme des écumes qui surnagent à la solution; on peut les enlever avec une écumoire, ou bien on peut les abandonner à elles-mêmes, elles se précipitent au fond de la bassine, ce qui n'entraîne à aucun inconvénient; on s'aperçoit que l'opération a réussi quand le liquide pris au milieu du bouillon est clair, limpide, d'une belle transparence; alors on verse le tout sur un drap de laine, dont la forme peut beaucoup varier; il est ordinaire d'en former une espèce de sac ou capuchon, auquel cas on l'appelle *chausse*, ou bien c'est un drap simple fixé sur un carré en bois portant quatre pointes libres; la liqueur qui passe a presque toujours besoin d'être jetée de nouveau sur le drap. Elle est ensuite autant pure e possible; on porte ce liquide à une nouvelle bullition, jusqu'à ce qu'il se forme à la surface une ère pellicule, qui devient plus sensible dans une ortion de la masse que l'on fait refroidir sur une assiette.

On a ainsi la cuite ordinaire des sirops.

Il a été question de reconnaître et de préciser la cuite des sirops, par un instrument analogue aux aréomètres, s'enfonçant d'autant plus dans ces liquides, que ceux-ci sont moins denses; mais leur emploi est rendu nul ou moins régulier par les nombreuses différences qu'offrent les sirops, par rapport aux substances qui les constituent.

Cette *cuite ordinaire* des sirops en suppose d'autres qui sont accidentelles ; entre toutes, voici celles qu'il est plus utile de connaître.

L'ébullition étant prolongée, le liquide aqueux s'évapore davantage, et ce qui reste est plus dense : on dit que la cuite est à la *petite plume*, quand le sirop versé de haut fait la nape en tombant; on dit que la cuite est à la *grande plume*, quand le sirop étant jeté avec force en l'air, retombe en formant des filets réunis, dont l'ensemble présente la barbe d'une plume.

La cassonnade étant ainsi clarifiée, et sa solution étant amenée au premier degré de cuisson que nous avons indiqué, constitue ce qu'on appelle *sirop de sucre*, lequel sert, comme nous le dirons, à la préparation de plusieurs autres.

On a établi diverses divisions des sirops : celle qui est le plus accréditée repose sur leur mode de préparation; mais si, comme nous l'avons déjà dit, il est possible et préférable de faire tous les sirops par une simple solution du sucre à chaud dans un liquide choisi, dès-lors la préparation étant la même pour tous les sirops, la division annoncée est fautive, mais on n'en est point encore à ce dégré de perfection, et comme notre objet est seulement d'instruire sur ce qui se pratique, nous parlerons de ces composés relativement à la manière dont on a coutume de les préparer; c'est ce qui conduit à distinguer :

1° *Des sirops par infusion.*
2° — *par décoction.*
3° — *par produit de contusion.*
4° — *par les acides.*
5° — *par les produits de la distillation.*
6° — *par la réunion de plusieurs opérations.*

Des Sirops par infusion.

Ils contiennent peu de parties solubles, mais le plus souvent aromatiques; ils participent quelquefois d'une matière colorante que l'on veut conserver, et qui peut obliger à quelque pratique particulière.

Sirop de violette.

Prenez : fleurs de *violettes* récentes, mondées de leur calice, placez-les sur un tamis de crin, et versez par-dessus de l'eau bouillante, pour enlever une partie verte, très-soluble; faites ensuite infuser pendant 10 ou 12 heures, dans suffisante quantité d'eau, pour recouvrir ces fleurs; passez ensuite avec expression à travers un linge serré et d'abord lavé à grande eau pour enlever les moindres portions d'alcali, venant de la lessive, ce qui suffirait pour verdir le sirop : faites fondre dans le liquide, et au bain-marie d'étain, trente onces de sucre très-blanc par livre d'infusion. La solution étant faite, laissez refroidir pour enlever à la superficie une couche cristalline sucrée : versez le sirop dans des bouteilles sèches, qu'on bouche bien, après avoir mis dans le goulot un peu de sucre en poudre; portez dans une cave à 4 degrés au-dessus de zéro.

Il est incontestable que l'emploi des vases d'étain, dans la préparation de ce sirop, contribue à lui conserver sa belle couleur : on explique ce phénomène, en admettant qu'une partie des fleurs, étant trop oxidée, cède au métal une portion d'oxigène, qui tendait à faire passer la couleur au rouge.

Le sirop de violettes est un très-bon adoucissant, qu'on emploie dans un grand nombre de maladies, rarement seul, mais mêlé aux tisânes, potions, etc; à des doses trop variables pour devoir les préciser.

Entre les autres sirops qui se font avec des infusions, les plus remarquables sont ceux

d'*œillet*.
de *capillaire*.
d'*armoise*.
de *stœchas*.
d'*hyssope*.
de *chevrefeuille*.
de *lierre terrestre*.
de *nénuphar*.
de *coquelicot*.
de *tussilage*.
de *rose*.
d'*écorce* d'*orange*.

Tous ces sirops peuvent être faits avec les plantes fraîches; mais au besoin, on les emploie sèches, en quantités variables, selon qu'on veut une action plus ou moins grande; c'est ordinairement deux à quatre parties d'eau sur une de ces substances, et trente onces de sucre par livre d'infusion.

On a proposé d'agir sur les œillets, les roses et le coquelicot, comme sur les violettes, en les traitant par une première quantité d'eau bouillante pour enlever ce qui est plus soluble, et supposé plus altérable; mais cela n'est point à beaucoup près nécessaire, et le plus

plus souvent on se borne à une seule infusion qui sert à faire le sirop, comme il a été dit.

Tous ces sirops sont peu actifs ; ils servent à édulcorer les tisanes et potions ; toutefois si on les prend presque purs en grande quantité, ils diminuent sensiblement l'excitation des bronches, et sont ainsi favorables dans le commencement des rhumes.

Il est fréquent de préparer ces sirops en faisant une très-forte infusion des substances indiquées, pour l'ajouter à du sirop de sucre très-cuit, et fait avec de la cassonnade clarifiée ; mais c'est une mauvaise économie, parce qu'il est plus difficile d'obtenir un juste degré de cuisson.

Des Sirops dits *par contusion.*

Ce sont ceux qui participent des sucs des plantes et des émulsions.

Les sucs de plantes, destinés à la préparation des sirops, doivent toujours être dépurés à froid par la filtration ; ils exigent plus que d'autres la simple solution du sucre blanc, et c'est dans la proportion de trente onces par livre de liquide.

On prépare peu de ces sirops : les plus usités sont ceux

de *fumeterre.*	d'*ortie.*
de *buglosse.*	de *lierre terrestre.*
de *bourrache.*	de *chou rouge.*

Il arrive quelquefois que l'on met deux parties de suc dépuré sur une livre de sucre blanc ; ce qui oblige alors à rechercher l'ébullition pour avoir une cuisson convenable ; mais c'est inutile et moins favorable que le procédé précédent.

On s'est élevé contre l'emploi des sucs de plantes pour faire les sirops, en préférant les infusions de ces mêmes plantes ; mais il n'y a point de raisons valables pour ce choix, ce qui laisse libre d'employer l'une ou l'autre de ces manières d'opérer.

Sirop d'orgeat.

Prenez : *amandes douces*, une livre.
— *amères*, quatre onces.

Pelez ces fruits de leur enveloppe, en les plongeant pendant quelques minutes dans de l'eau bouillante ; à mesure que les amandes sont blanchies, mettez-les dans de l'eau froide, puis séchez dans un linge pour les piler ensuite, jusqu'à ce qu'on les ait réduites en une pâte molle, fine, très-déliée ; il est bien d'y ajouter de temps en temps un peu de sucre pour empêcher la séparation de l'huile ; quelquefois on écrase la pâte avec un rouleau sur une pierre à chocolat, mais en évitant de recourir à la chaleur ; quand on juge que la division est suffisante, on ajoute peu à peu l'*eau* destinée à former l'émulsion, c'est-à-dire, *quatre livres*, pour la quantité d'amandes que nous venons d'indiquer ; le mélange étant fait exactement, on a un liquide très-blanc, épais, qu'on passe à travers un linge avec expression, et on y fait fondre au bain-marie du sucre blanc concassé grossièrement (vingt-huit onces par livres de liquide). La solution, étant refroidie, offre une pellicule saccharine, espèce de cristallisation que l'on détruit en l'arrosant avec six onces d'eau de *fleurs d'oranger* légérement aromatisée par l'esprit de citron ; on agite ensuite le tout pour avoir un sirop homogène que l'on conserve dans des bouteilles pleines, bien bouchées et maintenues à la cave.

Quelques soins qu'on ait pris pour conserver ce sirop, il s'altère plus promptement que beaucoup d'autres; il s'opère bientôt une séparation de la portion parenchymateuse des amandes qui vient surnager au sirop, et qui par cela se trouve être moins garantie par le sucre; c'est pourquoi il est bon d'agiter souvent la masse, pour établir un rapport plus immédiat et plus constant entre toutes les parties.

Le sirop d'orgeat blanchit très-bien l'eau, et donne ainsi une sorte d'émulsion qui est d'un grand usage comme boisson rafraîchissante.

Le sirop de *pistache* se fait absolument de la même manière.

Des Sirops acides.

Ils sont très-recherchés et se conservent très-bien. Les plus usités sont les suivans.

Sirop de limons.

Prenez : suc de *limons* dépuré.

Faites-y fondre à une douce chaleur le double en poids de *sucre blanc*, laissez refroidir et passez au besoin à travers un linge serré, pour conserver ensuite avec les soins indiqués pour les sirops en général; on peut ajouter quelques gouttes d'esprit de citron par livre de sirop.

On prépare de la même manière, mais sans addition d'aromate, les sirops,

de *verjus*.	de *groseilles*.
de *berberis*.	de *grenades*.
de *coings*.	de *bigarades*.

Ainsi tous ces sucs étant séparés par expression des fruits qui les fournissent, on les abandonne à eux-mêmes pendant quelques jours, pour qu'il s'y développe un léger mouvement de fermentation, après quoi, on les filtre ou on les passe à travers un tissu serré pour les convertir en sirop, comme il a été dit.

Tous ces produits sont des rafraîchissans dont on fait des limonades.

Sirop de mûres.

Prenez des *mûres* un peu avant leur maturité; faites chauffer doucement dans une bassine avec partie égale en poids de *sucre blanc.*

Le suc des mûres exhude et dissout le sucre; versez sur un tamis, ce qui coule est le sirop recherché.

Quelquefois on se contente de faire cuire les mûres en quantité variable dans du sirop de sucre; ce procédé est seulement économique.

Le sirop de mûres est d'un usage presque exclusif contre les maux de gorge et de légères inflammations; il entre à la dose d'une ou deux onces dans des gargarismes.

Le *sirop simple de framboise* se prépare comme le précédent.

Son usage est le même.

Sirop de vinaigre.

Il se prépare avec,
vinaigre blanc d'Orléans, une livre.
Dans lequel on fait fondre à une douce chaleur,
sucre blanc, trente onces.

Si au lieu de vinaigre simple, on en prend dans lequel on ait fait séjourner des framboises, on a du *sirop de vinaigre framboisé* qui est toujours un peu plus coloré, d'une odeur et d'un goût plus agréables.

Sirop tartareux.

Prenez : *acide tartareux* pur, deux onces.
Faites dissoudre dans,
eau simple, quatre livres.
Ajoutez,
sucre blanc, huit livres.

Ce sirop, nouvellement connu est très-usité; on peut l'employer comme acidule dans beaucoup de maladies, mais on ne doit point le donner sous les noms de sirops de vinaigre ou de limons, comme pouvant toujours les remplacer, car on en obtiendrait à la longue des effets différens dépendant de ce que l'acide tartareux est beaucoup plus astringent que les deux autres.

Sirops par décoction.

Ils sont nombreux et c'est pour eux qu'on s'est cru plus permis d'employer des cassonnades. Il est mieux de les préparer avec des sucres blancs, comme ceux dont il vient d'être question.

C'est par la décoction des substances actives qu'on prépare les sirops très-usités

de *salsepareille*. de *fumeterre*.
de *gentiane*. de *bourrache*.
de *navet*. de *raves*.

Toutes ces solutions ne demandent par livre que trente onces de sucre, tandis qu'il en faut deux onces de plus pour les sirops,

de *consoude*.
de *gomme arabique*.
de *guimauve*.
de *mou de veau*.
de *limaçon*.
de *lichen*.

Sirops par les produits de la distillation.

Ils sont faits avec les eaux distillées des plantes, et nous les supposons toutes odorantes pour qu'elles aient une action notable. Il ne faut pour ces sirops que trente onces de sucre par livre de liquide, et on opère de rigueur la solution au bain-marie clos, pour ne rien perdre des parties volatiles.

C'est ainsi que l'on prépare les sirops,

de fleurs d'*oranger*.
de *menthe*.
de *sauge*.
d'*hyssepe*.
de *cannelle*.
de *sureau*.

On peut aussi les préparer avec les infusions de ces substances; mais cela n'est point d'usage.

D'après tout ce que nous avons dit des sirops, il est aisé de voir qu'on ne doit apporter que peu d'importance aux divisions qu'on en a faites; elles ne deviennent utiles que dans l'alternative où l'on est d'employer des cassonnades ou du sucre en pain; mais, en n'employant que ce dernier, il sera égal de faire un sirop avec une infusion, une décoction, un suc de plante, une émulsion, un acide, ou une eau distillée aromatique, on n'aura toujours qu'à opérer la solution du sucre à une douce chaleur. Quelle différence quand on emploie des cassonnades ! alors l'opération se complique, il n'y a plus de proportions connues, parce qu'il y a plus de variétés dans les cassonnades que dans les sucres ; les unes de ces cassonnades se clarifient très-facilement par leur solution dans l'eau et l'addition des blancs d'œufs ; c'est le contraire pour les autres, qui exigent avec plus d'albumine une ébullition plus prolongée ; on ajoute plus d'eau que moins, et pour amener le sirop à un point tel qu'il y ait un rapport convenable entre le liquide et le sucre, on fait bouillir pendant une ou plusieurs heures pour rechercher en tâtonnant la cuite du sirop.

En revenant aux sirops qui nous restent à étudier, nous trouvons qu'il en est un assez grand nombre, même entre ceux qui sont simples, qu'on ne saurait rapporter entièrement à ceux déjà connus : nous allons les présenter séparément, et dire, pour chacun, ce qui doit en compléter l'histoire.

Sirop de quinquina.

On le prépare de deux manières bien différentes :

1° En employant la décoction de cette substance ; et la dose peut varier de deux à quatre onces de *quinquina* par pinte d'eau.

2° En employant le vin de *quinquina*.

On prend, pour l'un et pour l'autre de ces liquides, la même quantité de sucre.

Le sirop de quinquina, *fait à l'eau*, est toujours trouble ; il est peu fébrifuge.

Le sirop de quinquina, *fait au vin*, doit être clair, transparent; on l'emploie plus souvent comme simple tonique.

On les donne à la dose d'une à trois ou quatre onces dans les tisanes ou potions appropriées.

Sirop de nerprun.

Il se prépare avec le suc obtenu par expression des baies de nerprun; mais il faut qu'il ait été abandonné pendant quelque temps à lui-même pour fermenter, afin que l'alcool qui se forme puisse dissoudre la portion résineuse, colorante et purgative de la pellicule du fruit; autrement ce sirop ne purge point.

On a proposé de faire un sirop de nerprun moins actif, avec le suc nouvellement exprimé; cela devient peu utile, on ne fait presque plus usage de ce produit.

On a aussi proposé de mettre deux livres de sucre sur trois de suc fermenté, pour faire bouillir ensuite jusqu'en consistance de sirop, mais c'est mal, car on perd ainsi le principe alcoolique; il est beaucoup mieux de faire ce sirop par la simple solution du sucre; trente onces par livre de liquide.

Le sirop de nerprun est un fort purgatif; on y a recours à la dose d'une à deux onces, dans tous les cas où les drastriques conviennent.

Sirop d'ipécacuanha.

On a proposé diverses manières de le préparer. Les deux plus remarquables sont, 1° de faire digérer pendant quelques heures, dans une pinte d'eau, une once de racine d'ipécacuanha concassée, pour faire fondre ensuite dans le liquide le double en poids de sucre blanc.

2° D'emploier la teinture saturée d'ipécacuanha; ce dernier moyen est préférable, c'est aussi le plus usité; voici comment on le met en pratique.

Prenez : teinture d'*ipécacuanha*, quatre gros.

Versez goutte à goutte, et en différens points sur

sucre en pain, cinq onces.

Faites fondre au bain-marie dans,

eau simple, dix onces.

Agitez et laissez refroidir pour l'usage.

On a proposé d'unir directement la teinture à une livre de sirop de sucre; mais le mélange n'est jamais aussi exact.

Le sirop d'ipécacuanha est un médicament incisif, pectoral, à petite dose comme un à deux gros; il devient vomitif, donné à la dose de trois à six gros.

Sirop de gomme ammoniaque.

Prenez : *gomme ammoniaque*, très-belle, une once.

Concassez et faites fondre à une douce chaleur dans,

vin blanc ordinaire, quatre onces.

Passez avec expression à travers un linge serré.

Ajoutez,

sucre en pain, huit onces.

Faites fondre au bain-marie, et laissez refroidir pour l'usage.

Ce sirop est très-usité contre la coqueluche; on en fait prendre une petite cuillerée à café en divers temps de la journée.

Sirop de tolu.

On a encore employé divers procédés pour avoir ce produit. Voici entre tous le plus usité; il me paraît préférable aux autres.

Prenez : *teinture de tolu*, une once.
Sucre blanc, vingt onces.
Eau, dix onces.

Opérez comme il a été dit pour le sirop d'*ipécacuanha*.

C'est un béchique vulnéraire très-employé à dose variable dans les potions, les loochs, sur la fin des catarres.

Sirop de sulfure de potasse, de Willisius.

Prenez : *sulfure de potasse*, deux onces.

Concassez et laissez macérer pendant vingt ou trente heures dans,

vin blanc, trois livres.

Passez et ajoutez,

sucre blanc, deux livres.

Faites fondre et laissez évaporer au bain-marie, jusqu'en consistance de sirop.

On peut observer ici que les proportions du sucre ne sont point suffisantes pour se contenter d'une simple solution; c'est ce qui oblige à diminuer le liquide par l'évaporation.

Sirop de Belet.

Ce composé présente tant de diversité dans sa nature comme dans sa préparation, qu'il y aurait trop à dire si nous voulions rapporter les dissertations auxquelles il a donné lieu. Il a pour base un sel de mercure qui peut être un acétate ou un nitrate, et plus souvent un mélange de ces deux sels; on a cherché à y suppléer; et des divers moyens employés pour cela, voici le plus accrédité; il porte le nom de son auteur qui est M. Bouillon-Lagrange.

Prenez : *nitrate de mercure* très-pur, un gros et demi.

Ether nitrique rectifié, demi-gros.

Sirop de *sucre blanc*, une livre.

On commence par faire dissoudre le sel de mercure dans très-peu d'eau distillée; on y ajoute l'éther et ensuite le sirop pour avoir un mélange exact. On ne peut empêcher que la liqueur se trouble bientôt, ce qui est dû à la décomposition partielle du nitrate.

Le *sirop mercuriel*, dit de Belet, est très-employé comme antisiphylitique à la dose de quatre à six ou huit gros par jour, dans un verre de lait ou d'une solution gommeuse.

Sirop diacode ou d'opium.

C'est un des sirops les plus actifs et aussi l'un de ceux dont la préparation a le plus varié. On l'a d'abord préparé avec les têtes de pavots; mais celles-ci, tantôt mises en macération, quelquefois en infusion, plus souvent en décoction, donnaient, selon les cas, plus ou moins de leur extractif.

Ajoutez qu'on ne s'accordait pas pour savoir si on devait prendre les têtes de pavots en nombre ou en poids, ce qui est pourtant bien différent.

Il est un procédé plus simple et plus correct, par

lequel on est sûr d'obtenir un sirop plus régulier dans son action ; le voici :

Prenez : *extrait muqueux d'opium*, trente-deux grains.

Dissolvez dans très-peu d'eau et ajoutez,

sirop de sucre, une livre.

Par ce moyen on sait mieux apprécier la quantité de partie active que contient chaque once de sirop, on se comporte en conséquence.

On emploie ce sirop comme un très-bon calmant, à la dose d'un à quatre gros, dans des potions appropriées.

On lui a reproché, mais à tort, d'avoir quelque chose de vireux, qui n'existe point dans celui qui est fait avec les têtes de pavots ; ce défaut ne peut pas exister quand l'extrait employé a été bien préparé.

A la suite des sirops simples se présentent les sirops composés ; leur préparation, comme nous le verrons pour chacun d'eux, ne diffère point de celles des sirops étudiés ; c'est encore une solution de sucre dans un liquide, mais lequel participe de plusieurs parties solubles ; il est de ces sirops dont l'usage est très-répandu : nous allons en faire connoître la composition.

Sirop antiscorbutique.

Prenez : feuilles récentes
— de *cochléaria*. . . . } de chaque, trois livres.
— de *beccabunga*. . . . }
— de *cresson* de fontaine. . }
Racine de *raifort sauvage*. . . }
Oranges amères, N.° 8.
Cannelle fine, douze gros.

Coupez grossièrement ces substances d'abord privées de toutes parties étrangères ou altérées; mettez dans un bain-marie avec ,

vin blanc , douze livres.

Distillez pour obtenir le quart de ce liquide : d'une autre part, jetez sur un linge serré ce qui reste dans le bain-marie pour avoir une liqueur colorée contenant l'extractif des plantes.

On destine ces deux produits à la confection du sirop, et c'est bien, puisqu'on réunit ainsi les parties volatiles aux parties fixes; mais la manière dont on dirige leur emploi est variable, et nous porte à faire ici quelques observations.

Il est d'usage de faire deux sirops qu'on mêle avec agitation pour n'en former qu'un, et alors on fait fondre à une douce chaleur dans la liqueur distillée le double en poids de sucre en pain. Quant au second liquide, on y fait fondre de la cassonnade blanche pour clarifier le tout ensemble avec des blancs d'œufs, et faire cuire ensuite en consistance de sirop : c'est un inconvénient, parce qu'on enlève par l'albumine une grande quantité de l'extractif.

Il est préférable de laisser reposer, de décanter ou de passer par la chausse, le liquide non distillé, pour l'avoir autant clair que possible, et mêler au produit de la distillation; on y fait fondre le sucre blanc, ou encore en tolérant la préparation des sirops à part l'un de l'autre, faudrait-il clarifier séparément la cassonnade pour avoir un sirop de sucre très-cuit, auquel on ajouterait le liquide coloré, par ce moyen l'extractif ne serait ni altéré ni diminué.

Le sirop antiscorbutique est d'un grand usage

contre le scorbut et le scrophule : on en fait prendre, pur, une cuillérée à café, une ou plusieurs fois le jour entre les repas.

Sirop d'althœa de Fernel.

Prenez : racine de *guimauve*, deux onces.

— de *chiendent*. . . .		
— d'*asperge*. . . .	}	de chaque, demi-once.
— de *réglisse*. . . .		

Sommités de *guimauve*. . . .		
— de *mauve*. . . .		
— de *pariétaire*. . . .	}	de chaque, une once.
— de *pimprenelle*. . . .		
— de *plantain*. . . .		
— de *capillaire*. . . .		

Raisin de *caisse*, demi-once.

On ratisse les racines de guimauve et de réglisse, on se borne à frotter les autres dans un linge rude; on les coupe toutes en petits morceaux pour faire bouillir pendant une demi-heure dans,

eau, six livres.

Après quoi, on ajoute les plantes et les raisins; on prolonge l'ébullition comme ci-dessus; on verse le tout bouillant dans un pot; ce n'est qu'après le refroidissement qu'on passe le liquide à travers un linge serré pour l'avoir très-clair, et y faire fondre à une douce chaleur le double en poids de sucre en pain.

Ce sirop est très-recherché comme diurétique; on le donne d'une à trois onces dans les potions et tisanes.

Sirop de chicorée avec la rhubarbe.

Prenez : racine de *chicorée sauvage*, quatre onces.

— de *pissenlit*. . . .	de chaque,
— de *chiendent*. . . .	douze gros.

Faites bouillir pendant une demi-heure dans

eau, dix livres.

Versez bouillant dans un pot où l'on aura mis d'avance,

feuilles concassées de *chicorée sauvage*.	de chaque,
— de *fumeterre*.	trois onces.
— de *scolopendre*.	

Cuscute, quatre gros.

Baies d'*alkékenge*, deux onces.

Couvrez le vase et le placez sur de la cendre chaude pour entretenir l'infusion pendant quelques heures.

D'un autre côté faites infuser de la même manière,

Rhubarbe choisie, six onces.

Cannelle fine.	de chaque,
Santal citrin.	quatre gros.

Dans,

eau bouillante, deux livres.

Les infusions étant faites, passez-les à travers un linge serré, pour avoir par le repos et la décantation des liquides clairs, limpides, qu'on peut mêler pour y faire fondre au bain-marie le double en poids de sucre en pain.

Quelques auteurs conseillent de clarifier le premier liquide avec la cassonnade et le blanc d'œuf, pour faire cuire ensuite en consistance de sirop; mais on voit se reproduire ici les inconvéniens déjà indiqués en d'autres circonstances semblables. Ce premier sirop étant ainsi fait, on le mêle au second, résultant toujours d'une simple solution de sucre blanc dans l'infusion de rhubarbe, de cannelle et de santal. Quelques pharmaciens font entrer du séné dans ce sirop; c'est alors dans la proportion de quatre onces, et on l'ajoute aux matières de la seconde infusion.

Le sirop de chicorée est un doux purgatif, que l'on donne surtout aux jeunes enfans pour leur tenir le ventre libre; la dose varie d'un à plusieurs gros, mêlé à partie égale d'huile d'amandes douces.

Sirop de Cuisinier.

Prenez : *salsepareille*, deux livres.
Faites bouillir pendant une heure dans,
eau, vingt livres.
Passez et faites évaporer jusqu'à ce qu'il ne reste plus que deux livres de décoction.
D'autre part,

Prenez : fleurs de *bourrache*. . .	de chaque, deux onces.
— de *buglosse*. . .	
— de *roses* blanches. .	
Séné.	
Semence d'*anis*.	

Concassez ces substances, mettez dans un pot avec *eau* bouillante, deux livres.

Prolongez l'infusion pendant deux heures.
Passez, ensuite réunissez ce liquide au précédent, pour y faire fondre le double en poids de sucre blanc.
On a proposé, mais à tort, de faire pour ce sirop ce que

que nous avons dit qu'on devait éviter pour les précédens; c'est la clarification de la cassonnade avec l'un des liquides actifs.

Sirop de pommes composé.

Prenez : *séné* de la palte, huit onces.

Semence de *fenouil*, une once.

Gérofle, un gros.

Concassez grossièrement ces substances, mettez dans un pot avec,

eau bouillante, deux livres.

Prolongez l'infusion pendant quelques heures à l'aide d'une douce chaleur.

D'un autre côté,

Prenez : *pommes de reinette* grises, quantité suffisante pour avoir,

suc dépuré, quatre livres.

Bourrache.

Buglosse.

Quantité suffisante pour avoir de chaque,

suc dépuré, trois livres.

Réunissez ces liquides filtrés, et faites évaporer à une douce chaleur pour réduire le tout à deux livres.

Ajoutez ensuite au produit de l'infusion, et passez à travers un drap de laine.

C'est ce liquide composé qui doit servir à faire le sirop; il suffit pour cela d'y faire fondre le double en poids de sucre blanc.

On a conseillé divers autres procédés plus économiques; mais, sous d'autres rapports très-inférieurs à ce dernier, ce qui nous dispense de les rapporter ici.

Le sirop de pommes composé est très-usité comme

doux purgatif, et pouvant remplacer au besoin celui de chicorée; on le donne aux mêmes doses.

Sirop de roses composé.

Prenez : *roses* pâles, quatre livres.

Faites infuser pendant deux ou trois heures dans, *eau* de rivière, huit livres.

Passez ensuite, et faites chauffer à 60°, pour y faire infuser au bain-marie pendant plusieurs heures les substances suivantes, qu'il faut d'abord concasser grossièrement, savoir :

Feuilles de *séné* mondé, quatre onces.
Agaric blanc, deux onces.
Semence d'*anis*, quatre gros.
Gingembre, deux gros.
Tartre blanc, quatre gros.

L'infusion étant faite, tirez à clair pour y faire fondre à une douce chaleur le double en poids de sucre blanc.

On a rendu plus compliquée la préparation de ce sirop, en conseillant de le faire avec de la cassonnade qu'il fallait clarifier; si cette addition peut être tolérée, ce n'est tout au plus qu'en faisant un sirop de sucre très-cuit pour l'ajouter à la solution active, dans une proportion telle, qu'on ne soit point obligé de soumettre la masse à l'ébullition pour avoir une cuisson convenable, car on perdrait les parties volatiles des plantes.

Ce sirop est encore un doux purgatif, qu'on peut donner de quelques gros à une once pour les jeunes sujets.

Sirop des cinq racines.

Prenez : racine de *persil*. . . .	de chaque, quatre onces.
— de *petit houx*. . .	
— d'*asperge*. . . .	

Ces racines étant coupées menues, on les fait bouillir pendant une demi-heure dans,

eau de rivière, six livres.

Après quoi on ajoute :

Racine d'*âche*.	de chaque, quatre onces.
— de *fenouil*.	

Pour ne prendre que trois ou quatre bouillons. Versez le tout dans un pot, et laissez refroidir lentement.

Passez, pour avoir un liquide clair, auquel on doit ajouter le double en poids de sucre pour en faire un sirop.

On clarifie quelquefois cette décoction avec la cassonnade ; c'est mal, parce qu'on est ensuite obligé de pourvoir à l'évaporation du liquide.

Le sirop des cinq racines est un très-bon apéritif, que l'on donne dans les potions et tisanes de quelques gros à une ou deux onces.

Sirop de stœchas composé.

Prenez : fleurs de *stœchas* en épi, trois onces.

Sommités fleuries de *thym*. . .	de chaque, une once et demie.
— de *calament*. .	
— d'*origan*. . .	
— de *sauge*. . .	de chaque, demi-once.
— de *bétoine*. . .	
— de *romarin*. .	

Semences de *rue*, deux gros.

— de *pivoine* mâle.	de chaque, trois gros.
— de *fenouil*.	
Cannelle.	de chaque, deux gros.
Gingembre.	
Calamus odorant.	

Toutes ces substances étant séches et concassées, mettez-les dans un bain-marie avec,

eau, six livres.

Laissez macérer pendant vingt-quatre heures, et distillez pour avoir douze à seize onces de produit.

D'autre part, versez sur un linge ce qui reste dans le bain-marie, pour avoir un liquide clair, lequel réuni au premier doit servir à faire un seul sirop par l'addition du double en poids de sucre en pain.

On prescrit, mais à tort, de se comporter comme pour le sirop antiscorbutique. *Voyez* ce que nous avons dit à cette occasion, page 221.

Le *sirop de stœchas* est un béchique vulnéraire, qui convient sur la fin des rhumes; on le donne seul à la dose d'une cuillerée à café, trois ou quatre fois le jour, mais plus souvent uni à des potions appropriées.

Sirop d'érysimum composé.

Prenez: *orge* entière.	de chaque, deux onces.
Raisins de caisse.	
Racine de *réglisse*.	
Bourrache.	de chaque, six onces.
Chicorée.	

Erysimum récent, trois livres.

Racine d'*aunée*. . . . . — de *tussilage*.	de chaque, deux onces.
Capillaire Canada. . . . . . . Sommités de *romarin*. . . . . . — de *stœchas*.	de chaque, demi-once.

Semence d'*anis*, six gros.

Fleur séches de *violette*.. . . . . — de *bourrache*. . . . . de *buglosse*.	de chaque, deux gros.

Il faut laver l'orge dans de l'eau chaude, pour en séparer la partie âcre; cela étant fait, on réunit cette substance à toutes les autres, qui sont supposées bien choisies, nettoyées, concassées grossièrement; on les soumet à une macération de 24 heures, avec,

eau de rivière, huit livres.

Pour distiller ensuite et se comporter du reste absolument comme il a été dit pour le sirop précédent.

Le *sirop* d'*érysimum* est béchique, mais moins stimulant que le sirop de *stœchas* : on l'emploie à plus forte dose dans les mêmes circonstances.

Sirop de Glauber.

Nous signalerons ici un sirop d'une nature très-différente de celle des sirops précédens; son action est douteuse ou peu marquée, surtout pour les cas particuliers, on en prescrit l'usage : en voici la formule.

Prenez : fleurs argentines d'*antimoine* porphyrisées, demi-gros.

Faites bouillir pendant quelques minutes dans,

eau distillée, dix onces.

Filtrez et ajoutez :

Sucre blanc, une livre.

Faites fondre au bain-marie, et passez pour l'usage. On en donne d'une à deux onces dans les potions appropriées.

Sirop de Karabé.

Prenez : sirop d'*opium*, huit onces.

Huile volatile de *succin*, six gouttes.

Mêlez exactement pour l'usage qui est très-analogue à celui d'opium simple : on le donne dans les mêmes cas, et aux mêmes doses.

Sirop de choux rouges.

C'est un des bons sirops que nous ayons; sa préparation offre des variétés. Il peut être fait avec l'eau distillée aromatique de cette plante, ou par le suc exprimé; mais il est d'usage d'opérer comme il suit.

Prenez : feuilles de *choux rouges* coupées menu, trois livres.

Eau bouillante, une livre.

Faites digérer à une douce chaleur, pendant douze heures, puis exprimez pour avoir un suc, lequel passé à travers une étamine serrée, est ordinairement assez clair; faites y fondre au bain-marie trente onces de sucre par livre, pour avoir un sirop vanté comme béchique, vulnéraire, et propre contre les catarres chroniques: on le donne seul à la cuiller, à la dose d'une à quatre onces par jour, en un très-grand nombre de fois; on en fait entrer aussi dans les tisanes et potions.

Sirop magistral astringent.

Prenez : *santal citrin*.	}	de chaque,
Cannelle.	}	deux gros.

Mettez dans un bain-marie, avec :

Décoction de *plantain*, deux livres.

Roses rouges, deux onces.

Eau de roses, huit onces.

Laissez macérer pendant vingt-quatre heures ; distillez ensuite pour obtenir six à huit onces de produit. D'autre part,

Prenez : *rhubarbe* de Chine, une once et demie.

Écorce de *myrobolan* citrin, une once.

Fleurs de *grenadier*, une once.

Concassez ces substances, et les faites digérer pendant quelques heures avec,

eau bouillante, deux livres.

Passez avec expression, et ajoutez :

La décoction restée dans le bain-marie, après la distillation déjà faite, plus :

Suc de *berberis*. . . . . } de chaque,
— de *groseille*. . . . . . . } quatre onces.

Abandonnez cette masse de liquide à elle-même, pendant un ou deux jours, filtrez alors, mêlez au produit de la filtration le liquide distillé, et faites fondre dans le tout au bain-marie le double en poids de sucre blanc.

Ce procédé est fondé sur les principes que nous avons adoptés et décrits, en traitant des sirops en général ; il diffère de celui trop communément suivi, lequel, plus économique, consiste à clarifier de la cassonnade avec les deux produits liquides provenant, l'un, du résidu fixe de la distillation, l'autre, résultant de la digestion des matières dans l'eau bouillante : clarification qui tend toujours, comme nous l'avons dit, à enlever aux solutions une grande partie de ce qu'elles ont d'actif.

Dans le cas où l'on emploie la cassonnade, on se trouve réduit à la nécessité de faire à part un sirop avec le sucre en pain et le produit de la distillation, se réservant de réunir celui-ci au premier. On voit assez qu'il est mieux de traiter par un même moyen tous les liquides destinés à la composition de ce médicament.

Le sirop magistral astringent est très-actif; on le donne à la dose de quelques gros, à une ou deux onces, rarement seul, mais mêlé à des liquides appropriés.

Des miels médicinaux.

Ce sont des espèces de sirops préparés avec le miel; ils ne se conservent pas aussi long-temps; il est bien de n'en préparer que relativement à la consommation présumée pendant quelques mois.

Quelque pur que soit le miel, il tend toujours à la fermentation, et son odeur, son goût, ont quelque chose de particulier, qui le font reconnaître.

L'état variable des miels empêche qu'on puisse ajouter, comme pour le sucre, des quantités précises dans les liquides employés; aussi faut-il toujours s'occuper de rechercher par l'ébullition, la cuite des miels médicinaux, avec des précautions que nous indiquerons en temps convenable.

La cuite des miels dont nous parlons se reconnaît à ce que le liquide présente un peu plus de consistance que les sirops ordinaires, et qu'ils pèsent un tiers plus que l'eau distillée.

De même qu'on fait un simple sirop de sucre ou de cassonnade clarifiée, de même aussi on fait un simple sirop de miel, ainsi qu'il suit :

Prenez : *miel* blanc, quatre livres.

Délayez dans,

eau, une livre.

Faites prendre un bouillon, enlevez la première écume, et passez le liquide à travers une étamine, puis laissez refroidir.

S'il arrive qu'on opère sur du miel moins pur, on peut mettre plus d'eau, on enlève une plus grande quantité d'écume; on passe et l'on fait ensuite bouillir pour réduire en consistance convenable; si, enfin, le miel est très-impur, on peut le clarifier au blanc d'œuf.

Le miel a été traité par le charbon, dans l'intention de lui enlever son odeur, que beaucoup de personnes ont peine à supporter : ce procédé se trouvera consigné dans mon *Cours de chimie.* On ne recherche point cette sorte de dépuration pour les miels pharmaceutiques; c'est ce qui nous dispense d'en parler ici.

Les miels médicinaux peuvent jouir de propriétés bien différentes, et sont en conséquence employés diversement, ils peuvent être tous laxatifs; il en est qu'on n'emploie qu'en lavemens, d'autres dans les gargarismes.

Voyons les composés de miel qui sont les plus usités.

Miel de mercuriale.

Prenez : suc dépuré de la plante *mercuriale*.	de chaque, quatre livres.
Miel blanc ferme..	

Faites chauffer et bouillir jusqu'en consistance convenable; écumez et passez par une étamine; c'est un très-bon laxatif, qu'on fait entrer d'une à quatre onces dans les lavemens.

Il est un autre *miel de mercuriale* moins composé, appelé improprement *sirop de longue vie ;* en voici la formule.

Miel ou sirop de longue vie.

Prenez : suc dépuré de *mercuriale*. } de chaque, deux livres.
— suc de *bourrache*. . . .
— de *buglosse*. . .

Racine d'*iris* nostras, une once.
— de *gentiane*, deux onces.

Miel blanc, trois livres.

Vin blanc, douze onces.

On commence par faire macérer les racines dans le vin blanc.

D'autre part, on fait liquéfier le miel dans les sucs de plantes, on enlève la première écume, et l'on passe à travers une étamine, pour faire ensuite évaporer jusqu'à ce qu'on ait une consistance plus grande que celle ordinaire, afin de pouvoir y ajouter le vin d'iris et de gentiane.

Le sirop ou miel de mercuriale composé, est un très-bon dépuratif, dont on prend une cuillerée à bouche, deux fois le jour entre les repas ; on en conseille l'usage, surtout aux jeunes enfans qui paraissent disposés au scrophule.

On ajoute quelquefois à ce composé :

Séné mondé, deux onces.

Il en résulte une action légèrement purgative, qui n'en fait point varier l'emploi.

Miel anthosat ou de romarin.

Prenez : fleurs récentes de *romarin*, huit onces.

Feuilles de la même plante, quatre onces.

Ecrasez dans un mortier de marbre, et mettez dans un pot, pour y ajouter :

Miel dépuré encore bouillant, une livre et demie.

Faites infuser pendant plusieurs heures, passez ensuite pour avoir un liquide clair.

Miel rosat, aussi nommé rhodomel.

Prenez : calices de *roses*, une livre.

Faites un forte décoction dans,

eau de rivière, quatre livres.

Versez bouillant dans un pot, sur,

Roses rouges séches, une livre.

Prolongez l'infusion pendant douze heures; passez et ajoutez huit livres de miel fondu dépuré; faites bouillir s'il y a lieu, pour avoir une consistance convenable, laissez reposer et décantez pour l'usage.

On conseille, mais à tort de clarifier le tout avec des blancs d'œufs; ce procédé n'est pas plus tolérable pour ce composé, que pour les sirops dont nous avons parlé; car on diminue, par ce moyen, l'astringence des substances employées.

Le miel rosat n'est recherché que pour la préparation des gargarismes ; il entre de quatre à douze gros sur quatre onces de liquide.

On peut aussi l'employer seul pour toucher les aphtes; on en augmente souvent l'action, en y ajoutant par once quelques gouttes d'acide sulfurique.

Miel violat.

Prenez : fleurs de *violettes* récentes, deux livres.

Faites infuser dans,

Eau bouillante, huit livres.

Prolongez l'infusion pendant six heures, passez et ajoutez :

Miel blanc dépuré, six livres.

Faites évaporer à une douce chaleur, pour avoir la consistance sirupeuse.

Le miel violat est peu employé ; c'est pourtant un très-bon laxatif : on en peut faire entrer d'une à quatre ou six onces, dans les lavemens.

Miel scillitique.

Prenez : squammes rosées de *scilles* séches, deux onces.

Concassez, faites infuser pendant douze heures, dans, *eau* de rivière, une livre et demie.

Passez ensuite, et ajoutez,

miel blanc dépuré, une livre et demie.

Faites bouillir pour la cuisson.

Ce miel est incisif; il est très-recherché contre la pituite, les catarres anciens; on peut le donner seul, mais il est plus ordinaire de l'ajouter aux potions; la dose est de quelques gros à une once, en plusieurs fois dans le jour.

Oximel simple.

Prenez : *vinaigre* blanc, huit onces.

Miel de Narbonne, une livre.

Faites liquéfier à une douce chaleur; enlevez l'écume, et laissez cuire à un feu doux, pour avoir la consistance désirée.

Ce composé est encore plus incisif que le précédent; on le donne à moindre dose, et dans les mêmes cas.

Oximel scillitique.

Prenez : *vinaigre* scillitique. . . } de chaque,
Miel. . . . . } partie égale.

Faites comme dessus.

L'oximel scillitique est un puissant excitant, recherché dans tous les cas d'hydropisie, contre l'asthme, les catarres chroniques, etc.; on en donne d'un à quatre gros dans des potions appropriées, il peut produire le vomissement, il faut le savoir, et se comporter en conséquence.

On a aussi préparé un *oximel colchique,* aux mêmes doses, et à la manière du précédent; c'est un médicament dangereux, il est utile d'en abandonner l'usage avec d'autant plus de raison, qu'il est très-bien remplacé par l'oximel scillitique.

Maintenant que nous avons terminé l'étude des diverses solutions, et des produits accessoires auxquels elles donnent lieu, nous allons traiter d'un autre ordre de médicamens que nous présentons sous le titre de *mixtion ;* il s'y trouve un très-grand nombre d'individus entre lesquels beaucoup mériteront de nous occuper très-particulièrement.

De la mixtion.

C'est la réunion de substances dont on ne recherche que le mélange; cependant il se peut qu'à la longue il se manifeste une réaction, et qu'il en résulte plus qu'il semblait nécessaire ; il y a même quelquefois de véritables combinaisons, dont on ne connaît point le terme, ce qui empêche de classer rigoureusement les produits qui en résultent.

On dit que la mixtion est *simple ,* quand il n'y a pas

d'action sensible entre les corps réunis ; on dit qu'elle est *compliquée* dans le cas contraire.

On réunit en divers groupes et sous des titres différens les produits de la mixtion ; nous allons en traiter successivement par ordre de simplicité.

Des espèces.

On entend ainsi la *réunion de substances sèches*, comme racines, feuilles, fleurs, fruits, etc., pour servir à des usages qui peuvent beaucoup varier; mais le plus souvent on s'en sert pour la formation des tisanes, apozèmes, etc.

On appelle encore *espèces*, l'ensemble des substances, quelles qu'elles soient, qui doivent servir à la confection d'un composé ; ainsi, on dit préparer ou disposer les espèces pour la thériaque, pour l'élixir de Garus, etc., ce qui n'a lieu qu'au moment de s'en servir, tandis que les autres peuvent être faites et conservées long-temps d'avance.

Quand on prépare ces dernières sortes d'espèces, on ne doit réunir ensemble que des matières qui peuvent être traitées par le même moyen, on peut rassembler des feuilles, des fleurs ; mais on n'y devroit pas joindre des racines, des tiges, des bois, des écorces : c'est sous ce point de vue qu'on a tort de pratiquer, sous le nom d'*espèces sudorifiques*, la réunion du gayac, de la squine, du sassafras et de la salsepareille, car entre ces corps, il en est qui ne doivent subir que l'infusion, d'autres veulent une longue ébullition ; enfin, l'un d'eux, le gayac, demande préalablement la macération. Or, l'ensemble de ces substances, ne pouvant point être traité par un même moyen de solution, il devient inutile ou même nuisible de l'avoir formé.

Il est une sorte d'espèces béchiques, qui offre la même imperfection ; il y entre des dattes, figues, jujubes, fleurs de mauve et de violettes ; on conçoit qu'il vaudrait mieux avoir les fruits à part, pour les faire bouillir, et verser la décoction dans un pot sur les fleurs.

Si on ne prépare les espèces que pour une seule dose, il est indifférent de diviser plus ou moins les substances, mais quand la masse doit servir pour plusieurs fois, comme il arrive dans les officines où on les a en provisions, il est important que les matières soient à peu près et autant que possible d'égale grosseur, en ramenant par la division mécanique les plus volumineuses à l'état des plus petites, afin que le mélange soit plus exact, et que prenant une partie de la masse, on puisse enlever une égale quantité de chaque substance : d'après ce qui vient d'être dit, on voit qu'il serait inconvenant de mêler des matières grossières avec les poudres.

Quant à la réunion de substances toutes pulvérulentes, elle donne un produit différent qui constitue les poudres composées dont nous parlerons ailleurs.

On peut varier les espèces à l'infini, tant par le nombre des substances que par leurs proportions ; mais il est en peu d'officinales : nous allons les indiquer us les noms qui en rappellent les principales propriétés.

Espèces sudorifiques.

Nous devrions n'en point parler, en considérant l'inconvénient déjà indiqué de réunir toutes ces substances ensemble ; nous ne les offrons que pour établir la proportion des matières qui les composent.

Prenez : *gayac* râpé, demi-once.

Squine. . . . . } de chaque, six gros.
Salsepareille. . . . . . . }

Sassafras, un gros.

Cette quantité est dans les cas ordinaires pour une pinte d'eau.

Espèces apéritives.

Prenez : racine d'*asperge*. . . . } de chaque, une livre.
— de *petit-houx*. . }
— de *persil*. . . . }
— de *fenouil*. . . }

Coupez menu et mêlez : la dose est d'une à deux onces par pinte d'eau.

Espèces émollientes.

Prenez : feuilles de *mauve*. . . } de chaque, une livre.
— de *guimauve*. . }
— de *bouillon* blanc. }
— de *mercuriale*. . }
— de *violier*. . . }

Coupez grossièrement et mêlez pour l'usage.

Ces plantes émollientes ne servent guère que pour faire des fomentations, et alors on en met une poignée par pinte d'eau.

Il existe une autre sorte d'*espèces émollientes* formée de racines, et qu'on emploie le plus souvent pour tisane.

Les voici :

Prenez :

Prenez : racine de *guimauve*. . . } de chaque, six onces.
— de *consoude*. . .
— de *bardane*. . .

Coupez menu et mêlez pour en user à la dose d'une à deux onces par pinte.

Espèces vermifuges.

Prenez : *mousse* de Corse, trois onces.
Coraline blanche, une once.
Fleur de *matricaire*. . . . . . } de chaque, une once.
— de *tanaisie*. . . . . .
Semen contra, une once.

Coupez les quatre premières substances très-menues pour mêler à la cinquième, qui est naturellement très-divisée.

Employez à la dose d'un à quatre gros en infusion dans une livre d'eau.

Espèces pectorales.

Prenez : fleurs de *coquelicot*. . . } de chaque, deux onces.
— de *tussilage*. . .
— de *violette*. . .
— de *pied de chat*. .
— de *molène*. . . .

Mêlez pour l'usage en infusion ; dose très-variable.

Espèces astringentes.

Prenez : racine de *tormentille*. . } de chaque, une once.
— de *bistorte*. . .
— de *polypode*. . .

Coupez menu et mêlez ; la dose est seulement de

deux à six ou huit gros par pinte pour tisane, mais en augmentant selon les circonstances.

Espèces vulnéraires.

Prenez : *menthe* sauvage.
— crépue.
— poivrée.

Pouliot.
Lavande.
Origan.
Feuilles de *pervenche.*
— de *sanicle.*
— de *véronique.*
— de *bugle.*
— de *pied de lion.*
— de *langue de cerf.*
— de *capillaire* du Canada.
— polytric.
— de Montpellier.
— de *pulmonaire.*
— d'*armoise.*
— de *bétoine.*
— de *verveine.*
— de *scrophulaire.*
— d'*aigremoine.*
— d'*hyssope.*
— de *basilic.*
— de *fenouil.*
— de *sariette.*
— de *thym.*
— de *mélisse.*
— de *petite sauge.*
— de *grande sauge.*
— de *romarin.*
— de *calament.*
— de *serpolet.*
Fleurs de *pied de chat.*
Sommités de *centaurée.*

De chaque, quatre livres.

Coupez grossièrement, et mêlez pour employer en infusion à la dose d'une forte pincée dans une pinte d'eau.

On fait beaucoup varier la composition des *espèces vulnéraires*, et chacun prétend en avoir la vraie recette; nous donnons celle-ci pour être la plus répandue, et jouissant de propriétés très-remarquables, qui en font rechercher l'emploi dans un grand nombre de circonstances. Quelques personnes en abusent; il en résulte une vive excitation des voies digestives qu'il faut traiter ensuite par des moyens contraires.

Espèces carminatives.

Prenez : semences d'*anis*. . . .		
— de *coriandre*. .	de chaque, quatre onces.	
— de *fenouil*. . .		
— d'*angélique*. .		
— de *carvi*. . .	de chaque, une once.	
— de *cumin*. . .		

Mêlez pour l'usage; ne concassez qu'au moment de vous en servir.

On emploie ces espèces en infusion à la dose d'un à quatre gros par pinte d'eau : on en fait aussi des teintures alcooliques par macération et des liqueurs par distillation.

Fleurs carminatives.

Prenez : fleurs de *matricaire*. . .	de chaque, une once.
— de *camomille* romaine.	
— de *mélilot*.	
— de *millepertuis*. . .	

Coupez et mêlez pour employer à la dose d'une forte pincée en infusion dans une livre d'eau.

On en fait peu d'usage, parce que les *espèces carminatives* précédentes, plus fréquemment employées, les remplacent très-bien pour l'action.

Espèces aromatiques.

Prenez : feuilles de *laurier* franc. .	de chaque, huit onces.
— de *sauge*. . . .	
— de *romarin*. . .	
— de *menthe* sauvage.	
— d'*origan*. . . .	
— de *serpolet*. . .	

Coupez grossièrement pour l'usage, qui est de former des bains, lotions ou fomentations.

Fleurs cordiales.

Prenez : fleurs de *buglosse*. . . .	de chaque, une once.
— de *bourrache*. . .	
— de *violettes*. . .	

Réunissez pour l'usage ; on s'en sert en infusion. L'action est peu grande.

Il serait mieux de réunir sous ce titre des fleurs aromatiques prises dans les labiées, les ombellifères, etc.

Des poudres composées.

Ce sont des mélanges de substances pulvérulentes qui ne nous offrent que peu de choses à dire, parce que nous avons déjà traité de la pulvérisation.

On a mis en question si, pour faire une poudre composée, on pouvait se contenter de piler ensemble quelques substances, ou bien s'il était préférable de faire chaque poudre à part pour les mêler ensuite. Ce dernier procédé paraît être le meilleur, parce qu'il fait supposer que chaque matière a reçu pour sa pulvérisation tous les soins qu'elle exige. D'un autre côté, cette manière d'opérer semble être impraticable pour les cas où on fait entrer des substances molles dans ces poudres composées; mais c'est une imperfection que ces sortes d'additions, et elles sont rares.

En admettant même que l'on puisse piler ensemble toutes les substances, il est difficile de joindre des corps mous ou humides, sans nuire à ceux qui sont secs, si ce n'est précisément pour obtenir une poudre convenable, c'est au moins pour sa conservation, car elle tend davantage à se moisir. Le même inconvénient a lieu quand on ajoute volontairement à la masse à pulvériser, quelques gouttes d'eau ou quelques amandes, sous le prétexte de fixer les parties pulvérulentes les plus déliées qui tendent à s'échapper du mortier. De sorte qu'on peut regarder comme indispensable de toujours former les poudres composées par la simple réunion des poudres simples.

Pour pratiquer cette réunion, il faut agir dans un mortier, ayant le soin d'y mettre d'abord les substances d'un moindre volume, pour n'ajouter que peu à peu celles plus abondantes; on agite avec le pilon, jusqu'à ce qu'on ait un mélange exact, un tout homogène, d'une même nuance, et qu'on a encore le soin de passer une ou deux fois à travers un tamis peu serré, pour triturer de nouveau le résidu, s'il y a lieu, et le mêler au restant, comme il a été dit.

Il existe quelques poudres composées officinales; mais on ne doit les préparer qu'en petite quantité, car elles s'échauffent en vieillissant, et changent de propriétés.

En général, on doit conserver les poudres à sec, dans des bocaux bien bouchés et placés à l'ombre.

Voici les poudres composées qui sont le plus accréditées.

Poudre capitale Saint-Ange.

Prenez : feuilles d'*asarum*, trois onces.

Racine d'*ellébore* blanc, un gros.

Mêlez, pour en faire prendre une pincée de temps en temps à la manière du tabac.

Poudre sternutatoire.

Prenez : feuilles d'*asarum*, deux gros.

— de *marjolaine*. .	de chaque, un gros.
— de *bétoine*. . .	
Fleurs de *muguet*.	

Mêlez pour avoir une poudre grossière, faites-en usage comme ci-dessus.

Poudre hydragogue.

Prenez : *jalap* pulvérisé, deux gros.

Méchoacan pulvérisé, un gros.

Gomme gutte, dix-huit grains.

Cannelle.	de chaque, un gros.
Rhubarbe.	
Feuilles de *soldanelle*.	
Semences d'*hiéble*.	
— d'*anis*.	

Mêlez exactement pour l'usage; on en fait prendre à la dose de quelques grains, jusqu'à un gros par jour. C'est un drastique très-employé dans les maladies de la peau et contre les hydropisies.

Poudre de Guttète.

Prenez : *guy* de chêne. . . . . .
Racine de *dictame* blanc. . . . } de chaque, demi-once.
Pivoine. . . . .
Semence de *pivoine* mâle. . . .

— d'*atriplex*. . . . . } de chaque, deux gros.
Corail rouge. . . . .

Ongle d'*élan*, que l'on pulvérise à la lime, quatre gros.

Cette poudre est très-recherchée contre les convulsions des enfans, on en donne de quelques grains à deux ou trois scrupules, en plusieurs fois.

Poudre de cornachine, ou *de tribus*.

Prenez : *diagrède*. . . . .
Tartrate acidule de potasse purifié. } de chaque, une once.
Antimoine diaphorétique lavé, ou *oxide blanc* d'*antimoine* par le nitre. . . . .

Ces poudres étant porphyrisées, chacune séparément, on les mêle avec soin.

On doit éviter que ce mélange s'humecte, parce qu'il pourrait se former de l'émétique.

La poudre de cornachine est un purgatif que l'on donne à trois scrupules, surtout dans les maladies de la peau.

Poudre antispasmodique.

Prenez : *guy de chêne*, une once et demie.

Racine de *valériane*. . . . . . .
— de *dictame*. . . . . . . } de chaque, demi-once.
— de *pivoine*.. . . . .
Ongle d'*élan*.. . . . .

Corail rouge.	de chaque, deux gros.
Succin jaune.	
Corne de *cerf*.	

Castoréum, un gros.

Cinabre factice, deux gros.

Toutes ces substances étant supposées en poudre fine, on les mêle comme il a été dit.

C'est un bon médicament, souvent employé dans l'hystérie; on en donne d'un à trois scrupules, en plusieurs fois dans le jour.

Poudre de Dower.

Prenez : *sulfate de potasse*.	de chaque, un gros et demi.
Nitrate de potasse.	
Ipécacuanha.	

Extrait muqueux d'*opium* sec, quatre grains.

Faites une poudre, et conservez pour l'usage : on y a recours dans les rhumes, les catarres anciens, à la dose de douze à trente grains par jour.

Poudre astringente.

Prenez : racine de *tormentille*. . .	de chaque, trois gros.
— de *bistorte*.	
— de *grande consoude*.	
Fleurs de *balauste*.	de chaque, deux gros.
Galle de *kermès*.	
Semences de *plantain*.	de chaque, un gros.
— de *berbéris*.	
Râpure d'*ivoire*.	

Sang de dragon, deux gros.

Mastic, un gros.

Succin. . . . .
Bol d'Arménie. . . . . de chaque, deux gros.
Terre sigillée. . . . .
Corail rouge. . . . .

Cachou purifié, vingt-quatre grains.

Extrait muqueux d'*opium*, six grains.

Mêlez selon l'art.

Cette poudre astringente est très-active ; on l'emploie avec succès, mais à dose très-variée, contre les vomissemens, les crachemens de sang, les pertes sanguines et les fleurs blanches; on y a aussi recours pour arrêter les anciens écoulemens vénériens.

Poudre d'*arum composée.*

Prenez : racine d'*arum*, deux onces.
— de *calamus*. . . . de chaque, une once.
— de *saxifrage*. . .

Pierres d'*écrevisse*, demi-once.

Cannelle fine, trois gros.

Sulfate de potasse, deux gros.

Muriate d'*ammoniaque*, six gros.

Réunissez toutes ces poudres selon l'art.

Ce composé est un stimulant, qu'il est facile de remplacer par un grand nombre d'autres.

La dose est d'un à trois scrupules par jour.

Poudre arthritique amère.

Prenez : racine de *gentiane*. . . .
— de *centaurée* mineure. .
— d'*aristoloche* ronde. . de chaque, une once.
Chamœdris. . . . .
Chamœpytis ou *ivette*. . . . . .
Sommités de *centaurée*. . . . .

Mêlez ces poudres et renfermez dans un vase bien sec ; on y a recours contre les maladies des jointures, les nodosités, etc. La dose est d'un à trois scrupules par jour.

Poudre arthritique purgative de Pérard.

Prenez : semence de *chardon blanc*. — de *carthame*. .	de chaque, une once.
Crême de tartre. . . . . *Séné* mondé.	de chaque, quatre gros.
Cannelle fine, un gros.	
Scammonée d'Alep. . . . . . . Racine de *salsepareille*. . . . . — de *squine*. . . . . . . Bois de *gayac*.	de chaque, deux gros.

Toutes ces matières étant pulvérisées chacune séparément, on les mêle exactement.

On s'en sert comme il est dit de la poudre précédente, la seule différence est dans l'action légèrement purgative.

Poudre tempérante simple.

Prenez : *crême de tartre* pulvérisée. *Sel de nitre*.	de chaque, un gros.

Mêlez exactement pour donner à la dose de six grains plusieurs fois le jour, dans un liquide approprié.

Poudre tempérante de Stahl.

Prenez : *sulfate de potasse*. . . . *Nitrate de potasse*.	de chaque, neuf gros.

Sulfure rouge de *mercure*, un gros.

Toutes ces substances étant chacune séparément en

poudre très-fine, on les mêle sur un porphyre, pour avoir un tout homogène.

La dose est petite, à cause du composé métallique, dont l'action est grande; il suffit de quatre à six ou douze grains au plus, pour obtenir des effets sensibles. On y a recours pour diminuer l'activité de la circulation dans les maladies inflammatoires.

Il est rare qu'on donne cette poudre seule, on la délaye le plus souvent dans une cuillerée de tisane: on en fait entrer dans les potions.

Poudre vermifuge.

Prenez : *rhubarbe*, un gros.

Semen contra.	de chaque, demi-gros.
Mousse de Corse..	
Racine de *fougère* mâle.. . . .	

Toutes cess substances étant réduites en poudre fine, chacune séparément, mêlez pour faire prendre la masse en trois prises, dont une chaque matin à jeun; si on y ajoute un peu de miel, il en résulte une sorte d'électuaire ou des bols; ce n'est qu'un changement de forme, qui ne fait point varier l'action du médicament.

Poudre balsamique pour fumigations.

Prenez : feuilles de *laurier*, deux onces.

Baies de *genièvre*, une once.

Encens, quatre gros.

Myrrhe.	de chaque, quatre gros.
Benjoin.	

Pilez chaque substance en poudre grossière, et mêlez pour l'usage qui est d'en jeter quelques pincées sur des charbons ardens, lorsqu'on veut changer l'odeur de l'air dans les lieux où il est impur.

Ce moyen, quoique valable, est de beaucoup inférieur aux fumigations de M. Guyton-Morveau.

Poudre pour les dents.

Prenez : *corail* rouge préparé, une once.

Crême de tartre, demi-once.

Terre sigillée, deux onces.

Mêlez ensemble ces substances, déjà en poudre, et colorez avec quantité suffisante de *laque carminée*, pour donner au tout une belle couleur rosée; aromatisez ensuite avec trois ou quatre gouttes d'une huile essentielle quelconque.

Cette poudre ne serait point ici placée, si son usage était seulement de nettoyer les dents; mais elle a aussi pour objet de raffermir les gencives dans le cas de scorbut-chronique, ce qui en rend l'action médicale.

On peut s'en servir à sec avec la brosse une seule fois le jour, ou en faire une espèce d'opiat en y ajoutant du miel, ce qui n'en change point l'emploi.

Poudre charbonneuse de Stéphens.

Prenez : semence de *carotte sauvage*. } de chaque, une once.
— de *bardane*. . . .
Fruit de *frêne* avec son enveloppe.
— de *cynorrhodon*. . . . .
— d'*aubépine*. . . . . .

L'auteur indique des soins particuliers pour décomposer ces matières et les charbonner; mais il suffit de les traiter ensemble à la cornue; on chauffe jusqu'à ce qu'il ne reste que du charbon sec; c'est le seul produit qu'on recherche; on le pulvérise pour servir ensuite à la formation des pilules savonneuses, dites de Stéphens.

Cette poudre n'est point employée seule.

Nous sommes loin de croire que la poudre charbonneuse ait des vertus médicamenteuses notables.

Il est encore des poudres composées, dont les recettes consignées dans les ouvrages anciens semblent aussi devoir prendre place dans celui-ci : nous croyons cependant très-inutile de les rapporter, parce que ces composés passés sous silence ne sont point assez accrédités ; ce sont pour le plus grand nombre des modèles d'imperfection, tant pour l'assortiment singulier des substances, que pour l'action douteuse ou variable de leur ensemble.

Mais nous terminerons la série des poudres, en indiquant la composition de celles qui sont consacrées à l'embaumement des parties animales.

Poudre pour embaumer les parties denses et musculaires d'un petit volume.

Prenez : *cannelle*.	de chaque, quatre onces.
Myrrhe.	
Laudanum.	de chaque, un gros et demi.
Benjoin.	
Gérofle.	
Muscade.	

Prenez chaque substance en poudre très-fine, et mêlez.

Il suffit pour l'usage de saupoudrer la partie charnue avec cette poudre composée ; on recommence à diverses reprises, jusqu'à ce que la dessication soit parfaite.

Poudre pour embaumer de grandes masses.

Prenez : *myrrhe*.	de chaque, quatorze onces.
Aloès.	

Bitume de Judée, une once.

Sel marin, trois onces.

Racines d'*angélique*.	de chaque, trois onces.
— d'*impératoire*.	
— de *calamus*.	
— d'*asarum*.	
— d'*iris* de Florence. . .	
— de *gingembre*.	

Bois de *sassafras*.	de chaque, deux onces.
— de *santal citrin*.	
— de *genièvre*.	
— de *rhodes*.	
— de *cèdre*.	

Sommités de *lavande*.	de chaque, une once.
— de *sabine*.	
— de *menthe*.	
— de *thym*.	
— de *romarin*.	
— de *sauge*.	
— de *stœchas*.	
— d'*absinthe*.	

Ces matières peuvent être en poudre grossière pour l'usage auquel on les destine, qui est de dessécher et de remplir les grandes cavités du corps des animaux, desquels on a d'abord enlevé les viscères ou autres parties molles.

Voici une autre poudre qu'on prépare dans la même intention, mais qui, étant beaucoup plus coûteuse, ne sert guère qu'après avoir déjà employé la précédente.

Prenez : *cannelle* de Chine. . . .	de chaque, huit onces.
— *blanche*.	
— *géroflée*. . . .	
Costus amer.	
Poivre de Jamaïque.	
— *noir*.	
Racine d'*enula campana*. . . .	
— d'*iris* de Florence. . . .	
— de *souchet long*. . . .	
— de *calamus*.	
Cloux *de gérofle*.	
Noix *muscade*.	
Myrrhe.	de chaque, trois livres.
Aloës.	
Bitume de Judée	de chaque, deux livres.
Benjoin.	
Tacamahaca.	
Laudanum.	
Oliban.	
Feuilles de *laurier*	de chaque, une livre.
— de *marjolaine*.	
— de *thym*.	

Fleurs de *lavande*, deux livres.

Faites une poudre homogène.

Employez comme ci-dessus.

Des Conserves.

On appelle ainsi tout médicament uni à un corps peut en prolonger la conservation.

Il y a des conserves liquides, molles et sèches : les

premières ont été étudiées sous le nom de sirop; voyons pour les secondes.

Des conserves molles.

On entend ainsi un produit mou résultant de l'addition du sucre en certaine proportion à une substance active, ordinairement végétale, laquelle peut être prise séche ou encore pourvue de son eau de végétation ; dans le premier cas, le sucre doit être liquéfié et converti en sirop ; dans le second, le sucre peut être ajouté sec, il est assez ramolli par l'humidité de la plante. Mais que doit-on préférer, d'une plante fraîche ou séche pour en faire une conserve?... on s'est peu entendu sur cet objet, et l'on a donné dans les extrêmes, en adoptant uniquement les plantes fraîches, parce qu'elles jouissent de plus de vertus, ou en leur préférant toujours celles desséchées, parce qu'elles ne contiennent plus que peu ou point de mucilage, dont la prompte altération donne lieu à la moisissure; mais il faut observer que pour certains corps, dont le goût et l'odeur se perdent par la dessiccation, il est indispensable de préférer l'état de fraîcheur, par exemple, le *cresson*, le *cochléaria*, etc. Quant à certains autres, comme les *roses rouges*, la *racine* d'*aunée*, etc., dont l'odeur est plus persistante, on peut les dessécher et les employer à l'état pulvérulent, c'est aussi ce qui a lieu.

Mais de quelque manière qu'on prenne les corps, de quelque manière qu'on y ajoute le sucre, faut-il opérer à froid ou à chaud? il est incontestable que la chaleur peut nuire, ainsi on doit l'éviter.

On peut faire un grand nombre de conserves molles, mais

mais il en est peu d'officinales, nous allons les indiquer.

Conserve d'aunée.

Prenez : racine d'*aunée* fraîche pulpée, passée deux fois au tamis, quatre gros.

Sucre blanc pulvérisé, une livre.

Pilez le tout ensemble dans un mortier de marbre et ajoutez,

eau de fleur d'oranger,

quantité suffisante pour avoir une masse de la consistance de miel épais.

Mettez ensuite dans un pot.

Cette conserve faite comme dessus n'est point trop âcre ; on en donne quelques gros à une once par jour : c'est un très-bon stomachique.

La conserve d'aunée est quelquefois préparée avec, racine d'*aunée* séche, pulvérisée, une once.

Sucre pulvérisé, huit onces.

On triture pour faire un mélange exact, auquel on ajoute une eau aromatique pour avoir une consistance convenable.

Ce second produit ne vaut pas l'autre.

Conserve de cochléaria.

Prenez : feuilles fraîches de *cochléaria*, une once.

Pilez avec *sucre* blanc quantité suffisante pour avoir une masse de consistance demi-molle, ou presque dure, pour la conserver long-temps, car si elle est trop liquide, elle ne tarde pas à se moisir ; il faut ordinairement huit fois autant de sucre que de plante, mais la quantité peut varier d'un ou deux huitièmes, selon que l'eau de végétation est plus ou moins abondante.

La pâte étant faite, on la presse à deux reprises sur un tamis comme pour les pulpes, afin de l'avoir plus fine et plus agréable.

La *conserve de cochléaria* est un très-bon médicament qui a l'avantage de plaire à beaucoup de malades, ce qui permet d'en continuer l'usage plus long-temps. La dose est d'un à plusieurs gros jusqu'à deux onces par jour.

On prépare absolument de la même manière les conserves,

des racines d'*angélique*.
— de *raifort*.
des feuilles d'*âche*.
— d'*absinthe*.
— de *mélisse*.
— de *cresson*.
— de *beccabunga*.
des fleurs d'*oranger*.
— de *violettes*.
— de *bourrache*.
— de *roses pâles*.
— de *roses rouges*.
— de *muguet*.
— de *pavot*.
— de *souci*.
— de *genêt*.
— d'*œillet*.

C'est surtout pour les fleurs qu'on s'est appliqué à faire valoir leur état de siccité; mais tout nous porte à croire qu'il est mieux de les prendre fraîches, pourvu que l'on prévienne la moisissure, en prenant le sucre en quantité suffisante, et à peu près semblable à celle indiquée pour la conserve de cochléaria.

Voyez, pour les propriétés de ces conserves, l'histoire des substances qui les forment. On peut assurer qu'en général leur action est peu grande, en raison de ce que le sucre s'y trouve en abondance; mais par cela même que l'action est lente, elle peut devenir plus utile.

Les conserves dont nous venons de parler peuvent se durcir à la longue, surtout à leur surface, il s'en faut que ce soit une imperfection; il suffit, pour les rétablir dans un état favorable, de les humecter avec un peu d'eau distillée de la plante qu'ils contiennent.

Conserve de cynorrhodon.

Prenez : fruits de *cynorrhodon* avant leur parfaite maturité, une livre.

Enlevez le pédicule et le haut du calice adhérent au fruit; ouvrez la partie rouge en deux pour en séparer les semences avec le duvet cotonneux; abandonnez ensuite la portion pulpeuse à elle-même pendant deux ou trois jours, pour qu'il s'y établisse un commencement de fermentation; elle se ramollit : on la pile pour passer à deux reprises au tamis à l'aide d'un pulpoir; on obtient ainsi les parties les plus déliées; on y ajoute à froid quatre à six parties de *sucre* blanc pulvérisé, selon que l'exige l'état d'humidité de la pulpe.

La conserve ainsi préparée est d'un rouge moins brillant que quand on opère au feu; mais aussi la masse est plus uniforme et d'action plus constante.

Quelquefois on commence par faire cuire le sucre en sirop à la grande plume par l'addition d'un peu d'eau, pour l'ajouter ensuite à la pâte de cynorrhodon; mais bientôt le sucre cristallise, la conserve se divise en deux parties ; l'une, plus dense, formée des cristaux de sucre; l'autre, plus liquide, moins sucrée, tend à se moisir ou à fermenter.

La conserve de cynorrhodon est un très-bon astringent qui a une saveur très-agréable, et qu'on fait manger comme confiture aux jeunes enfans à la dose d'une à deux onces par jour, contre les dévoiemens opiniâtres.

Des conserves sèches.

Ce sont des produits contenant toujours une grande quantité de sucre, mais non nécessaire à la conservation de la partie active ; ce qui diminue de beaucoup la valeur du nom *conserve*, qu'on donne en général à ces composés.

Ces produits sont nombreux ; ils forment des séries que nous allons passer en revue, sous les noms de *pâtes*, *tablettes*, *pastilles*.

Des pâtes qui ont rapport aux conserves.

Il n'est ici question que des pâtes sucrées, se rapportant aux conserves molles que nous venons d'étudier, et aux tablettes qui vont suivre.

Les pâtes dont nous voulons parler sont toutes pectorales, elles ont la gomme arabique pour base. Elles tirent leur nom des substances qu'on y ajoute, mais dont l'action est pourtant secondaire à celle du corps gommeux qui y abonde.

Pâte de jujubes.

Prenez : *jujubes*, quatre onces.
Faites bouillir légèrement dans,
eau, quatre livres.
Passez, et faites-y fondre,
gomme arabique, deux livres.
Passez de nouveau à travers un linge très-serré.
Ajoutez à cette solution,
sucre très-blanc, deux livres.

Faites évaporer au bain-marie jusqu'en consistance de sirop très-épais, pour verser dans des moules en fer-blanc qu'on expose ensuite à l'étuve, chauffée à 30° ou 40°; on finit par avoir une substance assez ferme pour qu'on puisse la toucher, l'enlever des moules, et la couper aux ciseaux; elle doit être encore flexible, sa couleur est dorée, mais quelquefois on colore la masse liquide avec diverses substances.

La pâte de jujubes est très-adoucissante, on en fait fondre des petits morceaux dans la bouche; la dose par jour est de quelques gros à une once : il serait mal d'en prendre beaucoup plus, car la gomme est difficile à digérer.

Pâte pectorale de réglisse.

Prenez : extrait de *réglisse* purifié, huit onces.
Gomme arabique, quatre livres.
Sucre blanc, trois livres.

Faites fondre le tout dans *eau*, en quantité suffisante : passez à travers un linge serré; faites d'abord évaporer par ébullition à l'air libre, puis au bain-marie, et ensuite dans des moules en fer-blanc : exposez à l'étuve, comme il a été dit pour la pâte de jujubes.

On peut aromatiser diversement la masse encore liquide, en y ajoutant quelques gouttes d'une huile essentielle choisie ; mais cela n'est point toujours favorable, parce que la pâte devient ainsi un peu stimulante, il faut donc saisir les cas où cela peut devenir utile.

On use de cette pâte comme de la précédente.

Suc de réglisse de Blois.

Prenez : extrait de *réglisse*, neuf onces.
Gomme arabique, deux livres.
Faites fondre dans,
eau de rivière, six pintes.
Ajoutez ensuite,
sucre blanc, une livre.
Passez à travers un drap de laine très-serré.

Faites évaporer la solution, d'abord à une douce chaleur à feu nu, puis au bain-marie ; par ce moyen on n'est point obligé d'agiter la masse, pour éviter qu'elle brûle pendant qu'elle s'épaissit ; cette agitation tendrait à interposer de l'air dans la pâte, ce qui changerait sa belle couleur noire en une autre grise ou blanc sale.

Quand la solution est évaporée en une pâte molle, on y ajoute par une agitation modérée les substances suivantes en poudre très-fine.

Racine d'*aunée*. . . . . . . } de chaque,
— d'*iris* de Florence. . . . } demi-gros.
Huile essentielle de *millefeuille*, vingt gouttes.

On fait ensuite dessécher le tout, pour étendre sur

un marbre avec un rouleau de bois, et avoir des feuillets minces, que l'on coupe en lanières, en losanges, etc.

Ce composé est un très-bon béchique, dont on fait un usage égal à celui de la pâte pectorale précédente.

Pâte de guimauve.

Prenez : racine de *guimauve* récente ratissée, quatre onces.

Faites bouillir pendant un quart-d'heure dans, *eau*, six livres.

Passez, faites fondre dans cette décoction,

gomme arabique.	de chaque,
sucre.	deux livres.

Passez à travers un linge serré, portez le liquide à l'ébullition, dans une bassine à cul de poule, en agitant continuellement avec une large spatule en bois, jusqu'à ce qu'on ait une masse épaisse; alors diminuez le feu, et ajoutez de temps en temps des blancs d'œufs à l'état de neige, pour avoir été battus au nombre de douze à quinze, dans une grande terrine, avec *eau de fleur d'oranger*, deux onces. A chaque addition, retirez la bassine de dessus le feu, pour avoir le temps de mieux mêler le tout avec la spatule, car si la chaleur était trop grande, les blancs d'œufs saisis, et à moitié cuits, ne se diviseraient plus également, et la blancheur qu'ils doivent donner au composé serait beaucoup moindre.

Quand la pâte est très-blanche, on cesse d'ajouter de la neige albumineuse, et on continue de faire chauffer avec les plus grandes précautions, en agitant toujours et renouvelant si souvent les surfaces, que les parties touchant même le fond de la bassine ne puissent ni brûler ni noircir; il arrive qu'à la longue il se perd beaucoup d'humidité; la masse toujours blanche devient dense au point qu'on peut la frapper du dos de la main sans qu'il en adhère aux doigts, c'est alors qu'elle est achevée; on la coule sur un marbre déjà couvert de poudre d'amidon.

L'agitation de la pâte de guimauve pendant sa préparation doit être pratiquée avec force et promptitude, afin d'interposer dans la masse le plus d'air possible, pour la rendre plus légère et plus volumineuse; pendant la cuisson les blancs d'œufs également répartis se concrètent et ont la plus grande part à la blancheur du produit.

La pâte de guimauve doit être en feuillets flexibles, très-blancs, de l'épaisseur du pouce, d'une odeur agréable, de saveur douce et sucrée. C'est un médicament béchique, très-bon pectoral, dont l'usage est un objet d'agrément, on n'en doit pas abuser pour les raisons déjà dites à l'occasion de la pâte de jujubes.

Pâte ou tablettes de Spitzlait.

Prenez: raisin de *Damas*, une livre.
Orge germée, douze onces.
Faites bouillir dans,
eau, six livres.
Passez et ajoutez,
gomme arabique, une livre.
Sucre blanc, deux livres.
Suc de *réglisse*, une once.
Extrait muqueux d'*opium*, demi-gros.
Faites fondre et passez à travers un linge serré pour

faire évaporer jusqu'en consistance de sirop très-épais, alors aromatisez avec,

huile essentielle d'anis, dix gouttes.

Et coulez dans des moules en fer-blanc qu'on doit exposer à l'étuve.

Il est ordinaire de pousser l'évaporation assez loin pour avoir une substance dure, cassante, et d'autant plus friable, qu'on en fait des couches très-minces; mais on conçoit que la masse pourrait être conservée beaucoup plus molle et plus épaisse.

Ce composé est d'un grand usage comme pectoral, il convient dans le commencement des rhumes, dans les catarres aigus.

La dose doit en être précisée par le médecin, à cause de l'opium qui s'y trouve.

Nous ne traitons point ici des diverses manières de faire les *chocolats*, qui sont aujourd'hui l'objet d'une nouvelle branche d'industrie; à la vérité, les chocolats peuvent devenir le réceptacle de médicamens divers, mais sans obligation précise. Voyez à ce sujet des ouvrages beaucoup plus étendus que ne doit l'être celui-ci.

A la suite des pâtes médicamenteuses, nous nous trouvons obligés de placer des produits analogues par la consistance et la composition, ce sont les gelées.

Des Gelées.

Produits qui participent de la gélatine, soit végétale, soit animale, et en conséquence de leur nature, ils peuvent être liquides à chaud, et demi-solides à froid, mais d'une consistance tremblante, telle qu'elle sert de type, et qu'on y rapporte celles qui s'en rapprochent.

Nous ne parlerons que des gelées médicinales. Voyez pour les autres les traités relatifs aux confiseurs.

Gelée de mousse de Corse.

Prenez : *mousse* de Corse, huit onces.

Faites bouillir dans,

eau, huit livres;

Jusqu'à réduction du liquide au quart; passez alors à travers un linge serré; laissez reposer, décantez, et ajoutez par livre de liquide,

sucre, huit onces.

Coulez dans des pots pour l'usage.

Il est rare que la mousse de Corse porte une égale quantité de substance gélatineuse, d'où il résulte que les proportions annoncées ne donnent pas toujours un produit de consistance convenable; on y ajoute alors un peu de colle de poisson; il serait mieux de faire une nouvelle décoction de mousse de Corse, qu'on rapprocherait par l'ébullition pour l'ajouter à la première, sauf à faire évaporer la masse au bain-marie, jusqu'à ce qu'elle se prenne par le refroidissement, ce qu'on peut essayer à différentes reprises en mettant de petites portions sur des assiettes; mais il ne faut point s'attendre, même dans les cas plus favorables, à ce que la densité soit très-grande, car elle est toujours au-dessous de celle des gelées ordinaires.

La gelée de mousse de Corse est un très-bon vermifuge qu'on donne aux jeunes enfans, à la dose d'une à quatre cuillerées à café par jour.

Il est fréquent, pour ce composé, de faire la décoction de mousse de Corse dans une eau qu'on a d'abord fait bouillir pendant une heure, sur quatre onces de mercure coulant. On assure, et je crois, que ce premier produit est déjà vermifuge.

Gelée de lichen d'Islande.

Prenez : *lichen d'Islande*, huit onces.

Lavez dans de l'eau tiède pour enlever une partie amère et âcre.

Traitez ensuite cette substance absolument comme il a été dit pour la mousse de Corse.

Cette gelée, très-vantée par Plenck, est très-recherchée contre les affections de poitrine.

La dose varie d'une à quatre onces par jour.

Gelée de corne de cerf.

Prenez : *corne de cerf* râpée, huit onces.

Faites bouillir dans trois livres d'eau pendant une heure.

Passez avec expression.

Ajoutez,

sucre, six onces.

Clarifiez avec deux blancs d'œufs, passez et ajoutez,

vin blanc, quatre onces.

Faites chauffer à un feu doux, jusqu'à ce que le liquide se condense par le refroidissement, coulez alors dans des vases convenables.

Cette gelée est très-nourrissante; on en fait prendre aux personnes débiles qui ne peuvent point digérer des alimens plus grossiers.

On prépare comme dessus, les gelées

d'*ivoire*,

et d'*os d'animaux*.

Blanc manger.

Prenez : *amandes douces*, une once.

Pelez à l'eau tiéde et pilez ensuite avec,

sucre, quatre gros.

Faites quatre onces d'émulsion.

Aromatisez avec,

eau de fleurs d'oranger, un gros.

Ajoutez ce liquide à huit onces de gelée de corne de cerf de consistance plus grande qu'à l'ordinaire, mais liquéfiée momentanément à une douce chaleur. Le mélange prend, en se refroidissant, une densité suffisante.

Ce composé est d'une couleur très-blanche et d'un goût fort agréable, ce qui fait qu'on en use comme agrément. La dose est arbitraire.

Nous placerons, à la suite des pâtes sucrées et des gelées, des produits de sucre solides aussi, qui trouveraient difficilement place ailleurs.

Bouillons secs, dits *tablettes de bouillon.*

Prenez : pied de *veau*, n° 4.

Cuisse de *veau*, douze livres.

— de *bœuf*, trois livres.

— de *mouton*, dix livres.

Ces viandes étant cuites à très-petit feu dans suffisante quantité d'eau, comme pour en faire des potages ordinaires, mais sans assaisonnemens, on passe le bouillon à travers une étamine avec expression, pour faire bouillir de nouveau les viandes dans une égale quantité d'eau pour passer encore ; on réunit les liqueurs, on en sépare la graisse, et on clarifie le liquide avec six ou huit blancs d'œufs, pour passer et faire évaporer la solution au bain-marie jusqu'en consistance de miel très-épais; on l'étend alors en plaques minces ou tablettes, sur un marbre ou dans des moules, pour en achever la dessiccation à l'étuve; elles doivent être cassantes, friables, renfermées dans des boîtes ou bouteilles bien bouchées. Elles peuvent se conserver ainsi plusieurs années en bon état.

Leur usage est de servir à faire des bouillons en tout temps et en tous lieux; pour cela, il suffit d'en faire fondre une demi-once dans un verre d'eau bouillante; on y fait des additions variables.

Ces tablettes peuvent être d'avance épicées, aromatisées.

On peut faire bouillir avec les viandes des racines légumineuses.

Les tablettes de bouillon sont surtout d'un utile approvisionnement dans les voyages de long cours.

Ce qu'on appelle *colle de peau d'âne*, aussi nommée *tablettes de Hockiac*, n'est encore qu'une sorte d'extrait de viandes plus dense que les gelées, et se rapportant par sa nature et par ses usages au produit précédent; on nous en envoie de Chine, mais on en prépare aussi en France.

Sucre candi.

Prenez : *sucre* très-blanc.

Faites fondre dans moitié de son poids d'eau.

Clarifiez avec des blancs d'œufs; passez, faites cuire jusqu'à pellicule épaisse; versez dans des terrines en grès chauffées d'avance, et portez à l'étuve, chaleur de 25 à 30°, pour avoir une cristallisation lente.

Le sucre candi est pectoral.

On en réduit en poudre fine pour infuser dans l'œil comme léger stimulant.

Sucre rosat.

Prenez : *sucre* blanc dissous dans la moitié de son poids d'*eau* de roses ; on cuit ensuite en consistance telle, qu'il durcisse par le refroidissement ; il conserve encore assez d'odeur, mais il est incolore. On lui donne une teinte rosée en divisant d'avance un peu de *cochenille* dans l'eau de roses qu'on doit employer.

On colore de la même manière le sucre candi.

Sucre d'orge.

C'est du sucre dissous dans une légère décoction d'orge perlé ; on fait cuire jusqu'en consistance telle, que par le refroidissement la masse devienne dure et cassante, alors on coule sur une pierre huilée, maintenue légèrement chaude par un moyen quelconque ; on retarde ainsi la solidification du sucre, et on empêche sa liquéfaction, ce qui permet de le manier pour le débiter en petits cylindres, lesquels, froids, offrent des petits bâtons durs et cassans.

Le sucre d'orge peut être blanc ; mais on le colore quelquefois en ajoutant un peu de safran à la solution de sucre, ce qui le rend jaune doré. Il arrive plus souvent que sa couleur dépend de l'impureté du sucre, ce qu'il est facile de reconnaître à la saveur qui est alors peu agréable.

Nous sommes arrivés à traiter des conserves qu'on appelle tablettes ; ce sont des composés sucrés, toujours secs et cassans, pulvérisables, solubles dans les liquides aqueux, et dont l'emploi varie selon la nature des substances actives qui les constituent.

Des tablettes et pastilles.

On emploie ces mêmes noms pour représenter des produits pharmaceutiques solides et de forme aplatie, contenant toujours une grande quantité de sucre sans que ce soit, à beaucoup près, nécessaire pour la conservation des médicamens qu'ils contiennent; aussi le mot *conserve* ne convient-il pas rigoureusement.

Les tablettes peuvent avoir des dimensions très-variables, mais leur étendue n'excède guère celle d'un liard, et l'épaisseur varie d'une à trois lignes : on en fait de plus petites, elles sont le plus souvent rondes, quelquefois carrées, triangulaires, ou figurant un trèfle, un cœur, etc., par des moyens que nous indiquerons bientôt; les petites tablettes ont reçu plus particulièrement le nom de *pastilles*.

On use des tablettes en les maintenant dans la bouche pour les y faire fondre; c'est pourquoi on doit s'appliquer à les rendre agréables, ou pour le moins supportables; ainsi ce serait à tort qu'on chercherait à convertir en tablettes la *valériane*, le *camphre*, l'*assafœtida*, le *castoréum*, l'*aloès*, etc.; aussi ne le fait-on point, car la présence du sucre ne suffirait pas pour masquer l'odeur ou la saveur de ces corps, c'est déjà trop d'y faire entrer de la *rhubarbe*, du *safran*, etc.; il est peu de personnes à qui cela peut convenir.

On a dans un temps préparé les tablettes à chaud et à froid, ce dernier moyen est le seul employé maintenant, il est de beaucoup préférable, c'est celui que nous adopterons.

Quelle que soit l'espèce de tablettes qu'on recherche, il faut d'abord préparer une poudre composée, savoir :

1° de la substance active.

2° du sucre blanc.

La poudre étant faite, on y ajoute un corps mou, qui doit être du mucilage de gomme adragant, seulement ce qu'il en faut pour faire du tout une pâte presque séche, qu'on puisse malaxer sans qu'elle adhère aux mains; cela se pratique dans un mortier de marbre avec un pilon de bois, ayant soin de battre la masse à coups redoublés pour qu'elle soit plus liée, plus lisse, plus homogène. Alors on étend la pâte sur un marbre à l'aide d'un rouleau en bois, pour avoir un feuillet de l'épaisseur désirée, laquelle peut être précisée par l'emploi de deux petites tringles en bois, et mobiles, placées sur les côtés du marbre, et sur lesquelles tringles repose le rouleau, quand la pâte est suffisamment amincie.

On facilite le maniement de la pâte, en la recouvrant d'un peu d'amidon, ou de sucre très-fin et très-sec.

Le feuillet étant préparé, on le débite en petits corps, à l'aide d'un emporte-pièce dont la forme variable détermine celle de la tablette. On peut se contenter de couper la masse au couteau, quand on veut avoir des tablettes carrées, en losanges ou triangulaires.

Les tablettes étant faites, on les expose à une température de 15 à 20° pour en opérer la dessiccation.

Tout

Toutes les tablettes devant être faites avec du mucilage de gomme adragant, il est important de savoir comment on prépare ce produit : voici le meilleur procédé.

Prenez : *gomme* adragant blanche, quatre gros.

Concassez et mêlez dans un pot avec,

eau, deux onces.

Laissez sur les cendres chaudes pendant plusieurs heures ; la gomme s'humecte, se gonfle et finit par absorber toute l'eau ; on en ajoute à mesure peu à peu, jusqu'à ce qu'on ait une consistance mielleuse ; alors on passe avec expression à travers un linge pour enlever les corps étrangers ou les fragmens plus durs qui n'ont pas été ramollis par l'eau.

Si le mucilage est trop mou, trop aqueux, les tablettes n'offrent point une pâte assez liée, elles sont moins dures, plus cassantes, grénues, parce qu'elles perdent beaucoup d'eau pendant la dessiccation ; tandis que le mucilage, plus épais, donne plus de liant, et les tablettes sont plus denses, plus lisses, d'une cassure vitrée, ce qui est toujours préférable.

Voyons en particulier les tablettes usitées ; mais d'après ce que nous avons dit, nous en parlerons beaucoup moins, sous le rapport de leur préparation, que sous celui de leur composition.

Tablettes de guimauve.

Prenez : racine de *guimauve* en poudre, une once.

Sucre blanc, huit onces.

Ces substances étant en poudre très-fine, mêlez et traitez selon l'art, avec mucilage de gomme adragant.

On débite la masse comme il a été dit, et l'on fait sécher pour l'usage.

Nous ferons remarquer qu'on supprime souvent la racine de guimauve; on se contente d'unir du mucilage à du sucre, et on aromatise, en ajoutant par livre de sucre, deux gros d'*iris* de Florence en poudre.

On prépare absolument de la même manière et dans les mêmes proportions que dessus, les tablettes

de racine de grande *consoude*,

de *pivoine* mâle.

Tablettes ou *pastilles d'ipécacuanha.*

Prenez : *ipécacuanha* pulvérisé, deux onces.

Sucre blanc, quatre livres.

Mêlez et faites tablettes selon l'art.

Elles sont pectorales, incisives; on peut en faire prendre de deux à quatre gros par jour; mais on prépare des tablettes de ce nom beaucoup plus actives en augmentant volontairement la dose d'ipécacuanha; il faut alors indiquer le nombre de ces tablettes à employer dans le jour, et pour agir plus sûrement, on doit s'assurer de ce que chaque once peut contenir de parties actives : ayant reconnu ensuite combien il faut de ces tablettes, à cause de leur volume pour une once, il est aisé de déterminer le nombre qu'on en doit prendre dans un temps donné.

Tablettes de soufre lavé.

Soufre lavé, demi-once.

Sucre en poudre fine, quatre onces.

Faites tablettes comme il a été dit précédemment.

Il est utile de laver la fleur de soufre, pour lui enlever un peu d'acide sulfureux, qu'elle porte toujours, et qui a l'inconvénient d'exciter la toux. Ces tablettes sont très-recherchées contre l'asthme, et aussi contre les maladies de la peau; on en peut prendre de deux gros à une once par jour.

On peut en varier l'action, en changeant les proportions du soufre.

Tablettes de crême de tartre.

Prenez : *crême* de tartre, une once.
Sucre, une livre.
Mucilage.

Ces tablettes tiennent le ventre libre; il suffit d'en prendre quelques gros par jour.

Tablettes de magnésie.

Prenez : *magnésie* calcinée, une once.
Sucre, une livre.
Faites tablettes avec mucilage.

Elles sont absorbantes et propres à neutraliser les acides des premières voies.

On prépare de la même manière, et aux mêmes doses, *tablettes d'yeux*, ou *pierres d'écrevisses préparées*, *de nacre de perles*, et de *corail préparé.*

On peut varier l'action de toutes ces tablettes, comme il a été dit pour les précédentes.

Tablettes martiales.

Prenez : *limaille* de fer porphyrisée, quatre gros.
Cannelle fine, un gros.
Sucre blanc, cinq onces.

Ces tablettes sont très-recherchées dans la chlorose

Tablettes de rhubarbe.

Prenez : *rhubarbe* pulvérisée, quatre gros.

Sucre blanc, huit onces.

Elles sont stomachiques et propres à augmenter l'appétit à la suite des maladies longues; elles relâchent le ventre, et font rendre des vers aux très-jeunes enfans.

Tablettes de mercure doux, dites *vermifuges.*

Prenez : *mercure* doux, lavé et porphyrisé, quatre gros.

Sucre blanc, une livre.

Elles contiennent dix huit grains de mercure doux par once; ainsi on peut donner d'un à deux gros de ces tablettes par jour, et en plusieurs fois.

Tablettes antimoniales de Kunkel.

Elles ne sont actives que par le sulfure d'antimoine qui en fait la base, et l'on a proposé, en raison de cela, de supprimer les semences que l'auteur y fait entrer; on trouve avec raison qu'elles s'opposent à la conservation, mais on remédie à cet inconvénient, en ne faisant à chaque fois que peu de ces tablettes, et les renouvelant plus souvent.

Ainsi,

Prenez : *amandes* douces privées de leur enveloppe, une once.

Semence de petit *cardamome*, demi-gros.

Pilez exactement avec un peu de sucre, pour avoir une pâte très-fine, très-déliée; ajoutez ensuite, et peu à peu, un mélange de

sulfure d'*antimoine* porphyrisé et lavé, demi-once.

Sucre blanc, sept onces.

Faites ensuite des tablettes selon l'art.

Tablettes de safran.

Prenez : *safran* gâtinois, demi-once.

Sucre blanc, une livre.

Elles sont toniques et recherchées contre la jaunisse.

Tablettes de cachou sans odeur.

Prenez : *cachou* en poudre, quatre onces.

Sucre blanc, une livre.

Faites tablettes.

On conçoit qu'en ajoutant à cette masse des corps odorans, on peut avoir des variétés de ces tablettes : voici celles qui sont le plus usitées.

Savoir :

tablettes de cachou *à la cannelle*, par addition d'un gros de cannelle fine et quelques gouttes de son huile essentielle.

—à l'*ambre gris*. } par addition d'un gros de ces
—et au *musc*. } substances en poudre.

—à la fleur d'*oranger*, par quelques gouttes d'huile volatile de ce nom :

—à la *violette*, par l'iris de Florence en poudre, à la dose d'un à quatre gros.

Tablettes de kermès.

Prenez : *kermès* minéral, deux gros.

Sucre, deux livres.

Mêlez et formez tablettes.

On ajoute quelquefois deux onces de beurre de *cacao* à ces tablettes; il faut alors le refroidir à la cave, pour le triturer et pulvériser à l'aide du sucre; on doit s'appliquer à ce que le mélange soit exact. Ces tablettes au beurre de cacao, ne se conservent pas plus de quelques semaines sans se rancir, il ne faut en préparer que peu à la fois.

Elles sont béchiques, incisives : on en varie la dose pour l'usage, en raison de ce qu'elles contiennent par once quatre à cinq grains de kermès.

Tablettes acidules contre la soif.

Prenez : *acide* tartarique, deux gros.

Sucre, huit onces.

On les fait fondre au besoin dans l'eau, pour en faire une sorte de limonade ; ou bien il suffit d'en porter dans la bouche, pour tromper momentanément la soif.

Tablettes émetiques.

Prenez : *tartre stibié*, deux gros.

Sucre, une livre.

Elles sont très-actives, puisqu'elles contiennent par once dix grains d'émétique ; il faut en user en conséquence, et n'en faire prendre au malade qu'une à une, et de quart d'heure en quart d'heure, jusqu'à ce que l'effet désiré soit produit ; il suffit ordinairement d'un à trois gros, ce qui comprend huit à dix tablettes. Ce moyen est très-favorable pour les enfans, même pour les adultes, qui répugnent à l'emploi des vomitifs.

Tablettes de Tolu.

Prenez : *baume* tolu, deux gros.

Sucre pulvérisé, une livre.

Faites tablettes.

Elles sont béchiques, vulnéraires, et remplacent très-bien le sirop de ce nom.

Il est encore un assez grand nombre de tablettes, mais si peu usitées, qu'il est inutile de les indiquer; on conçoit d'ailleurs qu'il est possible de convertir toutes les poudres en tablettes.

Les masses, que nous avons dit devoir servir à former de petites tables ou tablettes, peuvent être converties en petites boules; on a dans ce cas ce qu'on appelle *grains*. Il n'y a guère que le *cachou* qu'on divise ainsi, ce qui conduit à dire *grains de cachou*.

De même, ces pâtes peuvent être converties en petits cylindres de la grosseur du doigt, on les coupe ensuite au couteau dans la longueur de six en six lignes de distance, on a ainsi ce qu'on appelle des *rotules*.

Nous avons dit que les tablettes étant réduites à un très-petit volume, prennent le nom de pastilles; mais nous devons dire ici qu'on appelle encore *pastilles*, des objets d'agrément, qu'on prépare surtout chez les confiseurs. Ce n'est toujours que du sucre en pain, liquéfié au feu, dans une très-petite quantité d'eau simple ou aromatique, avec ou sans addition d'huile essentielle, et de matière colorante; le sucre étant encore chaud, on le fait tomber goutte à goutte sur un marbre huilé, il s'y condense et donne des demi-sphères aplaties d'un plus ou moins grand volume, à la volonté de l'opérateur.

Le sucre employé doit être le plus beau possible, en poudre très-fine; on ne met que deux onces de l'eau employée par livre de sucre: on opère dans un poëlon d'argent à manche de bois pour le manier facilement. Le poëlon doit avoir un bec à droite. On fait chauffer le sucre et l'eau, jusqu'à produire une légère ébullition; alors on retire du feu, pour couler par goutte sur un marbre, en inclinant le poëlon à droite, et faisant tomber chaque fraction avec une lame très-fine d'acier ou d'argent; ces pastilles sont convexes en dessus, et plates en dessous.

C'est ainsi qu'on prépare les pastilles:

à la *rose*. | au *gérofle*.
à la fleur d'*oranger*. | au *citron*.
à la *menthe* poivrée. | à la *bergamotte*.
à la *cannelle*. | à l'*anis*.

Des électuaires, opiats et confections.

Le mot d'*opiat* était donné à ceux de ces composés qui participaient de l'opium; mais par la suite on a aussi donné ce nom à des composés qui n'en contenaient pas, ce qui a diminué la valeur du titre.

Le mot confection était pris de *conficere*, achever, perfectionner; sous ce rapport ce nom convenait à beaucoup de composés.

Enfin, le mot *électuaire* est venu de *confectio rerum electarum*, parce que le choix des médicamens mérite beaucoup d'attention; mais encore sous ce point de vue tous les composés devraient porter le nom d'électuaires.

Tous les composés que nous représentent ces différens noms sont maintenant compris sous le nom d'*électuaire*; c'est sous ce titre que nous les étudierons.

Les *électuaires* sont des médicamens composés, destinés à être employés intérieurement: ils sont de consistance molle; leur nature peut être très-variable; il y entre d'ordinaire du miel et des liquides sirupeux, plus ou moins actifs, qui servent à humecter, à ramollir, à délayer les substances séches; si ces liquides n'y entrent point comme parties actives, c'est alors comme intermèdes, comme moyen d'amener le composé à la consistance voulue, et de l'y maintenir plus long-temps.

Il est des électuaires qui présentent dans leur composition l'emploi de substances presque nulles, ou de très-peu d'action; on a cherché à réformer ces composés, mais il en résulte des médicamens nouveaux; nous les indiquerons tels qu'ils ont été accrédités jusqu'à présent.

On a cherché à présenter les électuaires comme des conserves composées, mais c'est à tort; puisque ce n'est point dans l'intention de travailler à leur conservation qu'on réunit ensemble les substances qui les composent.

On distingue les électuaires en *simples* et en *composés.*

Les premiers, formés d'une seule substance active, ne nous offrent qu'une matière, d'abord pulvérulente, devenue molle par l'addition du miel ou du sirop de sucre; c'est ainsi que le *soufre,* le *quinquina,* peuvent être administrés sous forme d'électuaires; ce n'est alors qu'un simple mélange qui ne mérite point de nous occuper.

Voyons pour les *électuaires composés.*

Quelque grand que soit le nombre des substances qu'on fait entrer dans un électuaire, on doit prendre pour règle dans la préparation, la consistance et la nature des corps; la consistance peut être séche, molle ou liquide : la nature des corps peut être, comme on l'a dit, page 198, résineuse, gommeuse, gommo-résineuse ou résino-gommeuse. Les matières sèches sont en poudre, ou bien elles sont grossières; dans ce dernier cas, on les pulvérise avec les soins qui ont été indiqués en traitant de la pulvérisation; chaque poudre étant faite séparément, on les réunit ensuite pour avoir une poudre mixte; on voit que jusqu'à-présent il ne s'élève point de difficultés, car on a ramené dix, quinze ou vingt substances, à l'état d'une seule, qui est une poudre composée, à laquelle on trouverait fort simple d'ajouter du miel ou des sirops pour former un électuaire; mais supposons qu'il faille y ajouter aussi, comme parties actives, des corps mous et des liquides, des pulpes, des extraits, de la térébenthine, des teintures, des huiles, etc., on devrait alors s'appliquer à réunir ensemble les substances qui s'accordent le mieux les unes avec les autres, pour en réduire le nombre; en dernier lieu délayer les corps mous avec les liquides, pour y ajouter ensuite à l'aide d'un tamis clair, les poudres peu à peu, pour éviter les grumeaux.

On prend d'ailleurs le soin d'agir dans un vase commode; c'est d'ordinaire une large terrine, dans laquelle on agite fortement la masse avec une large spatule, ou mieux avec un bistortier; c'est une espèce de pilon qui n'a qu'une tête.

Quelques-uns ont prescrit d'ajouter le miel à froid, dans sa consistance ordinaire; mais le plus souvent on le fait liquéfier d'avance à une douce chaleur.

Il est ordinaire que, pour les électuaires officinaux, on a bien observé les proportions des substances, afin d'avoir après l'opération un tout de consistance convenable ; mais il n'en est pas de même pour les électuaires magistraux ; il y a souvent disproportion entre les solides et les liquides ; on y remédie en suppléant au premier par l'addition d'une poudre inerte ou peu active, comme *réglisse, iris;* et on supplée aux derniers par du miel ou du sirop de peu d'action, comme il sera dit dans l'art de formuler.

On a mis en question de savoir s'il y a plus d'avantage à employer de préférence les électuaires officinaux à ceux qui sont magistraux ; on peut dire à cette occasion que les uns convenant dans un cas ne pourraient pas être remplacés par les autres, car ils diffèrent beaucoup d'action ; ainsi soit un électuaire quelconque, il change de jour en jour, de semaine en semaine, pendant plusieurs mois après sa préparation. Par exemple, ils s'épaississent bientôt ; ce sont les poudres qui se gonflent en absorbant le liquide, ce qui oblige souvent à les ramollir de nouveau ; plus tard, d'autres changemens ont lieu, la couleur varie, l'odeur n'est plus la même, l'électuaire fermente et se boursoufle ; est-ce une altération nuisible ? non : l'expérience a prouvé qu'il est des électuaires pour lesquels ces modifications sont nécessaires ; mais d'un autre côté, si les électuaires magistraux, employés dès qu'on vient de les préparer, n'ont point le temps d'offrir ces utiles altérations, ils ont aussi l'avantage d'être plus constans dans leur manière d'être ; leur nouveauté en fait le caractère ; il suffit de les former pour les avoir tels qu'on a dû les attendre.

En général, on s'applique à donner aux électuaires un aspect uni, très-lisse, et pour cela il faut employer des poudres très-fines, ce qui n'a pas toujours lieu ;

c'est alors qu'on se permet d'y faire entrer un peu d'amidon, qui supplée au premier moyen; c'est un tort qu'il faut éviter.

Il y a, outre cela, certaines petites pratiques employées pour donner aux électuaires plus de couleur ou d'odeur, etc.; nous en parlerons à mesure que l'occasion s'en présentera, parce que ces moyens, sans être indispensables, n'ont rien de nuisible.

Les électuaires peuvent se conserver long-temps si on les maintient dans un lieu frais, à l'abri de l'air et de la lumière; quelquefois ils s'humectent davantage en attirant l'humidité, ils se moisissent, fermentent de nouveau, et s'acidifient; ils sont ainsi hors d'état de servir, il faut les rejeter; mais si au contraire, ils se sont desséchés, durcis, on peut les ramener à leur premier état par l'addition d'un liquide approprié à leur nature: toutefois il vaut mieux prendre des soins pour éviter ces deux extrêmes.

Ce n'est point ici que nous devons donner des formules d'électuaires magistraux, leur nombre est illimité ou seulement borné à la volonté des médecins qui les ordonnent. Il en sera question sous de nouveaux rapports à la fin de cet ouvrage.

Voyons les électuaires officinaux, en nous bornant à ceux dont l'usage est accrédité. Nous indiquerons pour chacun d'eux les particularités qui pourront en perfectionner l'étude.

Catholicon double.

Prenez: racine de *polypode de chêne*, huit onces.
— de *réglisse*, deux onces.
— de *chicorée*, une once.

Feuilles d'*aigrèmoine*. . . . . . } de chaque,
— de *scolopendre*. . . . } trois onces.

Faites bouillir dans le moins d'eau possible, passez et faites un sirop avec,

sucre blanc, quatre livres.

D'autre part, ayez,

semences d'*anis* pulvérisées, douze gros.

Poudre de *rhubarbe*. . . . . } de chaque,
— de *séné*. . . . . } quatre onces.
— de *réglisse*, une once.

De semence de *violettes*, deux onces.

Mêlez pour avoir une poudre composée, réservez pour employer comme il sera dit.

De plus :

des quatre *semences froides* mondées, une once et demie.

Pilez pour avoir une pâte très-fine,

pulpe de *casse*. . . . . } de chaque,
— de *tamarin*. . . . . . } quatre onces.

Délayez les poudres avec le sirop, et ajoutez peu à peu les pulpes pour avoir un mélange exact.

C'est un bon médicament qui est purgatif à la dose de six à douze gros : on le liquéfie dans un liquide quelconque à froid.

Diaprun simple.

Prenez : *pruneaux* noirs, une livre et demie.

Faites cuire dans,

eau, six livres.

Passez et faites bouillir dans cette décoction,

racine de *polypode* de chêne, deux onces.

— de *réglisse*. . . . . . } de chaque,
Semence de *berberis*. . . . . } une once.

Versez bouillant sur,

fleurs de *violettes* récentes ou séches, quatre onces.

Laissez infuser, passez et faites sirop très-cuit avec,

sucre, deux livres.

D'une autre part,

prenez : poudre de *santal* citrin. .	de chaque, une once.
De semences de *violettes*.	
— de *pourpier*. . . .	
— de *roses* séches. . . .	

De plus, retirez la pulpe des pruneaux et la délayez avec,

vin blanc, quatre onces.

Faites ensuite électuaire selon l'art.

C'est un très-doux purgatif qu'on peut donner à l'intérieur, de quelques gros à une ou deux onces, et à dose double en lavement.

Diaprun solutif.

Prenez : *diaprun* simple, six onces.

Scammonée d'Alep, deux gros.

Faites un mélange exact.

On ne donne cet électuaire que d'un à quatre gros.

Confection d'hyacinthe.

Prenez : pierres d'*hyacinthe* préparées, quatre gros.

Terre sigillée.	de chaque, trois onces.
Pierre d'*écrevisse*.	

Cannelle fine, une once.

Feuilles de *dictame* de Crète pulvérisées.	de chaque, trois gros.
— de *santal* citrin. . . .	

Myrrhe choisie, deux gros.

Mêlez toutes ces poudres qui sont supposées avoir été traitées préalablement, comme il convient à chacune.

D'autre part on triture,

safran gâtinois pulvérisé, quatre gros.

Dans,

sirop de *limon*, une livre.

Laissez en contact pendant quelques heures, pour que l'acidité avive la couleur; ensuite mêlez à ce liquide, et peu à peu, la poudre composée; ajoutez miel blanc, quantité suffisante pour avoir une consistance convenable.

On a proposé de liquéfier le miel pour l'ajouter aux autres substances, mais cela n'est point indispensable.

La confection perd avec le temps sa belle couleur safranée, ce n'est point une imperfection.

Cet électuaire est un bon cordial qu'on donne à la dose d'un scrupule à un gros dans les potions.

Confection alkermès.

Prenez : galle de *kermès* ou graine d'écarlate, une once.

Santal citrin, une once et demie.

Bois d'*aloès*, quatre gros.

— de *Rhodes*, un gros et demi.

Roses rouges, six gros.

Cannelle fine, trois onces.

Cassia lignea, trois gros.

Cochenille, deux gros.

Perles du Levant préparées. . . } de chaque,
Corail rouge préparé. . . . . } une once.

Feuilles d'*or*, un scrupule.

Mêlez toutes ces poudres ; faites ensuite électuaire avec sirop de kermès, quantité suffisante.

C'est un très-bon stomachique, on s'en sert comme de la confection précédente.

Confection Hamec.

Prenez : *polypode* de chêne, quatre onces et demie.
Faites bouillir pendant un quart d'heure dans,
eau, douze livres.
Enlevez la racine et faites bouillir dans la décoction:
pruneaux noirs. . . . . } de chaque,
raisins secs. . . . . } une livre.

Faites bien cuire et passez pour extraire ensuite la pulpe de ces substances, à la manière accoutumée.

Faites bouillir de nouveau dans la liqueur,
myrobolans citrin. . . . . . } de chaque,
— chebules. . . . . . } quatre onces.
— indiens. . . . . . }

Passez au bout d'une heure d'ébullition, et versez la décoction bouillante dans un pot, sur,
feuilles séches d'*absinthe*, une once.
Semence de *violettes*, trois onces.
Sommités séches de *thym*, deux onces.
Epityme, quatre onces.
Rhubarbe concassée, cinq onces.
Séné mondé, deux onces.
Chair de *coloquinte*, quatre onces et demie.
Semences d'*anis*. . . . . . } de chaque,
— de *fenouil*. . . . . . } une once
Roses rouges séches. . . . . } et demie,

Prolongez cette infusion sur les cendres chaudes pendant

pendant cinq ou six heures, après quoi passez avec expression pour mêler avec,

petit-lait clarifié, trente six livres.

Laissez reposer : tirez à clair, et faites évaporer le tout à un feu doux, pour qu'il ne reste plus que huit à dix livres de masse; alors,

Faites-y fondre :

sucre blanc, quinze livres.

Pour avoir un sirop qu'on doit faire cuire jusqu'en consistance d'extrait mou.

D'autre part :

Prenez : *scammonée* d'Alep, trois onces.

Myrobolans citrins. . . . . . — indiens. . . . . . . — chébules.	de chaque, une once.
— emblics. . . . . — bellerics. . . . . *Rhubarbe* choisie. . . . . . . Semence de *fumeterre*.	de chaque, six gros.
— d'*anis*. . . . . *Spicanard*.	de chaque, quatre gros.

Mêlez toutes ces substances déjà pulvérisées, pour en faire une poudre composée, qu'il faut ajouter peu à peu au sirop ci-dessus, et y incorporer ensuite le mélange exact des substances qui suivent :

manne en larmes, quatre onces.

Pulpe de *casse*, huit onces.

— de *tamarin*, dix onces.

Plus :

Les pulpes provenant des pruneaux et des raisins déjà cuits.

Si après ces diverses additions, il arrive que le mélange soit trop mou, on le fait dessécher ou durcir au bain-marie, en observant toujours qu'il doit prendre plus de consistance en vieillissant.

Voilà sans contredit un électuaire des plus composés, mais sa préparation n'offre point à beaucoup près les difficultés qu'on s'est plu à y trouver, en tenant surtout compte de tout ce qui été dit antécédemment, de la manière de préparer les divers objets qui le constituent.

La confection hamec est un fort purgatif, auquel on a recours contre les maladies de la peau, dans le cas de dartres, galles, etc.; la dose est de quelques gros à une once.

Thériaque dite *andromaque*.

C'est l'un des plus anciens électuaires; il a joui d'une très-haute réputation; il est encore d'un assez grand usage, particulièrement comme jouissant de grandes vertus contre la morsure des bêtes venimeuses.

Nous ne chercherons point à reproduire ici l'historique de ce composé; on s'est plu à y accumuler des faits peu importans; quant aux autres, il n'entre point dans notre objet de les connaître; c'est pourquoi nous arrivons de suite à l'indication des corps qui forment ce médicament.

Prenez : *trochisques* de *scille*, six onces.

— de *vipères*. .	de chaque, trois onces.
— *hédicroi*. . .	
Poivre long.	
Opium du Levant.	

Agaric blanc.	de chaque, une once et demie.
Iris de Florence.	
Cannelle fine.	
Feuilles de *scordium*.	
Roses rouges.	
Semence de *navet*.	
Racine de *quintefeuille*.	de chaque, six gros.
— de *costus arabicus*.	
— de *gingembre*.	
— de *rapontic*.	
Cassia lignea.	
Calament de montagne.	
Feuilles de *dictame* de Crète.	
Marrube.	
Nard indien.	
Fleurs de *stœchas*.	
Jonc odorant.	
Safran.	
Semence de *persil*.	
— de *poivre* noir.	
Myrrhe.	
Encens en larmes.	
Ecorce de *citron*.	
Racine de *gentiane*.	de chaque, quatre gros.
— d'*acorus vrai*.	
— de *méum*.	
— de *valériane*.	
— de *nard* celtique.	
Feuilles de *chamæpitys*.	
— de *chamædrys*.	
— de *malabatrum*.	
Fleurs de *millepertuis*.	
— de *pollium montanum*.	

Amomum en grappe.	
Fruit du *baumier*.	
Cardamome mineur.	
Semence d'*aunée*.	
— de *thlaspi*.	
— d'*anis*.	
— de *fenouil*.	de chaque, quatre gros.
Seseli de Marseille.	
Suc d'*hypociste*.	
— d'*acacia*.	
Gomme arabique.	
— *sagapénum*.	
Terre de Lemnos.	
Calcite brûlée.	
Racine de petite *aristoloche*. . .	
Sommités de *centaurée*. . . .	
Daucus de Crète.	de chaque, deux gros.
Opoponax.	
Galbanum.	
Castoréum.	
Bitume de Judée.	

Toutes ces substances sont susceptibles d'être réduites en poudre, moyennant les soins que chacune exige; ces poudres étant faites, on les mêle pour n'en former qu'une, que l'on convertit en électuaire, par l'addition graduée de miel liquéfié, trois fois en poids la masse de la poudre employée, se réservant d'ajouter ensuite autant de vin blanc qu'il en sera nécessaire, pour avoir une consistance convenable, laquelle doit être plus liquide que moins, parce qu'entre tous les électuaires, celui-ci se densifie beaucoup en peu de temps.

La *calcite* qui entre dans la thériaque est le résultat de la calcination du sulfate de fer.

Les trochisques *hédicroi* sont un composé dont nous parlerons plus tard.

La *thériaque* nouvellement préparée est de couleur brun-maron, mais elle noircit promptement, ce qu'on attribue à l'action des substances astringentes sur l'oxide de fer.

Il s'opère sans doute plusieurs autres réactions par le mélange d'un aussi grand nombre de substances, mais elles ne sont point précisées; et tout annonce qu'il est impossible de les calculer, on n'en connaît que le résultat commun; c'est un médicament nouveau, lequel peut être conservé long-temps avec les propriétés qui le distinguent.

On a considéré comme une légère fermentation le mouvement qui se manifeste dans la masse quelques jours après sa préparation, et cela étant, plusieurs pharmaciens se sont empressés de l'arrêter par différens moyens, de peur de voir bientôt une transformation totale des produits; d'autres ont fait tout le contraire; de sorte que cet électuaire peut offrir des différences notables. Il faut éviter ces extrêmes, en se bornant aux effets naturels de ces mélanges monstrueux, et regardant comme prévus et utiles, les produits qui en résultent.

La *thériaque* est un cordial, un stomachique, à la dose d'un scrupule à un gros; mais à dose plus forte, c'est un vermifuge. On y a aussi recours contre le flux dyssentérique; cet électuaire porte au sommeil : enfin, son crédit est surtout de s'opposer à la contagion. Il est fréquent d'en appliquer en forme d'épithème, sur certaines parties du corps; mais plus souvent sur l'estomac ; il entre aussi dans les potions.

Il existe encore deux autres thériaques, l'une dite *diatessaron*, et l'autre *céleste;* nous pourrions nous passer d'en parler, car elles sont maintenant très-peu usitées.

En voici pourtant les formules.

Thériaque diatessaron.

Prenez : racine de *gentiane*. . . . *Aristoloche* ronde. . . . . . Baies de *laurier*.	de chaque, demi-once.
Miel. . . . . Extrait de *genièvre*.	de chaque, dix onces.

Faites électuaire; l'action passe pour être emménagogue ; la dose est d'un scrupule à un gros.

Thériaque céleste.

Prenez; extrait d'*angélique*. . . . — d'*aristoloche*. . . — de *contrayerva*. . . — d'*énula campana*. . — de *gentiane*. . . . — de *tormentille*. . . — de *valériane*. . . — dc *dompte-venin*. . — de *vipérine*. . . . — de *zédoaire*. . . . Extrait de feuilles de *chardon* béni. — de *centaurée*. . . — de *scordium*. . .	de chaque, trois gros.

Extrait d'*opium*, une once.

Résine de cascarille. . . . . — de *labdanum*.	de chaque, un gros.
Storax calamite. . . . . *Myrrhe*. . . . . *Galbanum*. . . . . *Mastic*. . . . . *Opoponax*.	de chaque, deux gros.

Résine de gayac, un gros.
Camphre, un scrupule.
Safran gâtinois, un gros.
Castoréum, demi-gros.

Poudre de *vipère*. . . . . Sulfure d'*antimoine*.	de chaque, demi-once.

Ambre gris, un gros.
Baume du *Pérou* liquide, trois gros.

Sel volatil de *succin*. . . . . . . — de *corne de cerf*.	de chaque, un gros.
Huile volatile de *gérofle*. . . . . . — d'écorces de *citron*. . . . . . — de *succin*. . . . . . . — de *genièvre*.	de chaque, douze gouttes.
Huile volatile de *cardamome*. . . . — de *cannelle*. . . . . . — de *cubèbe*. . . . . . — de *macis*. . . . . . . — de noix *muscade*. . . .	de chaque, demi-gros.

Faites du tout un électuaire d'après les principes déjà posés.

Ce produit est toujours plus dense que les autres; on peut, au besoin, y ajouter un peu de sirop de sucre.

Orviétan.

Prenez : racine d'*acorus* verus. — d'*angélique*. — d'*aristoloche*. — d'*azarum*. — de *bistorte*	de chaque, une once.
— de *carline*, quatre gros. — d'*énula campana*, deux onces.	
— de *gentiane*. — d'*impératoire*. — d'*iris* de Florence. — de *patience*. — de *méum*.	de chaque, une once.
— de *valériane*, deux onces. — de *gingembre*, une once. Feuilles de grande *absinthe*, douze gros.	
— de *chardon* béni. — de *chamædrys*. — de *dictame* de Crète. — de *rue*. — de *scordium*. — de *laurier*. — de *menthe* des jardins. — d'*origan*. — de *marrube* blanc. — de *romarin*.	de chaque, quatre gros.
— de *sauge*. — de *thym*.	de chaque, deux onces.
Fleurs de *lavande*. — de *roses* rouges. Feuilles et fleurs de *tanaisie*.	de chaque, deux onces.

Nard celtique, un gros.

Baies de *laurier* ou de *genièvre*, une once.

Poivre de la Jamaïque, deux onces.

Semence d'*anis*. . . . . — d'*ache*. . . . . — de *cumin*. . . . . . . — de *carotte*. . . . . . . — de *moutarde*.	de chaque, une once.
Noix *muscade*. . . . . *Cannelle* blanche. . . . . . . *Cannelle* de Chine.	de chaque, demi-once.

Bol d'Arménie, une once.

Gomme arabique, deux onces.

Assafœtida, quatre gros.

Myrrhe, une once.

Suc de *réglisse*, six onces.

Opium, deux onces.

Baume du Pérou, quatre gros.

Poudre de *vipères*, quatre onces.

Sulfate de fer calciné à blanc, deux onces.

Térébenthine, deux onces.

Extrait de *genièvre*, quatre onces.

Miel blanc, quantité suffisante.

On fait du tout un électuaire, comme il a été dit.

Ce composé a toutes les propriétés de la thériaque.

Diascordium.

Prenez : feuilles séches de *scordium*, douze gros.

Roses rouges. . . . . Racines de *bistorte*. . . . . . . — de *gentiane*. . . . . . . — de *tormentille*.	de chaque, demi-once.

Cassia lignea. . . . . . .
Cannelle. . . . .
Dictame de Crète. . . . . . .
Semence de *berbéris*. . . . .
Storax calamite. . . . . . .
Galbanum. . . . .
Gomme arabique. . . . . . .
} de chaque, demi-once.

Bol d'Arménie, deux onces.

Laudanum. . . . .
Gingembre. . . . .
Poivre long. . . . .
} de chaque, deux gros.

Miel rosat très-cuit, deux livres.

Vin blanc, quantité suffisante.

Faites électuaire. Le diascordium est astringent; on s'en sert comme tel dans les dévoiemens, à la dose d'un gros.

Mithridate.

Prenez : *myrrhe*. . . . .
Safran. . . . .
Agaric blanc. . . . .
Gingembre. . . . .
Cannelle. . . . .
Nard indien. . . . .
Encens mâle. . . . .
} de chaque, dix gros.

Semence de *thlaspi*. . . . .
— de *seseli*. . . . . .
Baume de la Mecque. . . . .
Stœchas d'Arabie. . . . . .
Costus d'Arabie. . . . . . .
Galbanum. . . . .
Térébenthine de Chio. . . . .
} de chaque, une once.

Poivre long. *Castoréum*. Suc d'*hypociste*. *Storax* calamite. *Opoponax*. *Malabathrum*.	de chaque, une once.
Pouliot de montagne. *Poivre* blanc. *Scordium*. Semence de *daucus* de Crète. Fruit du *baumier*. *Trochisques* cyphoïdes.	de chaque, sept gros.
Nard celtique. *Gomme* arabique. *Opium*. *Cardamome* mineur. Semence de *persil*. — de *fenouil*. — d'*anis*. — d'*acorus* verus. — de *valériane*. *Sagapénum*. *Méum*. Suc d'*acacia*. *Millepertuis*.	de chaque, trois gros.

Miel de Narbonne, le triple en poids de la totalité ces substances, lesquelles, prises en poudre fine et lées, doivent être converties en électuaire, moyennt le *miel* et le *vin* d'Espagne en quantité suffisante. Le *mithridate* équivaut presque à la *thériaque*, y a recours dans les mêmes cas et aux mêmes es.

Philon romain.

Prenez : sem. de *jusquiame* blanc. } de chaque,
— de *pavot* blanc. } cinq gros.

Opium du levant, deux gros et demi.

Cassia lignea. } de chaque,
Cannelle fine. } deux gros.

Semence d'*âche*.
Castoréum.
Costus.
Semence de *persil*. } de chaque, un gros.
— de *fenouil*.
Daucus de Crète.

Nard indien. } de chaque,
Pyrèthre. } deux scru-
Zédoaire. } pules.

Safran, un gros et demi.
Miel, neuf onces.
Faites électuaire selon les règles déjà posées.

Ce n'est point un médicament nul comme on l'a prétendu, mais il peut être facilement remplacé par plusieurs des composés précédens, ce qui fait qu'on en néglige l'usage.

On le donne à la dose d'un gros.

Opiat de Salomon.

Prenez : racine d'*acorus verus*. } de chaque,
— d'*énula campana*. } quatre on
— de *fraxinelle*.
— de *contrayerva*, un gros.
— de *gentiane*, deux gros.

Bois d'*aloès*.	de chaque, deux gros.
Cannelle blanche.	
Cascarille.	
Cannelle.	
Ecorces séches de *citron*.	
Macis.	de chaque, un gros.
Bois de *genièvre*.	
Gérofle.	

Semences contre les vers, demi-once.

— de *cardamum* mineur, un gros.

— de *chardon* béni. . .	de chaque, quatre gros.
— de *citron*.	
Feuilles de *dictame* de Crète. . . .	
Fleurs de *roses* rouges.	

Râpure de *corne de cerf*, deux gros.

Faites un mélange de toutes ces poudres.

D'autre part :

prenez : *sucre rosat*.	de chaque, huit onces.
Ecorce de *citrons* confits.	
Conserves de fleurs de *buglosse*. .	de chaque, deux onces.
— de *romarin*. .	
— d'*œillet*. . . .	

Electuaire de Mithridate, une once.

Mêlez exactement ces dernières substances en les pilant dans un mortier de marbre ; humectez avec,

sirop de limon,

et ajoutez peu à peu les poudres, ayant le soin d'employer autant de sirop qu'il en faudra pour donner au tout une consistance convenable.

Cet opiat est un très-bon stomachique ; il passe pour arrêter les vomissemens spasmodiques et chasser les vents : on le donne d'un à quatre ou six scrupules.

Opiat vermifuge.

Prenez : *semen contra* pulvérisée, une once.
Rhubarbe. . . . . } de chaque,
Mercure doux. . . . . } quatre gros.
Sirop de suc de *pourpier* très-cuit, huit onces.

Faites électuaire, qu'on peut donner depuis un scrupule jusqu'à deux gros.

Opiat dentrifique.

Prenez : os de *séche*. . . . . . } de chaque,
Terre sigillée. . . . . } une once.
Corail rouge. . . . . }
Cannelle fine, demi-gros.
Laque carminée, douze gros.
Huile essentielle de *gérofle*, douze gouttes.
Miel, douze onces.

Faites électuaire pour en frotter les dents, dont il enlève le tartre; il raffermit aussi les gencives.

Electuaire lénitif.

Prenez : *orge* mondé. . . . . } de chaque,
Racine de *polypode* de chêne. . } deux onces.
Raisins secs. . . . . }
Jujubes. . . . . }
Sebestes. . . . . } N° XX.
Pruneaux noirs. . . . . . . }
Tamarin, deux onces.
Scolopendre, douze gros.
Mercuriale, quatre onces.
Fleurs de *violettes*, cinq onces.
Réglisse, une once.
Séné, deux onces.

Semence de *fenouil*, deux gros.

Sucre, deux livres et demie.

Pulpe de *pruneaux*.	de chaque, six onces.
— de *tamarin*.	
— de *casse*.	

Semence d'*anis* pulvérisée, deux gros.

Opérez comme il a été dit pour la thériaque.

Cet électuaire lénitif est laxatif; on ne s'en sert guère qu'en lavemens, à la dose d'une à deux onces.

Electuaire hiérapicra.

Prenez : *cannelle* fine.	de chaque, six gros.
Macis.	
Racine d'*azarum*.	
Safran.	
Mastic.	

Aloès succotrin.	de chaque, douze onces.
Miel blanc.	

Faites électuaire, lequel est un très-fort purgatif; la dose est d'un scrupule à un gros, encore n'en faut-il point donner aux personnes sujettes aux hémorrhoïdes.

Electuaire hiéra-diacolocynthidos.

Prenez : *stœchas* d'Arabie. . . .	de chaque, dix gros.
Marrube blanc.	
Chamœdrys.	
Agaric.	
Coloquinte.	

Scammonée d'Alep.	de chaque, six gros.
Racine d'*ellébore* noir.	

Castoréum, deux gros.

Opoponax.	de chaque, cinq gros.
Sagapénum.	
Semence de *persil.*	
Aristoloche ronde.	
Poivre blanc.	
Cannelle fine.	de chaque, quatre gros.
Spicanard.	
Myrrhe.	
Pouliot.	
Safran.	

Miel blanc, quinze livres.

Toutes ces substances étant pulvérisées, on les mêle pour les incorporer avec le miel.

Cet électuaire est encore purgatif par la coloquinte qui en fait la base. On y a surtout recours dans l'épilepsie, l'apoplexie, la paralysie, l'asphixie; on l'administre souvent en lavement à la dose d'une once, mais si on en donne à l'intérieur, c'est seulement d'un à deux ou trois gros.

Electuaire caryo-costin.

Prenez : *costus.*	de chaque, deux gros.
Gérofle.	
Gingembre.	
Cumin.	
Scammonée.	de chaque, quatre gros.
Hermodactes.	

Miel blanc, six onces.

Faites électuaire selon l'art.

Ce composé passe pour être céphalique : la dose est depuis un scrupule jusqu'à deux ou trois gros.

Electuaire

Electuaire diaphœnix.

Prenez : pulpe de *dattes* cuites. .	de chaque, huit onces.
Sucre d'*orge*.	

Amandes douces pelées, trois onces.

Miel blanc, deux livres.

Poudre de *gingembre*.	de chaque, un gros.
— de *poivre*.	
— de *macis*.	
— de *cannelle*.	
Feuilles séches de *rue*.	
Semences de *daucus* de Crète. .	
— de *fenouil*.	

Poudre de *turbith* végétal, quatre onces.

— de *scammonée*, une once et demie.

Cet électuaire se prépare comme les précédens.

Il est purgatif et jouit d'une haute réputation, comme propre contre l'hydropisie ; on le donne de quelques gros jusqu'à une once.

Electuaire bénedict laxatif.

Prenez : racine de *turbith*. . . .	de chaque, dix gros.
Ecorce de racine d'*ésule*. . . .	
Scammonée.	de chaque, cinq gros.
Hermodactes.	
Roses rouges.	
Gérofle.	de chaque, un gros.
Spicanard.	
Gingembre.	
Safran.	
Semence de *saxifrage*.	

Semence d'*amomum*.	de chaque, un gros.
— d'*âche*.	
— de *persil*.	
— de *carvi*.	
— de petit *houx*.	
— de *grémil*.	
— de *cardamum* majeur.	
— de *poivre* long.	
— de *macis*.	
— de *galanga* mineur.	
Sel gemme.	

Miel blanc, une livre et demie.

Cet électuaire est carminatif : on le donne à l'intérieur d'un à quatre gros, et dose double en lavement.

Opiat mésentérique.

Prenez : *gomme* ammoniaque, quatre gros.

Séné mondé, six gros.

Mercure doux.	de chaque, deux gros.
Racine d'*azarum*.	
Aloès succotrin.	
Poudre *cornachine*.	de chaque, trois gros.
— de *rhubarbe*.	

Limaille de fer porphyrisée, quatre gros.

Faites électuaire avec,

sirop de *sucre*, quantité suffisante.

Cet électuaire noircit plus que d'autres avec le temps, et prend une très-grande dureté, ce qui est attribué au fer qu'il contient ; on peut, en conséquence, le faire d'abord plus mou, qu'il peut paraître nécessaire.

L'opiat mésentérique passe pour convenir dans le

cas d'affection du mésentère, du foie, de la rate, mais rien ne l'assure; c'est un stimulant général, qui peut trouver son utilité; il peut être aisément remplacé.

Quand on y a recours, c'est seulement à la dose d'un ou deux gros.

Opiat sudorifique d'Helvétius.

Prenez : *limons* confits, une once.
Noix *muscades* confites, trois gros.
Gérofles confits, une once.
Gingembre confit, deux onces.
Opiat de Salomon, demi-once.
Cannelle, trois gros.
Cascarille, demi-gros.
Huile essentielle de *cannelle*, dix gouttes.
— de *gérofle*, demi-gros.

On écrase dans un mortier de marbre les substances confites, pour avoir une pulpe qu'on peut passer au besoin au tamis; on y ajoute ensuite les autres matières, et on délaye le tout avec,

sirop d'*œillet*, quantité suffisante pour avoir un électuaire de consistance ordinaire.

Ce composé est un très-bon stomachique; mais il en est un grand nombre d'autres qui peuvent très-bien le remplacer; c'est ce qui en rend l'usage peu fréquent; la dose est de quelques grains jusqu'à un gros, soit seul, soit uni aux potions.

Nous terminerons la série des électuaires en présentant quelques composés qui leur sont très-analogues par leur nature; mais qui ont une consistance plus grande, ce qui a permis d'en former des sortes de tablettes.

Ces composés se faisaient autrefois par le feu, et

assez difficilement ; on renonce maintenant à ce procédé, comme défectueux ; on opère à froid, comme il a été dit pour les autres tablettes ; ainsi, l'ensemble des poudres est traité par du mucilage de gomme adragant, malgré que le plus souvent il n'y ait point de sucre dans le mélange.

Electuaire ou *tablettes de citron purgatives.*

Prenez : écorce de *citrons* confits, demi-once.

Poudre de fleur de *violettes*. . . } de chaque,
— de *buglosse*. . . } deux scrupules.

Poudre : *diatragacante* froide. . } de chaque,
— de *scammonée*. . . . } quatre gros.
— de *turbith* végétal, cinq gros.
— de *gingembre*, demi-gros.
— de *séné*, six gros.
— de *rhubarbe*, trois gros.
— de *gérofle*. . . . . } de chaque,
— de *santal*. . . . . . } un gros.

Sucre en poudre, dix onces.

Mélez toutes ces substances pour en avoir une poudre composée, qu'on réduira en pâte à l'aide d'une suffisante quantité de mucilage de gomme adragant.

Etendez sur un marbre, et divisez à volonté pour faire sécher ensuite.

C'est un très-bon purgatif ; on en donne d'un à quatre gros, qu'on fait délayer dans un demi-verre d'eau.

Electuaire ou *tablettes diacarthami.*

Prenez : semence de *carthami*. . } de chaque, une once.
Poudre *diatragacante* froide. . . }
— d'*hermodactes*. . . . }
— de *scammonée*. . . . }

Poudre de racine de *turbith*, douze gros.
— de *gingembre*, demi-once.
Manne en larmes, deux onces et demi.
Miel rosat. . . . . } de chaque,
Coings confits. . . . . } deux onces.
Sucre blanc, une livre six onces.

Faites électuaire comme ci-dessus, avec mucilage, et divisez en tablettes.

On donne aussi cet électuaire comme purgatif, à la dose de quelques gros à une once.

Nous terminerons la série des électuaires par l'indication de la marmelade dite de *Tronchin*, et l'*opiat* fébrifuge, qui sont différens de tous ceux qui précèdent, en ce qu'ils ne sont pas aussi faciles à conserver; ce qui porte à ne les préparer qu'à mesure qu'on les ordonne, et à les ranger ainsi entre les composés magistraux.

Marmelade de Tronchin.

Prenez : *manne* en larmes, deux onces.
Divisez dans un mortier avec,
eau de *fleur d'oranger*, quantité suffisante, pour pulper sur un tamis.

D'autre part,

Prenez : *gomme* adragant en poudre, dix-huit grains.

Faites mucilage avec,
eau de *fleur d'oranger*, un gros.
Puis ajoutez,
la *manne* pulpée.

Plus : pulpe de *casse* . . . . ⎫
Hüile d'*amandes* douces. . . . ⎬ de chaque, deux onces.
Sirop de *capillaire*. . . . . . ⎭

Faites un mélange exact ; il doit être mou, homogène, très-lisse, très-uni, d'un goût agréable.

C'est un laxatif qu'on peut prendre par cuillerées, la moitié dans le jour, le restant le lendemain.

Opiat fébrifuge.

Prenez : *quinquina* gris pulvérisé, une once.
Carbonate de *potasse*, demi-gros.
Sirop de *capillaire*. . . . . . . ⎫ de chaque,
Miel blanc. . . . . ⎭ deux onces.

Mêlez exactement pour diviser en neuf prises, et faire prendre en trois jours contre les fièvres quartes.

Il est des formes recherchées pour l'usage de certains médicamens ; elles sont rendues nécessaires par le goût du malade ou par les circonstances dans lesquelles il se trouve ; c'est ce qui nous porte à parler séparément des *bols*, des *pilules* et des *potions*. Ce sont toujours des résultats de mélanges, non encore bien appréciés ; ils appartiennent donc à la mixtion.

Des Bols.

Médicamens internes, de consistance molle, et divisés en petites portions, de la grosseur d'une noisette ; on les roule dans une poudre inerte, pour en faciliter l'attouchement et l'administration ; la grosseur peut être beaucoup moindre, mais celle indiquée est plus usitée, elle n'entraîne à aucun inconvénient, car par la déglutition le bol s'applatit, s'alonge, et prend la forme de l'isthme du gosier ; il faut seulement éviter qu'il s'écrase, surtout si le corps employé est d'un goût désagréable, parce qu'on doit épargner la répugnance au malade; c'est pour éviter cet inconvénient qu'il est ordinaire d'envelopper le bol dans du pain azyme, ou pain à chanter, trempé d'avance dans de l'eau, du bouillon, de la tisane, ou dans du vin, etc.; par ce moyen, le bol peut se briser sans que le malade s'en plaigne.

Ce sont surtout les électuaires de saveur désagréable qu'on réduit en bols; ainsi on prescrit un gros de thériaque, de diascordium, etc., en quatre, six ou huit bols.

Quand on enveloppe le bol dans du pain azyme, ce ne doit être qu'au moment de s'en servir, tandis que quand on le roule dans une poudre, ce peut être long-temps d'avance.

Des Pilules.

On entend ainsi parler de petits corps ronds de la grosseur d'un pois au plus, et souvent de moindre consistance, toujours plus grande que celle des bols, mais devant céder sous le doigt.

Les pilules ont l'avantage de pouvoir être avalées promptement, et de laisser ignorer au malade l'odeur et la saveur souvent insupportables des médicamens.

Il est des pilules simples, formées d'une seule substance; il en est aussi de composées, qui participent de plusieurs.

En général, on doit éviter de diviser une masse pilulaire long-temps avant de s'en servir, car les pilules se desséchant, elles se durcissent, et ne peuvent plus se délayer dans l'estomac, d'où il suit que leur action est moindre ou nulle; c'est ce qui porte à préférer les pilules magistrales à celles officinales, à moins que ces dernières ne soient très-nouvelles.

Pour former ces pilules, on cherche toujours à employer des substances molles, ou bien on les humecte à l'aide du miel, de la manne ou du sirop, qui ont la propriété de ne point se dessécher, ni de durcir facilement; mais on doit éviter de recourir pour cela au mucilage de gomme adragant, ou encore à la mie de pain tendre, comme font quelques-uns, parce que ces dernières substances, en vieillissant, deviennent dures et cassantes comme du verre; on a vu des pilules faites par ces additions n'être point altérées par l'eau au bout de plusieurs jours.

L'usage de la mie de pain est seulement tolérable quand on y mêle des corps gras.

Quel que soit le nombre des substances qu'on emploie, quelle que soit leur nature, on doit avoir en vue d'obtenir un mélange homogène, et pour cela, on peut se rappeler ce qui a été dit des électuaires; seulement les masses pilulaires offrant plus de densité, le mélange se fait moins facilement, et pour le perfectionner, on est obligé de battre long-temps le tout dans un mortier de fer ou de marbre, en renouvelant les surfaces avec une spatule; on reconnaît que le mélange est exact à ce qu'il ne présente qu'une seule nuance, que la masse est lisse et d'une égale densité dans toutes ses parties.

On réduit souvent en pilules des médicamens que nous avons déjà étudiés sous différens titres, surtout des extraits; ils sont ordinairement de consistance pilulaire. Ainsi prenant l'un d'eux, il n'exige aucun soin notable; et si l'on réunit ensemble plusieurs extraits de même densité, il suffit de les mélanger exactement. S'il arrive au contraire que la consistance ne soit point favorable, on ajoute au besoin un sirop simple ou une poudre inerte.

Quant à la manière de diviser la masse, on en prend une quantité déterminée, qu'on roule sur un marbre avec la main pour en former un cylindre qu'on divise ensuite au couteau en un certain nombre de parties, selon qu'on veut avoir les pilules plus grosses ou plus petites; on roule ces parties entre les doigts, pour en former des petites boules qu'on roule dans de la poudre d'*iris*, de *réglisse* ou de *lycopode*, pour qu'elles n'adhèrent point les unes aux autres.

Pour diviser la masse pilulaire, on se sert aussi d'un instrument appelé *pilulier*, lequel est composé de deux plaques en ivoire, en cuivre ou en argent, toutes deux dentées comme une scie, de manière à ce que le cylindre pilulaire étant comprimé entre ces deux plaques, il reçoive à des distances égales l'empreinte des dents; ce qui indique où l'on doit couper pour avoir des petits fragmens qu'on roule ensuite entre les doigts.

Il n'est pas rare d'argenter ou de dorer les pilules, c'est-à-dire, qu'on les recouvre entièrement d'une feuille de ces métaux; pour cela, on ne passe point les pilules dans les poudres, il faut au contraire qu'elles soient légèrement humides; on les met en nombre indéterminé dans une boîte à savonnette, avec les feuilles métalliques, on couvre la boîte, et on l'agite circulairement.

Il ne faut point dorer ni argenter les pilules qui

contiennent du mercure, ou des composés sulfureux, car les métaux noircissent.

Il est un certain nombre de pilules officinales : nous allons traiter de celles qu'il importe le plus de connaître.

Pilules de cynoglosse.

Prenez : racine de *cynoglosse*. . . .	de chaque, demi-once.
Semence de *jusquiame* blanche. .	
Extrait d'*opium* gommeux. . . .	

Myrrhe, six gros.
Encens en larmes, cinq gros.

Safran.	de chaque, un gros et demi.
Castoréum.	

Faites une poudre composée pour convertir en pilules avec,

sirop de *cynoglosse*, quantité suffisante.

Ces pilules contiennent environ un huitième d'opium ; on les donne en conséquence comme narcotique.

Quand les pilules de cynoglosse sont dures, on peut les ramollir par une douce chaleur, ou en les battant fortement dans un mortier.

Pilules de Starkey.

Prenez : extrait d'*opium* sec. . . .	de chaque, deux onces.
Poudre de *réglisse*.	
— d'*ellébore* noir.	
— d'*ellébore* blanc. . . .	

Savon de Starkey, six onces.
Huile de *térébenthine*, quantité suffisante.

Ces pilules sont recherchées dans l'hydropisie, à la dose d'un scrupule à un gros.

Pilules de Morton.

Prenez : poudre de *cloportes*, quatre gros.
Gomme ammoniaque, trois gros.
Acide benzoïque, deux gros.
Safran . . . . } de chaque, quatre scrupules.
Baume du Pérou. . . . . . }
Baume de soufre anisé, quantité suffisante, pour en faire des pilules qu'on emploie surtout dans l'asthme. Elles facilitent l'expectoration; la dose est d'un à cinq grains.

Pilules toniques de Bacher.

Prenez extrait *d'ellébore* noir. . } de chaque, une once.
Myrrhe. . . . . }
Racines de *chardon béni* pulvérisées, trois gros.
La préparation de ces pilules diffère de celle des précédentes par l'obligation où l'on se trouve d'obtenir un extrait mixte de la racine d'*ellébore*.

Pour avoir cet extrait, on traite la racine par une macération de quarante-huit heures; d'abord dans l'alcool, puis dans du vin blanc, pour réunir ensuite les liqueurs, auxquelles on ajoute une solution de, *potasse*, trois gros.
Dans
eau, une livre.
On fait évaporer le tout dans un bain-marie, en consistance d'extrait, auquel on mêle dans un mortier les poudres indiquées. Il faut battre très-fort pour avoir une masse pilulaire, que l'on a coutume de diviser en pilules d'un grain, lesquelles on expose à l'étuve pour les dessécher et les durcir, ce qui n'est

point un inconvénient, parce qu'elles se délayent assez bien dans l'estomac.

On en fait prendre une le soir en se couchant, elles sont emménagogues.

On y a aussi recours dans le cas de dartres et contre les vers.

Pilules antihystériques.

Prenez : *opoponax*, une once.

Gomme *ammoniaque*.	de chaque, demi-once.
Galbanum	
Sagapénum	
Myrrhe.	de chaque, trois gros.
Assafœtida.	
Castoréum.	

Huile de *succin*, un scrupule.

Mithridate, quantité suffisante.

Faites petite masse pilulaire selon l'art.

On en fait prendre de quatre à vingt ou trente grains en plusieurs pilules.

Pilules bénites de Fuller.

Prenez : *aloès*, demi-once.

Séné pulvérisé, deux gros.

Assafœtida	de chaque, un gros.
Galbanum.	
Myrrhe.	

Sulfate de fer, six gros.

Safran	de chaque, demi-gros.
Macis	

Huile de *succin*, quatre gouttes.

Sirop d'*armoise*, quantité suffisante pour faire du tout une masse qui doit être divisée en cent-soixante pilules, dont on peut donner d'une à quatre par jour.

Elles se rapprochent beaucoup des précédentes pour l'action.

Elles conviennent aussi dans l'hystérie.

Pilules hydragogues de Bontius.

Prenez : *aloès* succotrin.	de chaque, une once.
Résine gutte.	
Gomme ammoniaque	

Mêlez ces poudres, et faites une masse pilulaire avec,

vinaigre, quantité suffisante.

Ces pilules sont très-purgatives; on y a souvent recours dans les cas d'hydropisie; la dose est de quelques grains à un scrupule.

Pilules ou *extrait de Rudius.*

Prenez : *coloquinte*, six gros.

Agaric, demi-once.

Racine d'*ellébore* noir.	de chaque, quatre gros.
— de *jalap*.	
— de *scammonée*.	

Aloès succotrin, une once.

Cannelle fine.	de chaque, six gros.
Macis.	
Gérofle.	

Il y a encore pour ces pilules une manière particulière d'opérer.

On traite les quatre premières substances par la macération dans une livre d'*alcool* à 36°; on enlève les corps grossiers pour ajouter au liquide le jalap et la scammonée; la nouvelle solution étant faite, on filtre et on distille la liqueur au bain-marie, jusqu'à ce que le résidu, qui est la partie recherchée, soit de consistance de miel épais; alors on y ajoute les poudres, et on agite à l'air pour dissiper le restant de l'alcool, et donner au tout une consistance convenable.

On a recours à ces pilules dans l'apoplexie, la léthargie, dans la mélancolie, etc.; la dose est de quelques grains à un demi-gros.

Pilules cochées de Rhasys.

Prenez : poudre de l'*hyérapicra*, douze gros.
Trochisques alhandal, trois gros.
Camomille, deux gros.
Racine de *turbith*. . . . . . } de chaque,
Fleur de *stœchas*. . . . . . } cinq gros.
Sirop de *nerprun*, quantité suffisante.

Ces pilules, peu usitées, sont légèrement purgatives; on les donne à la dose de quatre à douze grains.

Pilules astringentes.

Prenez ; *bol* d'Arménie. . . . . }
Terre sigillée. . . . . . . } de chaque, deux gros.
Corail rouge. . . . . . . }
Cachou. . . . . }
Pierre hématite. . . . . . . } de chaque, demi-gros.
Sang de dragon. . . . . . . }
Racine de *consoude*, deux gros.
— de *tormentille*. . . . . . } de chaque,
— de *bistorte*. . . . . . . } demi-gros.
Mastic, un scrupule.
Laudanum liquide, demi-gros.
Sirop de *sucre*, quantité suffisante pour faire une masse pilulaire.

Ces pilules sont très-astringentes; on y a recours dans le cas de crachement de sang, dans les pertes, les écoulemens blancs ; la dose est de quelques grains à un scrupule par jour, en une ou plusieurs fois.

Pilules ou *dragées de Keyser.*

Ces pilules, autrefois préparées par un auteur de ce nom, demandaient un long travail, qui n'est point à beaucoup près nécessaire ; aussi le néglige-t-on maintenant, ce qui nous dispense d'en parler. Voici le procédé qu'il est préférable d'employer ; il est le seul usité.

Prenez : oxide rouge de *mercure* bien pur, deux onces.

Vinaigre distillé, bien purifié des acides minéraux, quantité suffisante pour opérer la solution à l'aide d'une douce chaleur.

Filtrez et faites évaporer en consistance d'extrait ; alors ajoutez :

Sucre en poudre fine, une livre quatorze onces.

Amidon pulvérisé, deux onces.

Mucilage de *gomme* adragant, quantité suffisante pour avoir une pâte qu'on réduit en tablettes ou pilules, dont le poids peut varier ; mais il est ordinaire d'en faire des petites masses d'un à deux grains ; ces pilules sont antisyphilitiques : on en fait prendre d'abord une par jour, et on augmente successivement jusqu'à en faire prendre de dix à vingt.

Pilules ante cibum, *stomachiques, gourmandes,* ou *grains de vie.*

Prenez : *aloès* succotrin, six gros.

Mastic. . . . . } de chaque,
Roses rouges. . . . . } deux gros.

Sirop d'*absinthe*, quantité suffisante pour faire une masse pilulaire.

On en fait usage à la dose de quatre grains par jour.

Pilules angéliques.

Prenez : sucs dépurés de *bourrache*. — de *chicorée*. — de *houblon*. — de *fumeterre*.	de chaque, quatre onces.
— de *roses* pâles. *Aloès* succotrin.	de chaque, une livre.

Rhubarbe, une once.

Trochisques d'*agaric*, quatre gros.

Cannelle, deux gros.

Faites une poudre composée des substances pulvérisables ; d'un autre côté, faites évaporer les sucs en consistance d'extraits, pour procéder ensuite à un mélange dans un mortier de métal qu'il est bien de faire chauffer.

On donne ces pilules comme stomachiques et propres contre les obstructions du foie : la dose est de quelques grains à un gros.

Pilules de Rufus.

Prenez : *aloès* succotrin, deux onces.

Myrrhe, une once.

Safran, demi-once.

Faites pilules avec *vin blanc*, quantité suffisante.

Ce composé se rapporte beaucoup aux précédens.

Pilules mercurielles.

Il existe sous ce nom une série de composés qui participent du mercure, mais qui diffèrent entre eux par les proportions de ce métal, ou par la nature des choses qui s'y trouvent réunies ; de sorte qu'en ordonnant

ordonnant, il faut indiquer l'espèce de pilules mercurielles qu'on a intention d'employer. Nous allons consigner ici les variétés de ces pilules qui sont d'un plus grand usage.

Pilules mercurielles de Béloste.

Prenez : *mercure* coulant très-pur, une once.
Sucre, deux gros.

Poudre de *scammonée*. . . .	de chaque, une once.
Jalap.	

Triturez le mercure dans un mortier de fer avec le sucre et du *vin blanc*, quantité suffisante pour faire disparaître le métal qui s'oxide; ajoutez ensuite les poudres.

On assure qu'en ajoutant la scammonée de bonne heure, le mercure s'éteint plutôt; cela n'est point assez démontré pour faire une obligation de cette addition précoce.

L'extinction du mercure par le vin est longue, mais elle a toujours lieu à l'aide d'une trituration de quelques jours.

On a proposé des additions de corps très-propres à rendre l'opération plus courte; il en résulte un composé nouveau.

C'est pourquoi il est mieux de ne rien ajouter.

Les pilules mercurielles, *dites* de Béloste, sont purgatives à la dose d'un gros; on les donne le plus souvent pour tenir le ventre libre dans le cours des maladies vénériennes, à la dose de quatre à douze ou quinze grains par jour.

Pilules mercurielles du Codex.

Prenez : *mercure* pur, une once.
Miel, douze onces.
Scammonée, deux onces.
Aloès succotrin, deux onces.
Macis. . . . . } de chaque,
Cannelle. . . . . } deux gros.

Elles se rapprochent tellement des précédentes, qu'on les donne dans les mêmes cas, et presque aux mêmes doses.

Pilules mercurielles de Renaudot.

Prenez : *mercure* pur, six gros.
Aloès succotrin, cinq gros.
Rhubarbe, trois gros.
Scammonée d'Alep, deux gros.
Agaric blanc, un gros.
Macis. . . . . } de chaque,
Cannelle. . . . . } trois livres.
Sassafras. . . . . }
Miel de Narbonne, quantité suffisante.

Opérez, comme il a été dit pour les premières pilules mercurielles.

Ces pilules de Renaudot sont moins purgatives que propres contre le virus vénérien, ce qui les fait préférer quand on ne veut point purger; on les administre à la même dose que les précédentes.

Pilules mercurielles, dites *purgatives*.

Prenez : *mercure* coulant, cinq onces.
Jalap, une livre.
Séné, six onces.

Aloès, quatre onces.
Résine gutte, une once.
Scammonée, trois onces.
Pignons d'Inde, une once.
Baume de *copahu*, deux onces.
Sirop de *nerprun*, quantité suffisante.
On éteint le mercure avec,
sucre et *vin* blanc, trois onces.

C'est quand le mercure a disparu, qu'on ajoute les poudres et le baume de copahu.

Ces pilules sont très-purgatives, il suffit d'en donner aux adultes d'un à deux scrupules.

On y a aussi recours dans les maladies vénériennes, mais alors à doses très-petites, comme deux à six ou huit grains par jour.

Pilules de Bécher.

Prenez : *aloès*.	de chaque, trois gros.
Myrrhe.	
Safran.	
Gomme de *lierre*.	
Graine de *genièvre*.	
— de *kermès*.	

Toutes ces substances étant pulvérisées chacune séparément, on les réunit ensemble pour y ajouter,
fleur de soufre, trois gros.

D'autre part, on bat fortement dans un mortier de fer chauffé à l'eau bouillante, le mélange suivant; savoir :

extrait d'*absinthe*.	de chaque, trois gros.
— de *chardon béni*.	
— de *gayac*	

Extrait de *rhubarbe* . . . . . . }
— de *trifolium fibrinum* . . } de chaque,
Mithridate. . . . . } trois gros.

Cette réunion ayant été suffisamment battue pour donner un tout homogène, on y ajoute peu à peu les poudres ci-dessus; on délaye la masse avec de l'élixir de propriété pour avoir une consistance pilulaire.

Ces pilules, pour être bien conservées, doivent être maintenues dans un endroit très-sec : on les donne seulement à la dose d'un à quatre grains, comme fortifiantes, stomachiques, et pouvant être souvent vermifuges.

Pilules chalybées.

Prenez : *limaille* de fer porphyrisée, une once.
Cannelle. . . . . } de chaque,
Aloès . . . . } un gros.

Mêlez ces poudres, et faites une masse pilulaire avec,

sirop d'*armoise*, quantité suffisante.

Ces pilules, dont on a beaucoup trop vanté l'emploi, peuvent être remplacées par beaucoup de composés toniques, emménagogues ou légèrement purgatifs.

Leur dose est de six à huit grains par jour.

Pilules ou *dragées vermifuges.*

Prenez : *mercure* doux lavé et pulvérisé, quatre gros.
Sucre blanc, une once.
Amidon, demi-once.

Faites une poudre homogène, et ajoutez :

mucilage de *gomme* adragant, quantité suffisante pour avoir une masse qu'on divise en cent-quarante-quatre parties, lesquelles peuvent être roulées en boules, en olives, etc. Elles durcissent; mais le sucre qui les forme les rend d'une division facile dans l'estomac. On en donne une ou deux par jour aux jeunes enfans, ayant le soin d'observer s'il en résulte une trop grande excitation des gencives, auquel cas on en suspend l'usage.

Pilules de savon.

Prenez : *savon* médicinal, quatre onces.
Poudre de *réglisse*. . . . . . } de chaque,
Farine de *lin* récente. . . . . } demi-once.

Battez le tout ensemble pour mêler exactement et diviser en pilules de six grains. On en fait prendre deux à quatre par jour. Elles sont dites fondantes, résolutives, et propres à neutraliser les acides qui se forment fréquemment dans les premières voies.

Boules savonneuses de Stéphens.

Prenez : *savon* médicinal, quatre livres et demie.
Miel blanc, une livre.
Cresson sauvage, calciné et pulvérisé, trois onces.

Pilez le tout dans un mortier de marbre, et divisez la masse en seize boules, lesquelles tres-volumineuses ne sont point destinées à être prises; ainsi nous ne les indiquons que comme devant servir à la formation d'un autre composé du même auteur.

Il est d'autres formules de pilules officinales de si peu d'importance, qu'elles ne doivent point tenir place dans cet ouvrage.

A la suite des pilules, comme produits de mixtion, nous placerons les potions, série nombreuse de composés magistraux, dont la préparation est fréquente, et nous donnerons les formules de celles qu'il est plus ordinaire d'employer.

Des Potions.

Ce nom peut être donné à tous les liquides qui peuvent être bus; mais il représente en particulier des liquides médicamenteux d'un petit volume qui n'excède guère un verre, et dont le poids varie de deux à six ou huit onces. Les potions sont toujours destinées à être prises intérieurement, et d'ordinaire par cuillerées, d'heure en heure, pendant le jour et souvent la nuit.

On peut faire entrer dans les potions, des substances très-variées, mais on ne doit y réunir, autant que possible, que des matières qui s'unissent facilement ensemble.

On désigne les potions sous des noms divers, le plus souvent tirés de leurs propriétés; ainsi, *potion calmante, antispasmodique, vomitive, antivomitive, vermifuge*, etc.

Quelquefois aussi les noms ont une autre origine, comme pour les *juleps*, les *loochs*, les *gargarismes*, etc.

On peut préparer sous le même titre, un grand nombre de potions, et qui diffèrent par le nombre comme par la proportion des composans; il peut y avoir dix, vingt ou cinquante potions *antispasmodiques*, de même que des potions *astringentes*, *purgatives*, etc.

Il est des corps qui entrent plus fréquemment que d'autres dans les potions ; tels sont les produits de l'infusion et de la décoction, les eaux distillées, les teintures et les alcools aromatiques, les sirops et les éthers, quelquefois des sels, des corps gras, des électuaires, mais rarement des poudres. Il faut dans la réunion de ces corps avoir égard à la nature de chacun d'eux, et ces soins se tirent comme conséquence de l'étude déjà faite des différens moyens de solution.

Cependant nous dirons particulièrement que le camphre ne s'unit bien aux potions qu'en le triturant d'abord avec un peu de jaune d'œuf. Les teintures très-résineuses sont dans le même cas, on se contente souvent de les mêler intimement aux sirops de la potion, pour y joindre ensuite les autres liquides.

Les poudres de musc et de castoréum doivent être triturées avec beaucoup de sucre, etc. etc.

Des Juleps.

Ce mot suppose une potion qui est calmante, ordinairement très-simple, limpide et agréable ; on la donne le soir ou dans la nuit pour procurer le sommeil ; mais par la suite on en a fait varier la composition, au point d'être obligé de distinguer l'espèce de julep par un nom particulier : voici ceux qui sont le plus accrédités.

Julep calmant.

Prenez : sirop *diacode*, demi-once.

Eau de *laitue*, deux onces.

Mêlez, pour prendre le soir, en deux ou trois doses, d'heure en heure.

Julep pectoral.

Prenez : sirop de *capillaire*, demi-once.
— de *diacode*, deux gros.
Eau de *bourrache*, douze gros.
Faites potion à prendre par cuillerée dans le jour.

Julep rafraîchissant.

Prenez : *acide* tartareux, demi-gros.
Eau de *cerises*, huit onces.
Sirop de *framboises*, une once.
Mêlez pour l'usage.

Des Loochs.

Ce sont des sortes de potions de la consistance des sirops, ordinairement préparés avec une émulsion d'amandes ou de jaune d'œuf. Ils sont destinés à humecter la bouche et les bronches ; c'est pour cela qu'on en prend souvent, mais peu à la fois.

Looch blanc.

Prenez : *amandes* douces, N.° XVI.
— amères, II.
Pilez à l'*eau* bouillante pour faire émulsion avec,
eau, quatre onces.
Sucre, une once.
D'autre part,
prenez : *gomme* adragant pulvérisée, quinze grains.
Triturez dans un mortier avec,
huile d'*amandes* douces, un gros.
Et ajoutez quelques gouttes de l'émulsion pour

avoir un mucilage épais, qu'on délaye ensuite avec soin dans le reste du liquide; on aromatise avec,

eau de *fleur d'oranger*, deux gros.

C'est un très-bon pectoral qu'on prend dans les rhumes.

Il arrive souvent qu'on ajoute à ce looch des poudres de *kermès* ou d'*ipécacuanha*; on les mêle alors à la gomme avant de former le mucilage; si c'est un sirop actif, il suffit de le mettre sur la fin avec l'aromate.

Looch jaune.

Prenez : un *jaune d'œuf.*

Triturez dans un mortier avec,

huile d'*amandes* douces, deux gros.

Ajoutez ensuite, et peu à peu,

sirop de *guimauve* de Fernel, une once.

Eau distillée de

fleur d'oranger . . . .
— de *tussilage* . . . . . .
— de *pavot* rouge. . . . . } de chaque, une once.

Mêlez exactement.

Ce looch laisse toujours séparer un peu d'huile; on peut au besoin en varier la dose.

C'est un très-bon béchique, on s'en sert comme du looch blanc. On peut y faire aussi des additions.

Quelques personnes varient ce looch, en le composant comme il suit :

réglisse verte, quatre gros.

Faites bouillir dans de l'eau pour avoir quatre onces de décoction, qui doit servir à délayer, un jaune d'*œuf*.

Gomme arabique, demi-once.

Huile d'*amandes* douces, deux gros.

Sirop de *sucre*, une once.

Dans ce cas, on triture la gomme avec le sirop; on y ajoute ensuite le jaune d'œuf et l'huile.

Looch vert.

Ce qu'on appelle ainsi est une potion très-analogue aux précédentes; mais qui participe d'une émulsion de *pistaches*, au lieu d'*amandes* ordinaires, et pour aviver la couleur, on ajoute,

sirop de *violettes*, une once.

Teinture de *safran* à l'eau, quinze gouttes.

Du reste, il y entre, comme dans le looch blanc, *gomme* adragant pure, quinze grains.

Huile d'*amandes* douces. . . . } de chaque,
Eau de *fleur d'oranger*. . . . . } deux gros.

On se sert peu de ce looch, parce qu'il n'offre rien de plus avantageux que les précédens.

On a aussi donné le nom de *looch* à des composés qui ne participent ni de jaune d'œuf, ni d'amandes. Ce sont des potions mucilagineuses, dans lesquelles on a cherché à interposer de l'huile; celle-ci tend toujours à se séparer; elle surnage au liquide, ce qui oblige à renouveler souvent l'agitation.

On ajoute à ces potions des choses si variées, qu'il serait difficile d'en faire ici l'énumération.

On rapporte aux potions, des médicamens, liquides aussi, qu'on appelle *mixtures*, mais toujours d'un plus petit volume, et formés d'un simple mélange de sirops, ou d'eau distillée spiritueuse, ou de teintures, etc. Leur composition est très-variée ; il n'en est point, à proprement parler ; d'officinales ; il appartient au médecin d'en ordonner, qu'il compose à son gré, selon les indications qu'il croit avoir à donner.

Nous signalerons la mixture suivante comme exemple : c'est une des plus importantes, et dont l'action est le mieux constatée.

Mixture lithontriptique de Durande.

Prenez : *éther* sulfurique, six gros.

Essence de *térébenthine*, quatre gros.

Mêlez pour l'usage.

Ce remède est puissant contre la gravelle.

On en prend à la dose de quelques gouttes sur du sucre plusieurs fois le jour ; mais surtout le soir en se couchant.

Des Gargarismes.

On appelle ainsi des espèces de potions destinées à laver la bouche et l'arrière-bouche, quand ces parties sont enflammées ou ulcérées ; on rejette ordinairement le liquide qui a servi ; mais comme il peut arriver qu'on en avale involontairement, il est bien de ne faire entrer dans ces composés que des choses non nuisibles à l'intérieur, et quand on est forcé d'agir autrement, il faut prévenir le malade du danger, afin qu'il prenne plus de précautions en se gargarisant.

Les gargarismes peuvent être formés de substances très-variées : le véhicule est le plus souvent une infusion ou décoction aqueuse de racines, de feuilles, de fleurs ou de fruits ; il y a des gargarismes *émolliens*, *astringens*, *détersifs*, etc. ; on fait entrer quelquefois dans les gargarismes des acides *sulfuriques*, *nitriques* ou *muriatiques*, lesquels doivent être d'abord dulcifiés par l'alcool; l'addition doit être telle, que l'acidité soit supportable au malade.

On peut édulcorer les gargarismes pour les rendre plus agréables; c'est ordinairement avec les sirops de *mûres*, de *limon*, de *vinaigre*, ou du miel *rosat*.

Nous ne nous appliquerons point à choisir quelques formules de gargarismes dans le grand nombre de celles qu'il est possible de créer, il doit nous suffire d'avoir indiqué ce que sont ces composés, et quelle est leur destination.

Des Collyres.

Ce sont des liquides de peu de volume, servant contre les maladies des yeux; leur nature et leur action peuvent beaucoup varier, ce qui oblige de les composer selon le cas des maladies; il est des collyres détersifs, adoucissans, astringens, etc.

On emploie les collyres par bains, lotions ou fomentations, quelquefois même on en fait entrer quelques gouttes dans l'œil malade.

On donne encore le nom de *collyre* à des poudres et onguens qui sont aussi employés contre les maux d'yeux; nous parlerons des derniers en traitant des composés graisseux. Quant aux poudres nommées *collyres* secs, on y fait entrer du *sucre candi*, de l'*iris* et de la *tuthie* à parties égales, pour faire entrer à l'aide d'un tuyau de plume, un peu de ce mélange dans l'œil.

Nous n'avons pas plus de raisons pour indiquer d[...] formules de collyres liquides, que nous n'en avo[...]

ou pour les gargarismes; mais il est un composé officinal très-important, sous le nom de *collyre* et qu'on emploie aussi sous d'autres rapports, le voici.

Collyre de Lanfranc.

Prenez : *vin* blanc, une livre.

Eau de *roses*. . . . . } de chaque,
— de *plantain*. . . . . . . } trois onces.

Sulfure jaune d'*arsenic*, deux gros.

Oxide vert de *cuivre*, un gros.

Myrrhe. . . . . } de chaque,
Aloès. . . . . } deux scrupules.

Mêlez les poudres fines avec les fluides, et conservez trouble pour l'usage; on agite le mélange à mesure qu'il faut s'en servir.

On en lave les yeux dans le cas d'ophtalmies chroniques; on en touche les ulcères de l'arrière bouche à l'aide d'un plumasseau; on en applique aussi sur les plaies de mauvaise nature, les chancres, etc. Ce composé est un poison, il faut l'employer avec précaution, même à l'extérieur, lorsqu'on en touche de larges surfaces dénudées.

En continuant toujours à étudier les produits de la mixtion, nous sommes arrivés à traiter des onguens et autres composés qui leur sont analogues.

Des Onguens.

Ce sont des médicamens externes, de consistance molle, formés de graisse, de résine et de cire, mais dans lesquels, d'après M. Deyeux, il ne doit point entrer d'oxide métallique, ce qui les différencie des emplâtres.

D'après cette définition, les onguens citrins, mercuriels, de la mère, etc., doivent être rangés entre les emplâtres; et ce qu'on nomme emplâtres vésicatoires, de ciguë, de bétoine, de mélilot, etc., ne doit être considéré que comme des onguens durs; quoi qu'il en soit, nous étudierons ces composés sous des titres qu'il est encore d'usage de leur donner dans les pharmacies, et dans plusieurs des ouvrages modernes.

Quelquefois on opère à froid, ce n'est alors qu'un simple mélange; mais plus fréquemment on opère à chaud, alors il y a combinaison; dans ce cas il ne faut pas faire chauffer long-temps la cire, car elle peut se décomposer; il suffit de la faire fondre sur la fin de l'opération.

On ne s'entend pas très-bien sur l'espèce des composés qui doit porter le nom de pommade; autrefois c'était seulement les onguens, dans lesquels il entrait des pommes. Mais aujourd'hui on appelle ainsi ceux qui sont peu composés, et qu'on prépare à froid.

Voyons les pommades ou onguens qui sont le plus usités, en présentant d'abord les plus simples.

Pommade de manganèse.

Prenez : oxide de *manganèse*, en poudre fine, huit onces.

Axonge de porc, deux livres.

Mêlez pour l'usage, c'est un très-bon antipsorique.

On peut augmenter la quantité de l'oxide jusqu'à partie égale.

Pommade pédiculaire blanche.

Prenez : muriate de *mercure* ou *précipité* blanc, dix-huit grains.

Axonge de porc, une once.

Essence de *citron*, quatre gouttes.

Mêlez exactement pour employer contre la vermine : on en graisse les cheveux vers la racine.

Pommade pédiculaire rouge.

Prenez : *précipité* rouge, un scrupule.

Axonge de porc, une once.

Essence de *citron*, quatre gouttes.

Mêlez et employez comme ci-dessus, en observant de n'en point appliquer sur les plaies ou ulcères de la tête.

Onguent pompholix.

Prenez : huile *rosat*, dix onces.

Suc dépuré de *morelle*, quatre onces.

Cire blanche, deux onces et demie.

Pompholix ou *oxide* blanc de zinc. . . . . } de chaque, une once.

Oxide gris de *plomb*. . . . . } de chaque, une once.

Céruse, deux onces.

Encens en larmes, une once.

On fait évaporer le jus de morelle presque à sec, on y ajoute l'huile, puis la cire; on laisse refroidir et on ratisse pour enlever les couches d'onguent, moins l'eau qui peut encore être au dessous. On triture cet onguent dans un mortier avec les oxides métalliques, réduits en poudre très-fine. On a bientôt une masse homogène d'un gris argenté, qu'on emploie souvent pour dessécher les plaies ou ulcères.

Onguent nutritum.

Prenez : *oxide* de *plomb* demi-vitreux (*litharge*), quatre onces.

Huile d'*olive* figée, une livre deux onces.

Vinaigre très-fort, demi-livre.

La litharge étant porphyrisée, on la triture dans une terrine vernissée, ou dans un mortier de marbre, avec le vinaigre et l'huile pour avoir une sorte de liniment.

Comme on peut faire bouillir le vinaigre pour le rendre plus fort, on peut aussi le jeter bouillant sur l'oxide de plomb. Il suffit ordinairement d'une à trois heures de trituration; mais il faut, pendant plusieurs jours, la renouveler de temps en temps pour que la consistance augmente.

L'onguent nutritum est dessiccatif: on en applique sur les boutons de gale et les dartres.

Onguent mercuriel, ou *napolitain double.*

Prenez : *axonge* de porc. . . . . } de chaque,
Mercure pur . . . . } une livre.

Triturez ces corps ensemble dans une marmite à fond plat et à large ouverture, pour que l'action de l'air puisse oxider promptement le métal et le faire disparaître; ce qui demande toujours, pour cette quantité, six ou huit jours de trituration continue. C'est pour hâter ce travail qu'on a conseillé l'addition de divers corps oxigénans, comme vieux onguens ou vieilles graisses rances, acide nitrique, oxide rouge de mercure, pommade oxigénée, etc.; tous moyens défectueux, dont il il faut abandonner l'emploi, pour des raisons qu'il serait trop long de détailler ici. On a employé avec assez de succès et sans inconvénient la trituration du mercure avec l'axonge fondue; mais il vaut encore mieux se borner au premier procédé,

plus

plus simple et suffisant, quand on n'est point à court de temps ; seulement il faut dire ici qu'on ne doit agir à chaque fois que sur un mélange de trois à quatre livres au plus.

Tout annonce que le mercure est oxidé dans l'onguent mercuriel, mais il s'y trouve un minimum, et si facilement réductible, qu'il suffit de faire fondre l'onguent dans de l'eau chaude pour en séparer la plus grande partie du mercure. Quant au reste, on ne peut l'isoler que par l'emploi des alcalis qui s'emparent de la graisse.

La couleur de l'onguent mercuriel double est ardoisée d'abord, mais elle devient plus foncée avec le temps.

Cet onguent est employé en frictions sur le trajet des vaisseaux lymphatiques : la dose est d'un scrupule à un demi-gros chaque fois. Il est très-susceptible de produire la salivation ; c'est souvent un grand inconvénient : on y remédie, alors en faisant prendre au malade douze grains de sulfure de chaux dans une once d'eau, et ensuite un mélange d'un peu d'eau, de vinaigre et de suc de citron.

On donne aussi l'onguent mercuriel à l'intérieur ; c'est alors surtout qu'il doit être pur, et préparé sans aucune des additions trop communes. La dose est de quelques grains par jour ; on le convertit en pilules, à l'aide de la mie de pain.

Onguent gris ou *mercuriel simple.*

Prenez : *mercure* coulant, deux onces.

Axonge, une livre.

Opérez comme ci-dessus.

L'usage de cet onguent est de servir à détruire la vermine.

Onguent de soufre contre la gale.

Prenez : fleur de *soufre*, deux onces.

Axonge, quatre onces.

Mêlez, pour employer en frictions chez les jeunes enfans, les nourrices, etc.

On y ajoute quelquefois du muriate de soude et de la pulpe de racine de patience cuite.

Pommade oxigénée, selon Fourcroy.

Axonge de porc, trois livres.

Acide nitrique de 28° à 30°, deux livres.

On fait fondre l'axonge à un feu doux, dans un vase de faïence ou de porcelaine ; on y ajoute alors l'acide ; on agite avec un pilon de verre, jusqu'au refroidissement; on fait fondre le tout dans vingt ou trente livres d'eau de rivière ; on fait bouillir pendant demi-heure; on laisse refroidir ; la graisse se fige, on l'enlève et on la fait fondre de nouveau pour la couler dans des moules.

Cette pommade est un puissant excitant, qui a joui d'une haute réputation, pour guérir de la gale ; mais il est souvent arrivé des effets outrés, tels que rubéfaction, inflammation avec éruption, ce qui en a fait négliger l'emploi ; on n'y a recours maintenant que contre les dartres anciennes.

Pommade oxigénée, selon M. Alion.

Prenez : *axonge*, trois livres.

Acide nitrique à 32°, trois onces.

Faites fondre l'axonge à un feu très-doux, pour y verser l'acide ; agitez en faisant chauffer jusqu'à ce qu'il se forme des bulles. Alors retirez du feu; l'action continue, il se dégage de l'azote avec effervescence; le mélange se boursoufle. Ces phénomènes sont dus à la décomposition de l'acide, dont l'oxigène s'unit à la graisse; il en résulte, par le refroidissement, une masse dure, jaune, peu odorante et peu sapide, mais assez active pour servir à remplacer la pommade précédente.

Onguent basilicum, tétrapharmacum ou *suppuratif.*

Prenez : *résine* de pin.	de chaque, six onces.
Poix navale.	
Cire jaune.	

Huile d'olives, une livre et demie.

On fait liquéfier la résine et la cire dans l'huile, à l'aide d'une douce chaleur. Ensuite on tire du feu pour ajouter au mélange la poix navale, qui se fond aisément; on coule à travers une toile en crin, on laisse refroidir, et on ratisse la masse, couche par couche, pour séparer un dépôt de matières impures, charbonneuses et insolubles, provenant de la poix.

Cet onguent hâte la maturité des abcès, et excite la suppuration des plaies et des ulcères.

Onguent de styrax.

Prenez : huile de *noix*, onze onces.

Colophane, quinze onces.

Résine élémi.	de chaque, sept onces et demie.
Cire jaune.	

Axonge, une livre.

Faites liquéfier ces substances ensemble à une douce chaleur.

Retirez du feu, et ajoutez :

styrax liquide, sept onces et demie.

Passez et traitez ensuite comme ci-dessus.

L'onguent de styrax est propre à déterger les plaies, il s'oppose aux progrès de la gangrène, et hâte la cicatrisation des plaies.

Onguent ou *baume d'Arcœus.*

Prenez : suif de *mouton*, deux livres.

Térébenthine. . . . . } de chaque, une
Résine élemi. . . . . } livre et demie.

Axonge, une livre.

Faites liquéfier à une très-douce chaleur, coulez et laissez refroidir; puis ratissez couche par couche, et agitez avec un bistortier pour avoir un onguent d'un blanc mat.

Il a les mêmes propriétés et les mêmes usages que le précédent.

Onguent d'althœa.

Prenez : huile de *mucilage*, deux livres.

Cire jaune, une livre.

Résine pure. . . . . } de chaque,
Térébenthine. . . . . } quatre onces.

Faites liquéfier le tout ensemble à une très-douce chaleur, passez à travers un linge, laissez refroidir pour séparer ensuite les couches supérieures du dépôt, s'il y en a, et agitez fortement pour donner de la blancheur.

Cet onguent est très-adoucissant.

Onguent rosat.

Prenez : *axonge* de porc, deux livres.

Roses de Provins séches, quatre onces.

Roses pâles avec leurs calices, une livre.

On brise les roses pour les maintenir plusieurs heures en contact avec l'axonge fondue au bain-marie; laissez refroidir, et abandonnez les choses ainsi pendant deux jours, après quoi faites liquéfier de nouveau à une très-douce chaleur.

Ajoutez un peu d'*orcanette*, pour donner une couleur rose.

Coulez à travers un linge, et conservez pour l'usage.

Cet onguent est adoucissant comme le précédent; on en applique sur les gerçures des lèvres, les crevasses aux seins, etc.

Onguent populéum.

Prenez : germes de *peuplier* secs, huit onces.

Feuilles de *pavot* noir.
— de *mandragore*.
— de *belladone*.
— de *jusquiame*.
— de *joubarbe* majeure.
— de *joubarbe* mineure.
— de *laitue*.
— de *bardane*.
— de *nombril* de Vénus.
— d'*orpin*.
Sommités de *ronces*.
} de chaque, trois onces.

— de *solanum*, six onces.

On pile toutes ces plantes fraîches pour les faire chauffer dans une bassine, avec

axonge, trois livres.

On fait ainsi évaporer toute l'humidité des plantes, en agitant continuellement; c'est alors que la graisse verdit et qu'on ajoute les bourgeons de peuplier ; on maintient le tout liquide et chaud pendant une ou deux heures, après quoi on coule à travers un linge. On a, par le refroidissement, un onguent de couleur verte, de moyenne consistance, d'une odeur agréable. C'est un très-bon adoucissant, qu'on applique sur les gerçures et crevasses, sur les hémorrhoïdes, etc.; on en fait entrer dans les lavemens, et on en fait de légères frictions sur des parties enflammées.

La couleur verte de cet onguent varie, comme celle des plantes, chaque année ; sa nuance tire ordinairement sur le jaune, et par rapport à cela, on cherche à faire des additions qui puissent donner un vert plus prononcé ; c'est à tort, car il n'en résulte aucun avantage pour le médicament.

L'onguent *populéum*, si bien préparé qu'il soit, offre toujours un aspect granulé.

Onguent brun.

Prenez : onguent *basilicum*, quatre onces.
Précipité rouge, quatre onces.
Mêlez selon l'art.

Cet onguent est employé pour panser les chancres et ulcères vénériens.

Onguent de tuthie.

Prenez : *tuthie* préparée, deux gros.
Beurre récent. . . . . } de chaque,
Onguent rosat. . . . . } quatre gros.
Mêlez.

Ce composé est très-vanté contre les ophthalmies chroniques.

On en frotte les bords libres des paupières, principalement le soir pour la nuit.

Onguent de la mère.

Prenez : *axonge*	de chaque, demi-livre.
Beurre frais.	
Cire jaune.	
Suif de mouton.	
Litharge..	

Huile d'*olives*, une livre.

On fait fondre les graisses avec l'huile dans une grande bassine, dont le fond doit être conique, ou, selon l'expression usitée, en cul de poule.

On y ajoute ensuite la litharge, lavée et porphyrisée. On agite continuellement; bientôt ce mélange brunit; une partie des graisses se décompose, ce qui donne lieu au dégagement de gaz inflammable, dont on doit empêcher le contact avec la flamme des fourneaux; ce à quoi on parvient, en opérant dans une bassine haute et très-évasée. Quand on s'aperçoit que tout l'oxide est dissous, on retire la masse de dessus le feu, on laisse un peu refroidir, et on ajoute la cire, qui n'a besoin que de fondre; on coule ensuite dans des moules, dont la forme est arbitraire.

L'onguent de la mère bien préparé est assez dur, de couleur brune, noirâtre et facile à couper au couteau.

Il faut remarquer que l'altération des corps gras et la production du gaz hydrogène carboné, dans la préparation de cet onguent, donnent lieu à un boursouflement de la masse, de sorte qu'il faut toujours prendre un vase beaucoup plus grand qu'il ne semble d'abord nécessaire.

Tout annonce qu'il se forme aussi dans cette opération de l'acide nitrique ; mais il n'est point entièrement dégagé, une partie se combine à l'oxide ; il y a du charbon de mis à nu. On peut donc regarder l'onguent de la mère comme un mélange de graisse et d'acétate de plomb, plus du carbone.

Cet onguent est un puissant maturatif qu'on applique sur les tumeurs pour hâter la suppuration.

Onguent vert, aussi nommé *onguent des apôtres*.

Prenez : *cire* jaune, deux onces et demie.

Térébenthine	de chaque, une once et demie.
Gomme *ammoniaque*.	
Poix résine.	
Litharge, neuf gros.	
Aristoloche ronde.	de chaque, une once.
Bdellium	
Encens.	
Myrrhe.	de chaque, demi-once.
Galbanum.	
Opoponax.	de chaque, deux gros.
Vert-de-gris	
Huile d'*olive*, une demi-livre.	

On fait chauffer ensemble l'oxide et l'huile, en ajoutant à la masse un peu d'eau, qui ne s'y unissant point, fait l'office de bain-marie ; elle empêche que l'huile prenne un trop haut degré de chaleur, et qu'elle se décompose. Le mélange blanchit, et l'oxide disparaît alors au retour du feu ; on décante pour ôter l'eau qui peut y rester et qui n'y est plus nécessaire. On y ajoute la cire pour la faire fondre à une douce chaleur, après quoi on mêle à la masse toutes les autres substances, mélangées et réduites en poudre très-fine, excepté le vert-de-gris qu'on ne doit ajouter que sur la fin, et lorsque la masse est très-peu chaude, afin de mieux lui conserver sa belle couleur verte : il faut que le mélange de tous ces corps soit exact.

Cet onguent est un peu plus dur que les précédens ; il est détersif et hâte la cicatrisation des plaies.

Onguent de laurier.

Prenez : feuilles de *laurier* franc, quatre onces.
Axonge, deux livres.

Faites macérer au bain-marie pendant plusieurs heures. Passez et ajoutez un mélange
d'*indigo*, demi-gros :
de *curcuma*, deux gros.

Agitez, et laissez refroidir. Faites liquéfier, et passez de nouveau pour avoir une pommade peu dense, d'une belle couleur verte et d'une odeur agréable. On lui donne à tort le nom trop simple d'huile de laurier. L'onguent de laurier passe pour être propre à calmer les douleurs rhumatismales ; on y a aussi recours dans tous les cas où l'on recherche l'emploi de l'onguent populéum.

Onguent ou *pommade épispastique.*

Prenez : onguent *populéum*. . . } de chaque,
— *basilicum*. . . } une once.
Poudre de *cantharides*, dix-huit grains.
Mêlez.

L'usage est de servir à entretenir la suppuration des vésicatoires.

Pommade épispastique au garou.

Prenez : *axonge*, quatre onces.
Garou pulvérisé, deux gros.
Mêlez.
Même usage.

Pommade épispastique sans garou ni cantharides.

Prenez : onguent *basilicum*, deux onces.
Semences de *moutarde* pulvérisées, quatre gros.

Pyrèthre	de chaque, un gros.
Staphysaigre	
Poivre long.	

Euphorbe, deux gros.

Mêlez toutes ces poudres au basilicum ; ajoutez au besoin un peu de térébenthine pour donner au tout une consistance convenable.

Cette pommade est très-active ; elle n'a point d'action sur les organes urinaires.

Onguent contre les hémorrhoïdes.

Prenez : onguent *populéum* . .	de chaque, trois onces.
— *nutritum* . .	

Jaune d'œuf, N.° III.
Safran pulvérisé, un gros et demi.
Opium, dix-huit grains.

On pulvérise l'opium pour le mêler au jaune d'œuf ; on y ajoute ensuite le safran et les onguens.

Cette pommade est très-bonne à employer dans les cas de vive inflammation des hémorrhoïdes.

Onguent citrin.

Mercure coulant . . . . } de chaque,
Acide nitrique à 36.° . . . . . } deux onces.

Faites chauffer dans un matras par un feu doux, pour avoir un *nitrate de mercure*, lequel est achevé lorsque le métal a disparu ; alors versez dans,

axonge de porc, deux livres,

déjà fondue et à moitié refroidie, jusqu'à ce que le mélange ait acquis la consistance de miel.

Coulez alors dans des moules pour avoir, par le refroidissement, un onguent de couleur jaune citron, d'odeur forte. On s'en sert en frictions contre la gale, ayant le soin de n'en frotter que les jointures aux articulations. On en use à chaque fois d'un à trois gros ; on ne s'en sert que pendant quelques jours.

Tout porte à croire que dans cet onguent la graisse est oxigénée aux dépens de l'acide nitrique.

Nous placerons, comme il est d'usage, le composé suivant, entre les onguens, malgré qu'il ne porte point de corps gras; c'est que d'une autre part ses usages se rapportent très-bien à ceux des composés dont nous venons de parler.

Onguent égyptiac.

Prenez : *miel* blanc, demi-livre.

Vinaigre très-fort, quatre onces.

Oxide vert de cuivre pulvérisé, trois onces.

Faites chauffer le tout dans une bassine jusqu'à ce que le mélange ait une belle couleur rouge ; coulez alors dans un pot pour l'usage.

Dans cette opération il se forme d'abord de l'acétate de cuivre, mais qui, par une chaleur soutenue, est décomposé de telle sorte, que l'oxide de cuivre passe au brun rouge. Ce composé, sous le nom d'onguent, n'a que peu de consistance ; l'oxide se précipite, et l'on doit remuer la masse à mesure que l'on s'en sert. On y a recours comme étant un bon dessiccatif et résistant à la gangrène ; on y a surtout recours pour les chevaux.

Nous devons rapporter aux onguens, des composés graisseux plus connus sous les noms de *digestifs*, de *cérats*. Il en est plusieurs sortes : les voici.

Des Digestifs.

On appelle ainsi des composés onguentacés qu'on ne prépare qu'au moment de s'en servir, et dont l'usage ordinaire est d'exciter modérément les plaies, les ulcères. On en varie l'action par diverses additions.

Digestif simple.

Prenez : *térébenthine* fine, une once.
Jaune d'œuf, N.° I.

Il suffit d'agiter ces corps ensemble pour les mélanger convenablement.

Digestif animé.

Prenez : le *digestif* ci-dessus.
Ajoutez,
teinture de *myrrhe* . . . . . . } de chaque,
— d'*aloès*. . . . . } demi-gros.

On peut encore y joindre des quantités diverses des onguens suivans :

d'*arcœus*,
de *styrax*,
de *basilicum*.

Des Cérats.

Ce sont des composés d'huile et de cire, auxquels on a joint, par suite, certains corps qui en ont fait varier les noms avec l'action. Tous ces cérats doivent être employés très-récens, car ils rancissent et n'ont plus la même action. Voici quels sont les plus usités.

Cérat simple, dit *sans eau.*

Prenez : *cire* blanche, quatre onces.

Faites fondre à une très-douce chaleur.

Huile fine d'*olives*, une livre.

Coulez dans des moules et laissez refroidir.

C'est le cérat le plus simple, mais pourtant le plus recherché, dans les cas ou la dessiccation des petites plaies est retardée par un excès d'excitation, ou par la présence de l'humidité, comme aux narines, aux lèvres, etc.

Ce cérat est d'un blanc mat souvent jaunâtre; il suffit d'en appliquer un peu sur la partie malade.

Cérat de Galien.

C'est le composé ci-dessus, lequel est mis encore liquide dans un mortier de marbre, chauffé à l'eau bouillante; on y agite fortement ce cérat pour y interposer beaucoup d'air et de plus on y ajoute en diverses fois une certaine quantité d'*eau*, qui varie de six à douze onces pour la masse annoncée. Ce cérat ainsi fait et bien battu, est très-blanc, un peu moins dense que le précédent, mais toujours moins adoucissant que celui-ci. On en fait le même usage.

On peut, au lieu de verser le cérat liquide dans le mortier, le laisser refroidir pour l'enlever ensuite couche par couche et le triturer dans un mortier froid avec l'eau, comme il a été dit.

Dans tous les cas, on doit faire en sorte qu'il ne se forme pas de grumeaux, le cérat doit être lisse.

Cérat amygdalin.

C'est le cérat de Galien, fait avec de l'*huile d'amandes douces*, au lieu de l'*huile d'olives*.

C'est à tort que l'on cherche à donner de l'odeur aux cérats, ils deviennent ainsi plus stimulans, et ne conviennent que dans peu de circonstances.

Cérat de Goulard ou de *Saturne*.

Prenez : *cérat* de Galien, une livre.
Ajoutez à froid,
extrait de *Saturne*, quatre gros.

C'est encore un cérat stimulant, qui ne convient que pour les plaies anciennes ou vieilles brûlures.

Cérat jaune.

C'est absolument le cérat simple, avec ou sans eau, mais préparé avec de la cire jaune, au lieu de cire blanche.

Cérat blanc raisin ou *rhasis*.

Prenez : *cérat* simple, une livre.
Ajoutez à froid,
blanc de *céruse* en poudre, quatre onces.

C'est un des cérats les plus dessiccatifs.

A la suite des cérats, se présentent des composés dont l'emploi est toujours externe, et lesquels sont encore de nature graisseuse : on les nomme *linimens*, de ce qu'on les emploie en frictions.

Des Linimens.

Ce sont des médicamens externes, liquides, mais dont la consistance est toujours un peu plus grande que celle des sirops; ils sont le plus souvent formés par l'union d'une huile à un alcali, il en résulte des sortes de savons qu'on appelle savonules; on peut encore y faire entrer des teintures résineuses, comme nous le verrons.

Liniment volatil ou *ammoniacal.*

Prenez : *ammoniaque* liquide, deux gros.

Huile d'*olives* fine, deux onces.

Mêlez par une forte agitation dans une bouteille; il en résulte un corps blanc, épais, demi-savonneux, d'une odeur forte et pénétrante, parce qu'il y a toujours un excès d'alcali.

Ce liniment est très-actif, son action est résolutive; on ne doit y recourir que pour les surfaces non dénudées.

Liniment volatil ou *ammoniacal camphré.*

C'est le précédent formé avec l'huile *camphrée*, au lieu d'huile d'*olives*.

Même usage.

Liniment calcaire pour la brûlure.

Prenez : eau de *chaux*, une livre.

Huile d'*olives*, demi-once.

Agitez fortement dans une bouteille.

Il est surtout employé pour les brûlures récentes et de large étendue.

Il est encore un grand nombre de linimens que l'on

prépare en versant dans de l'huile une teinture résineuse de benjoin, d'aloès, ou encore, teinture de cantharides, laudanum liquide, etc. : leur composition est trop variable pour qu'il doive en être ici question.

Des Emplâtres.

Ce sont des médicamens externes, comme les onguens; ils peuvent être composés des mêmes objets, si ce n'est qu'on a cherché à les caractériser par la présence d'un oxide métallique.

Mais le plus souvent on les distingue par leur consistance qui est plus grande que celle des onguens.

On divise les emplâtres :

1° en ceux qui doivent leur consistance à des poudres, aux résines ou à la cire.

2° en ceux qui la doivent aux oxides métalliques.

Les premiers ne sont pour les modernes que des onguens durs; et les autres sont les emplâtres proprement dits.

Des emplâtres non-métalliques.

Leur préparation est simple, et se rapporte en général à la liquéfaction des résines et de la cire dans les corps gras, devant y ajouter ensuite les poudres qui doivent en faire partie. Ces composés sont susceptibles de se ramollir, quand la température est élevée; ils se durcissent dans le cas contraire.

Ces emplâtres sont maintenant peu nombreux, parce qu'on a tout à fait négligé ceux d'une action douteuse ou peu importante.

Voici les plus employés.

Emplâtre

Emplâtre agglutinatif d'André de Lacroix.

Prenez : *résine* de pin, une livre.
— élémi, quatre onces.
Térébenthine. . . . . } de chaque,
Huile de *laurier*. . . . . . } deux onces.

On fait liquéfier le tout ensemble à un feu doux, pour passer et conserver dans un pot, plutôt que d'en faire des billes ou magdaléons, parce qu'il est très-susceptible de se ramollir par l'augmentation de la chaleur.

Cet emplâtre est surtout recherché pour assujettir et maintenir en rapport les lèvres des plaies nouvelles.

Emplâtre vésicatoire.

Prenez : *cantharides* pulvérisées, quatre onces.
Euphorbe pulvérisé, demi-once.
Poix blanche. . . . . } de chaque,
Térébenthine. . . . . } six onces.
Cire jaune, deux onces.

On fait liquéfier la poix, puis on y ajoute la térébenthine et la cire; on passe à travers un linge, et on y interpose peu à peu les poudres.

On laisse refroidir, pour malaxer et réduire la masse en petits bâtons, qu'on appelle *magdaléons*; leur poids peut beaucoup varier.

Cet emplâtre est employé pour produire la vésication.

Emplâtre de mélilot simple.

Prenez : sommités de *mélilot*, trois livres.
Suif de bœuf liquéfié, quatre onces.

On fait chauffer à une douce chaleur, puis on passe avec expression pour y faire fondre,

Résine, trois livres.

Cire, six livres.

On passe de nouveau, et on laisse refroidir pour l'usage.

C'est un bon maturatif, mais peu usité.

Emplâtre de mélilot composé.

Prenez : fleurs de *mélilot*, six onces.

— de *camomille*, trois onces.

Racine de *guimauve*, quatre gros.

Semences de *fénugrec* . . . . . Racine d'*iris*.	de chaque, une once et demie.
Gomme *ammoniaque* . . . . . *Bdellium*.	de chaque, deux onces.

Térébenthine, six onces.

Cire jaune, douze onces.

Suif, deux onces et demie.

Huile de *mélilot*. . . . . . . — de *camomille*.	quantité suffisante.

On commence par faire fondre le suif et la cire dans une très-petite quantité des deux huiles indiquées; on ajoute ensuite la *térébenthine*, et quand le mélange est à moitié refroidi, on y incorpore les autres substances en poudre fine.

Cet emplâtre est maturatif; on en applique sur les tumeurs.

Emplâtre contre la hernie et contre la rupture.

Prenez : *poix* noire, une livre.

Cire jaune. . . . . *Térébenthine*.	de chaque, quatre onces.
Racine de *consoude*. . . . . *Mastic*	de chaque, deux onces.

Labdanum	de chaque, une once et demie.
Suc d'*hypociste*.	
Terre *sigillée*.	

Noix de *cyprès*, une once.

On réduit en poudre toutes les substances pulvérisables pour les réunir et en faire une poudre composée.

D'autre part on fait liquéfier la poix, la cire et la térébenthine; on passe à travers un linge, après quoi on y ajoute les poudres de manière à ce que le mélange soit exact.

Cet emplâtre passe pour avoir une grande action; son nom indique son usage.

Emplâtre de mucilage.

Prenez : *poix résine*, trois onces.
Térébenthine, une once.
Faites liquéfier dans,
huile de *mucilage*, sept onces et demie.
Ajoutez ensuite,
cire jaune, deux livres.

Faites chauffer doucement et passez avec expression à travers un linge.

La masse étant à demi-refroidie, mêlez-y la poudre composée des substances suivantes :

Gomme ammoniaque	de chaque, quatre gros.
— *galbanum*	
— *opoponax*.	
— *sagapénum*. . . .	

Safran gâtinois, deux gros.
Malaxez et divisez en magdaléons.
C'est encore un emplâtre maturatif.

Emplâtre oxicrocéum.

Prenez : *colophane* . . . . . *Poix* blanche. . . . . *Cire* jaune.	de chaque, quatre onces.
Gomme ammoniaque . . . . *Galbanum*. . . . . *Térébenthine* . . . . *Encens* ou *oliban* . . . . . *Mastic* . . . . *Myrrhe*. . . . . *Safran*	de chaque, une once trois gros.

On fait liquéfier ensemble à un feu doux la cire, la poix, la colophane et la térébenthine, puis on passe à travers un linge pour laisser à demi-refroidir, et y ajouter les poudres. Cet emplâtre est fortifiant.

Emplâtre de ciguë.

Prenez : *résine* de pin, une livre quatorze onces.
Cire jaune, une livre quatre onces.
Poix blanche, quatorze onces.
Huile de *ciguë*, quatre onces.
Feuilles de *ciguë*, quatre livres.
Gomme ammoniaque, six onces.

On brise la ciguë en la pilant grossièrement dans un mortier ; on la fait chauffer avec les matières liquéfiables, de manière à ce qu'il ne reste point d'humidité, alors le mélange prend une belle couleur verte; cela étant, on verse le tout sur un linge pour passer avec expression à l'aide d'un moyen quelconque ; on laisse refroidir pour enlever avec un couteau une couche extractive qui recouvre toujours l'emplâtre.

On fait fondre ensuite à une très-douce chaleur pour y ajouter la gomme ammoniaque en poudre.

L'emplâtre de ciguë est très-employé : c'est un fondant; il résout les engorgemens glanduleux et convient surtout pour être appliqué sur les cancers occultes.

Emplâtre de bétoine.

Prenez : *résine* de pin, une livre douze onces.

Poix blanche, quatorze onces.

Térébenthine, une livre.

Faites fondre le tout à un feu doux dans une grande bassine avec les plantes fraîches et pilées, ci-dessous désignées ;

savoir :

Feuilles de *bétoine*, une livre.

— de *plantain*.	de chaque, neuf onces.
— d'*ache*.	
— de *laurier*.	
— de *verveine*	
— de *sauge*.	
— de *scrophulaire* . . .	

Laissez chauffer assez long-temps pour enlever toute l'humidité des plantes; alors la portion verte se dissout dans les résines et les colore.

On passe à travers un linge; on laisse refroidir pour enlever une couche supérieure, formée de l'extractif des plantes, comme il a été dit pour l'emplâtre de mucilage; on fait ensuite fondre la masse; on y ajoute la *cire* et la *résine élémi*; on laisse refroidir à moitié pour y incorporer les poudres de *mastic* et d'*encens*.

Cet emplâtre est très-vanté, comme propre à

guérir des céphalalgies : on en applique vers les tempes ou la nuque ; on y a aussi recours dans le cas de fracture.

Emplâtre de blanc de baleine.

Prenez : *cire* blanche, quatre onces.

Blanc de baleine, deux onces.

Huile des *quatre semences froides*, une once et demie.

Faites liquéfier ces substances ensemble, à une douce chaleur; laissez refroidir à demi, et divisez en magdaléons.

Cet emplâtre doit être très-blanc ; il est recherché comme adoucissant : on l'applique sur les plaies.

Il est encore des emplâtres analogues aux précédens par leur mode de préparation, mais de si peu d'usage, et d'un mérite si douteux, que nous n'hésitons point à les passer sous silence; notre intention étant seulement d'offrir dans cet ouvrage les composés qu'il importe le plus au médecin de connaître.

Des emplâtres métalliques.

Ce sont des composés très-analogues aux précédens, si ce n'est qu'ils participent d'un oxide métallique, comme l'indique leur dénomination.

Les anciens regardaient ces produits comme des espèces de savons ; mais il n'en est plus ainsi, nous considérons ces composés comme formant un genre particulier, dont on s'occupe chaque jour de fixer les limites.

Ces sortes d'emplâtres ont une grande dureté, ils peuvent être cassans, pulvérisables ; mais ils se ramollissent à l'eau tiède, ce qui permet de les malaxer, soit qu'on en forme des magdaléons, soit qu'on les étende sur un tissu pour l'usage.

Tous les oxides ne se comportent point également avec les huiles, les résines, etc. Nous dirons pour chacun des emplâtres métalliques ce que leur préparation offre de plus remarquable.

Emplâtre diapalme.

Prenez : *litharge porphyrisée*. . . .	de chaque, trois livres.
Huile d'*olives*.	
Axonge purifié.	

Faites liquéfier l'huile et l'axonge à un feu doux, dans une très-grande bassine, laquelle doit être à cul-de-poule; ajoutez ensuite l'oxide avec un peu d'eau, qui fait l'office de bain-marie, et empêche les graisses de trop chauffer et de se décomposer : on agite constamment le tout avec une large spatule en bois; on voit bientôt la masse changer de couleur, et c'est quand elle est blanche, que la combinaison est parfaite; pour s'en mieux assurer, on en verse quelques gouttes dans de l'eau froide; s'il arrive que les parties ajoutées se durcissent et puissent être facilement malaxées sans adhérer aux doigts, alors l'emplâtre est cuit.

On a conseillé de faire fondre d'abord l'axonge, pour ajouter l'huile ensuite, comme un moyen d'avoir un emplâtre plus blanc; il n'y a pas d'assurance que cela soit nécessaire, mais on peut sans inconvénient se comporter ainsi.

Il est plus utile de ne mettre que peu d'eau dans la bassine, sauf à la renouveler par de l'eau chaude à mesure qu'elle s'évapore, car s'il s'en trouvait beaucoup à la fois, son ébullition pourrait trop éloigner les unes des autres, les parties qui doivent constituer l'emplâtre.

La cuisson étant suffisante, on verse le tout dans un bassin rempli d'eau froide; l'emplâtre se condense; on l'enlève pour le faire fondre de nouveau à une très-douce chaleur; c'est alors qu'on y ajoute la cire et le sulfate de zinc pulvérisé; ce dernier corps paraît être décomposé, et donner lieu à du sulfate de plomb, qui blanchit la masse; on agite fortement, et on laisse refroidir pour malaxer et faire des magdaléons.

Si au lieu de sulfate de zinc, on y ajoute du sulfate de fer calciné au rouge, on a l'*emplâtre de diachalcitéos*, dont l'emploi est de servir à la dessiccation des ulcères.

L'*emplâtre diapalme* est l'un des plus employés, mais sans vertus particulières; il sert le plus souvent comme agglutinatif, pourvu qu'il ne soit pas trop cuit, et mieux encore quand on y ajoute un peu de *térébenthine* ou de *poix résine*; il sert aussi à la formation de plusieurs autres emplâtres.

Ce qu'on appelle *cérat de diapalme*, n'est autre que l'emplâtre ci-dessus, ramolli par l'addition de l'huile d'olive, ordinairement, le quart de son poids. On s'en sert pour former des sparadraps dont nous parlerons.

Emplâtre diachylon simple.

Prenez : *litharge*, trois livres.

Huile de *mucilage*, quatre livres.

On opère absolument comme pour l'emplâtre précédent, en observant d'ajouter, au lieu d'eau, décoction d'*iris*, quantité suffisante.

Cet emplâtre ramollit les tumeurs.

Emplâtre diachylon gommé.

Prenez : emplâtre *diachylon*, quatre livres.

Cire jaune.	de chaque, trois onces.
Poix résine.	
Térébenthine.	

Faites liquéfier le tout ensemble à une douce chaleur; agitez et laissez à demi-refroidir, pour y incorporer les poudres suivantes :

Gomme *ammoniaque*	de chaque, une once.
— *bdellium*.	
Galbanum.	
Sagapénum.	

Quand le mélange est bien exact, on le réduit en magdaléons.

Il est des pharmaciens qui font dissoudre les gommes résines dans du vinaigre, pour passer à travers un linge, et évaporer, dans l'intention d'avoir un extrait mou qu'on ajoute à l'emplâtre; mais cette pratique n'est indispensable qu'alors qu'on emploie des substances très-impures et très-molles, ou très- difficiles à pulvériser.

L'emplâtre diachylon gommé est un très-bon maturatif; on l'emploie aussi comme agglutinatif.

Emplâtre diabotanum.

Cet emplâtre, qu'on a regardé comme formé de beaucoup de choses inutiles, a eu cependant une grande réputation, et quoique peu usité maintenant, on le recherche encore ; c'est ce qui nous engage à en consigner ici la formule.

Prenez : feuilles et racines fraîches

— de *bardane* . . . . . .
— de *souci*. . . . . . .
— de *ciguë*. . . . . . .
— de *chamœpytis* . . . . .
— de *livèche*. . . . . . .
— de *valériane* majeure. . . .
— d'*angélique*. . . . . . .
— d'*énula campana*. . . . .
— de *raifort*. . . . . . .
— de *concombre*. . . . . .
— de *scrophulaire* . . . . .
— de *joubarbe*. . . . . .
— de *chélidoine* majeure . . .
— de *chélidoine* mineure . . .
— de *gratiole*. . . . . . .

} de chaque, six onces.

Toutes ces feuilles et racines étant choisies et préparées, chacune convenablement, on fait bouillir les moins odorantes pendant demi-heure dans quantité suffisante d'eau, et sur la fin on fait prendre quelques bouillons au reste des plantes ; on passe ensuite à travers un linge, et on ajoute à ce liquide les sucs dépurés de *ciguë*. . . . .

de *chélidoine*. . . . . .
d'*orvale*. . . . .
de petite *joubarbe*. . . .

} de chaque, quatre livres.

On fait évaporer le tout, pour avoir un extrait composé, de la consistance du miel.

D'autre part,

Prenez : *litharge*, deux livres.

Faites chauffer dans une très-grande bassine avec,

huile de *vers*. . . . . . . } de chaque, dix onces.
— de *mélilot*. . . . . . . }
— de *mucilage*. . . . . . . }

Ajoutez un peu d'eau, qu'il faut renouveler à mesure qu'elle s'évapore, comme il a été dit pour d'autres emplâtres.

La cuisson étant reconnue, versez dans un bassin plein d'eau froide et laissez refroidir; prenez ensuite l'emplâtre pour le faire fondre à un feu doux, et y ajoutez,

cire, une livre et demie.
Styrax. . . . . } de chaque, une livre.
Poix de Bourgogne. . . . . . . }

Mêlez très-exactement, puis ajoutez encore,

fleur de *soufre* lavée, quinze onces.

Aussitôt le mélange noircit, parce qu'il se forme du sulfure de plomb.

Les choses ainsi disposées, et la masse à demi-refroidie, ajoutez avec agitation l'extrait ci-dessus indiqué, plus les poudres suivantes :

Gomme ammoniaque. . . . . } de chaque, quatre onces.
Galbanum. . . . . }
Opoponax. . . . . }
Sagapénum. . . . . }
Racine d'*iris*. . . . . } de chaque, six gros.
— de *pain de pourceau*. . . }
— de *renoncule*. . . . . . . }
— de *couronne impériale*. . }
— de *serpentaire*. . . . . . }
— de *sceau de Notre-Dame*. }
— d'*arum*. . . . . }

Racine des trois *aristoloches*, deux gros.
— d'*asarum*, trois onces.
Feuilles de *pistachier*, trois gros.
Baies de *laurier*, quatre gros.
Semences de *cresson*. . . . . . } de chaque,
— d'*angélique*. . . . } six gros.
— de *cumin*, trois onces.
Bitume de Judée. . . . . . } de chaque,
Encens. . . . . } neuf onces.
Mastic. . . . . }
Résine *tacamahaca*, dix onces.
Bdellium. . . . . } de chaque,
Myrrhe. . . . . } trois onces.

Le mélange de ces poudres à l'emplâtre étant fait selon l'art, on y ajoute le suivant :
camphre, une once et demie.
Huile de *gérofle*, une once.
— de *lis*, trois onces.

L'emplâtre achevé, on le laisse refroidir et on le conserve pour l'usage.

La composition de cet emplâtre est, en vérité, une sorte de monstruosité pour l'état actuel de la science; aussi doit-on désirer que le nouveau Codex le présente avec de nombreuses réformes.

Emplâtre pour les cors.

Prenez : *galbanum*, une once.
Poix noire, quatre gros.
Diachylon, deux gros.
Oxide de cuivre. . . . . . } de chaque,
Muriate d'ammoniaque. . . . } trois gros.

Faites liquéfier le diachylon et la poix, pour y ajouter les autres substances réduites en poudre fine.

Cet emplâtre doit avoir une belle couleur verte : on en applique sur les cors et les verrues.

Emplâtre divin.

Prenez : *vert-de-gris*, une once.
Litharge, une livre.
Faites chauffer ces poudres avec,
huile d'*olives*, deux livres.
De plus un peu d'eau.
Faites cuire comme d'usage : ajoutez,
cire jaune, huit onces.
Laissez à demi-refroidir pour y incorporer les poudres suivantes,
savoir :
Galbanum. . . . . } de chaque, deux
Myrrhe. . . . . } onces deux gros.
Bdellium, deux onces.
Gomme ammoniaque, trois onces trois gros.
Encens, neuf gros.
Opoponax. . . . . }
Mastic. . . . . } de chaque, une once.
Aristoloche ronde. . . . . }
Aimant porphyrisé, une once et demie.
Le mélange des poudres avec l'emplâtre étant exact, malaxez.

Dans cette opération, les oxides perdent leur couleur ; l'oxide vert de cuivre passe au rouge-brun, parce qu'il y est long-temps chauffé avec les graisses, et qu'il s'y combine, tandis qu'ajouté sur la fin de l'opération, il s'y trouve seulement à l'état de mélange, comme on le voit dans l'emplâtre pour les cors.

L'emplâtre divin est très-usité; il est résolutif et fortifiant.

Sa couleur est d'un brun-noirâtre à l'extérieur, et d'un brun-rouge intérieurement.

Emplâtre de Nuremberg.

Prenez : *minium*, huit onces.
Huile d'*olives*, neuf onces.
Cire, une livre.
Suif, six gros.
Camphre, six gros.

Faites chauffer l'oxide avec les graisses : quand la cuisson est achevée, ajoutez la *cire*, puis le *camphre* en poudre.

Si on veut donner à ce composé une belle couleur rouge, il faut mettre sur la fin un peu de minium, qui n'y doit être qu'à l'état de mélange.

Emplâtre de savon.

Prenez : *minium*, une livre.
Céruse, huit onces.
Huile d'*olives*, deux livres et demie.
Savon blanc ratissé, quatre livres.
Eau, quantité suffisante.
Cire jaune, trois onces.

On fait chauffer les oxides avec les corps gras, pour ajouter ensuite la *cire* et le *savon*.

Cet emplâtre, quoique peu usité, n'est pas sans succès quand on l'applique sur des articulations douloureuses.

Il n'est pas rare d'y ajouter du *camphre* ; c'est alors sur la fin de l'opération, et dans la proportion d'une once sur la masse qui doit résulter des quantités ci-dessus prescrites. On a ainsi l'*emplâtre de savon camphré.*

Emplâtre de Vigo.

Ce composé jouit d'une juste renommée comme un puissant fondant ; il est formé de substances nombreuses, entre lesquelles plusieurs, d'action presque nulle, peuvent être supprimées sans inconvénient, comme les *grenouilles* et les *vers de terre.*

Prenez : racines fraîches d'*hyèble*. . } de chaque,
— d'*aunée*. . } une livre.

Fleurs de *camomille*. . . . . } de chaque, une
— de *lavande*. . . . . . } once et demie.
— de *matricaire*. . . . . . }
— de *mélilot*. . . . . . }

Vinaigre blanc. . . . . } de chaque,
Vin blanc. . . . . } deux livres.
Eau commune, quantité suffisante.

On fait cuire les racines pendant un quart-d'heure dans les liquides annoncés, après quoi on verse le tout bouillant dans un pot sur les fleurs, pour prolonger l'infusion pendant plusieurs heures, et passer ensuite avec expression à travers un linge.

D'autre part,

Prenez : *litharge*, quatre livres.
Graisse de *porc*. . . . . } de chaque,
— de *veau*. . . . . } une livre.

Huile de *vers*.	de chaque, huit onces.
— de *grenouille*.	
— d'*aneth*.	
— de *camomille*.	
— d'*énula campana*. . . .	
— de *lis*.	

Faites chauffer l'oxide dans ces corps gras, en prenant les soins déjà connus, et ajoutez, au lieu d'eau, la décoction, pour en mettre de nouvelles quantités à mesure que les premières s'évaporeront.

L'emplâtre étant cuit, et toute la décoction employée ; ajoutez,

huile de *laurier*, quatre onces.

Cire jaune, deux livres.

Styrax liquide, quatre onces.

Térébenthine fine, une once.

Agitez et laissez refroidir à demi pour y incorporer les poudres suivantes :

d'*oliban*.	de chaque, une once.
d'*euphorbe*.	
de *myrrhe*.	
de *safran*.	

de *vipère*, deux onces.

Toutes ces poudres étant mêlées, on les aromatise avec essence de *lavande*.

C'est avec cet emplâtre de vigo simple qu'on prépare l'emplâtre de vigo *cum mercurio*.

Voyez ci-après.

Emplâtre de Vigo avec le mercure.

Prenez la masse d'*emplâtre de vigo* simple, ci-dessus préparée.

Faites

Faites fondre à une très-douce chaleur, pour y ajouter,

mercure pur, deux livres,

qu'on aura trituré jusqu'à extinction dans

styrax liquide.	de chaque, deux onces.
Térébenthine.	

Ce dernier emplâtre est beaucoup plus actif que l'autre, surtout pour résoudre les bubons.

Emplâtre des quatre fondans.

Ce qu'on nomme ainsi, est une réunion à froid, et par malaxation, des emplâtres

de *mucilage*.	de chaque, partie égale.
de *diachylon* gommé.	
de *diabotanum*.	
de *vigo* mercuriel.	

On remplace quelquefois dans ce composé l'emplâtre de *mucilage* par celui de *ciguë*, dont l'action est beaucoup plus grande.

L'emplâtre des *quatre fondans* est employé dans les mêmes circonstances que celui de *vigo cum mercurio*.

Emplâtre de céroéne.

Prenez : *résine* de pin, deux livres et demie.

Poix noire, dix onces.

Cire jaune, douze onces.

Suif de mouton, quatre onces.

Bol préparé, dix onces.

Myrrhe.	de chaque, deux onces.
Oliban.	
Litharge.	

On fait liquéfier la *poix*, le *suif*, la *cire* et la *résine* à une très-douce chaleur. On coule à travers un linge, et quand la masse est à demi-refroidie, on y incorpore les poudres.

Dans cet emplâtre l'oxide n'est d'abord qu'à l'état de mélange, mais par la suite, et même après la préparation, il peut y avoir commencement de combinaison.

L'emplâtre de *céroéne* s'applique sur les parties musculaires. C'est un puissant fortifiant.

Emplâtre agglutinatif.

Prenez : emplâtre *diachylon*, demi-livre.

Poix blanche molle, trois onces.

Faites liquéfier à une chaleur très-douce; passez à travers un linge et laissez refroidir.

On s'en sert pour fixer et tenir en rapport le bord des plaies récentes.

Emplâtre de cire verte.

Prenez : *cire* jaune, deux onces.

Résine, douze onces.

Térébenthine, six onces.

Vert-de-gris, trois onces.

On fait liquéfier la *cire*, la *poix* et la *térébenthine*; on passe à travers un linge, et quand le tout est à demi-refroidi, on incorpore le *vert-de-gris*.

On emploie cet emplâtre comme il a été dit pour les cors.

Des Sparadraps ou *toiles Gauthier.*

On nomme ainsi, des *toiles* portant une couche très-mince d'un emplâtre quelconque.

Il est différens moyens pour étendre l'emplâtre sur la toile, mais dans tous les cas il faut que la couche d'emplâtre soit mince et très-unie. Elle doit aussi être souple, non écailleuse, sans poisser ni s'attacher aux doigts quand on la touche. Ces conditions rendent plus difficile qu'on ne pense la préparation des *sparadraps :* il faut primitivement amener l'emplâtre à une consistance convenable, ce qui oblige souvent d'y ajouter un peu d'*huile ;* on le fait liquéfier à une très-douce chaleur, pour le verser ensuite sur une toile neuve et fine, tendue de manière à ce qu'on puisse la racler légèrement avec le dos d'un grand couteau ; ou encore on emploie un instrument appelé *sparadrapier,* lequel varie beaucoup moins. Il a toujours pour objet de présenter un espace que l'on peut rétrécir à volonté. On y fait passer la toile chargée d'emplâtre ; de cette manière on enlève tout ce qui jaillit au delà de l'intervalle qu'on a voulu ménager. C'est en variant la valeur de cet intervalle qu'on a des *sparadraps* de diverses épaisseurs.

On laisse ces *sparadraps* se dessécher à l'air avant de les rouler sur eux-mêmes, ou de les couper par fragmens pour l'usage.

On peut faire autant de *sparadraps* qu'il y a d'emplâtres.

Les *papiers* dits *à cautère* ne sont que des espèces de *sparadraps ;* ils se préparent avec du papier au lieu de toile, ce qui ne change rien au mode de préparation.

Nous nous abstiendrons de donner des formules particulières de *sparadraps ;* il en existe autant qu'il plaît au médecin d'en faire. Nous dirons seulement que les plus usités sont ceux de *diachylon*, de *diapalme agglutinatif*, de *vigo* et de *Nuremberg.*

C'est le *sparadrap diapalme*, sur toile ou sur papier, qui est le plus souvent employé pour le pansement des cautères.

Taffetas d'Angleterre.

C'est encore une sorte de *sparadrap* dont la base est la *colle de poisson*, avec addition de *teintures résineuses*, comme il suit :

Prenez : colle de *poisson*, une once deux gros.

Alcool à 20°, douze onces.

Teinture de benjoin, deux onces.

Mêlez et chauffez à une douce chaleur du bain-marie pour faire fondre la colle ; passez ensuite à travers un linge serré.

D'autre part, on fixe avec des pointes sur un châssis en bois du taffetas de Florence, blanc, rose ou noir ; lorsqu'il est bien étendu, on y applique une légère couche du liquide ci-dessus, et pour cela, on se sert d'un pinceau fin : cette première couche étant séche, on en met une seconde, puis une troisième, ainsi de suite jusqu'à six ; après quoi, on recouvre successivement de deux ou trois couches du vernis suivant :

Prenez : *térébenthine* très-fine, quatre onces.

Délayez dans,

teinture de benjoin, six onces.

Pour l'employer, faites chauffer légèrement.

La présence de la térébenthine donne de la flexibilité, elle empêche que le taffetas ne s'écaille.

Nous placerons à la suite des *onguens*, *emplâtres* et *sparadraps*, des produits qui n'appartiennent, à bien prendre, à aucune de ces séries, mais qui s'en rapprochent par l'usage qu'on a coutume d'en faire : ce sont des *baumes* dits *onguentaires*, lesquels sont seulement employés à l'extérieur par simple application ou friction. On ne doit point confondre ces composés avec ceux aussi appelés *baumes*, et dont nous avons parlé, page 100 et suiv., à l'occasion des solutions alcooliques.

Voici ceux qui nous restent à connaître.

Baume de Leucatel.

Prenez : *cire* jaune, quatre onces.
Huile d'*olives*, six onces.
Vin d'Espagne, cinq onces.

Faites chauffer le tout ensemble pour faire évaporer le liquide ; après quoi, ajoutez,

térébenthine fine, six onces.

Laissez refroidir à demi, pour y incorporer,

baume du Pérou, deux gros.
Santal rouge, quatre gros.

Agitez pour avoir un mélange exact.

On se sert du *baume de Leucatel* pour panser les plaies et ulcères : on en a aussi conseillé l'usage à l'intérieur, dans les cas de suppuration des poumons, mais toujours sans succès.

Baume nerval.

Prenez : huile de *palme*. . . . . — de *muscade*. . . . Moëlle de *bœuf*. . . . . — de *cerf*.	de chaque, quatre onces.
Graisse d'*ours*. . . . . — de *vipère*. . . . . . . — de *blaireau*.	de chaque, une once.

Faites fondre le tout à une très-douce chaleur, et passez à travers un linge serré.

Laissez refroidir pour mêler par trituration dans un mortier,

camphre, deux gros.

Baume de tolu, une once.

Le tout primitivement dissout dans le moins possible d'*alcool* à 30°.

Le mélange étant exact, ajoutez encore,

huile volatile de *lavande*. . . .	de chaque, un gros.
— de *menthe*. . . .	
— de *romarin*. . .	
— de *sauge*. . . .	
— de *thym*. . . .	
— de *gérofle*. . . .	

Conservez le tout dans un pot bien bouché pour l'usage.

Le *baume nerval* est un puissant fortifiant, très-employé en frictions dans le cas d'entorses, de foulures, de douleurs rhumatismales.

Baume acoustique.

Prenez : huile de *rue* par macération, quatre gros.

Baume *tranquille*, deux gros.

— de *soufre*.	de chaque, dix gouttes.
Térébenthine.	
Teinture d'*assafœtida*. . . .	
— d'*ambre* gris. . . .	
— de *castoréum*. . . .	
Huile de *succin* rectifiée. . . .	

Mêlez le tout.

On en imprègne du coton pour faire entrer dans l'oreille.

Baume oppodeldoc.

Prenez : *camphre*, un gros.

Savon blanc et dur, cinq gros.

Faites fondre successivement dans,

alcool à 33°, une once et demie.

Filtrez.

Ajoutez ensuite,

ammoniaque, demi-gros.

Huile volatile de *thym*. . . .	de chaque,
— de *romarin*. . . .	six gouttes.

Ce baume se densifie et prend une couleur blanche opaque.

On s'en sert en friction, c'est un bon fortifiant.

Baume odontalgique.

Prenez : huile de *gayac*. . . .	de chaque,
— de *gérofle*. . . .	deux gros.
Opium	de chaque,
Camphre.	deux scrupules.

Huile de *muscade*, six gros.

Faites liquéfier cette dernière huile à une très-douce chaleur dans les deux premières, ayant le soin d'agir dans un flacon bien bouché, plongé dans l'eau chaude. Ajoutez ensuite l'*opium* et le *camphre*, d'abord dissous dans un peu d'alcool faible.

On mouille un peu de coton avec ce baume pour appliquer sur la dent malade.

Baume de Leitour, de Vinceguère ou *de Condom.*

Prenez : huile volatile rectifiée,

de *lavande*, une once.

Huile volatile rectifiée,
— de *térébenthine*. . . . . . . }
— de *genièvre*. . . . . } de chaque, une once.
— de *gérofle*. . . . . }

Teinture de *benjoin*, quatre gros.

Huile de *macis*. . . . . } de chaque,
— de *muscades*. . . . . } deux gros.

Camphre. . . . . } de chaque,
Safran pulvérisé . . . . } un gros.

Musc. . . . . } de chaque,
Ambre gris. . . . . } demi-gros.

On met toutes ces substances dans un matras bien bouché; on l'expose pendant plusieurs jours à la température de 30°, puis on laisse reposer pour décanter.

Ce baume est un puissant fortifiant, on peut l'employer en friction; mais comme il est très-coûteux, on le remplace par plusieurs de ceux déjà cités. On l'a aussi donné intérieurement à la dose d'une à huit gouttes dans les potions.

Baume apoplectique.

Prenez : *storax* calamite, deux gros.
Tacamahaca . . . . } de chaque,
Benjoin. . . . . } un gros.
Ambre gris, six grains.
Musc, douze grains.

Toutes ces substances étant en poudre, on les mêle dans un mortier de marbre avec,

baume de *Pérou* liquide, un gros.
Huile de *muscades*, une once.

Huile volatile de *thym* . . . . — de *cannelle* . . . — de *lavande* . . . — de *marjolaine*. . . — de *gérofle*. . . .	de chaque, quinze gouttes.
— de *citron*. . . . . — d'*orange* . . . . — de *bois de Rhodes*.	de chaque, douze gouttes.

Le mélange étant exact, conservez dans un pot bien bouché.

Ce baume est encore usité; on en frotte les narines, les tempes et le sommet de la tête.

Il est en pharmacie un certain nombre d'opérations et de produits qu'il a été difficile de classer dans les séries jusqu'ici étudiées. Nous les présentons maintenant comme formant une sorte d'appendice à tout ce qui précède.

De la Torréfaction.

Opération qui consiste à faire dessécher au feu, très-fortement et jusqu'à un commencement de décomposition, certaines substances végétales qui deviennent très-friables et en parties charbonnées.

On pratique la torréfaction, pour modifier les corps par suite de nouvelles combinaisons, desquelles résultent les différences qu'on observe dans le café, dans le cacao et dans la rhubarbe qu'on a coutume de traiter ainsi. Ce dernier corps devient éminemment astringent, il est recherché comme tel.

De la Calcination.

Opération par laquelle on expose au feu des matières infusibles, dont on veut séparer des parties volatiles, telles que de l'*eau*, des *gaz*, etc. C'est ce qui reste qu'on recherche.

La calcination s'opère sur les *carbonates* pour en séparer l'acide carbonique, et sur *des sels* non décomposables au feu, mais dont on veut seulement enlever l'eau de cristallisation : exemples : *sulfates*, *muriates*, *phosphates*, etc.

On opère à des températures variées et dans des vases différens, selon les corps que l'on calcine.

De la Sublimation.

Espèce de distillation qui n'a lieu que sur des substances sèches ; elle a pour objet de séparer les parties volatiles de celles qui sont fixes ; mais dans cette opération, ce sont les parties volatisées ou sublimées qu'on recherche.

Pour sublimer, comme pour distiller, il faut un vase dans lequel on opère, et un second pour recevoir le produit. Le récipient peut être composé de plusieurs pièces qui communiquent ensemble ; c'est surtout ce qui a lieu quand on opère en grand, tandis qu'en petit on peut se borner à prendre deux creusets, placés sur un plan incliné, et adaptés l'un à l'autre par l'embouchure, ou bien c'est un vase quelconque surmonté d'un cône en carton ; on peut prendre aussi un ballon ou matras en verre, en terre ou en fer, et formé de deux pièces qu'on sépare à volonté, car autrement il faudrait briser l'appareil après l'opération pour en retirer le produit.

Dans tous les cas, on ne doit mettre que peu de matière dans le matras ; on chauffe celui-ci à feu nu, ou mieux au bain de sable, toujours de manière à ce que la chaleur soit modérée à la partie supérieure où doit s'opérer la condensation des parties qui se dégagent.

C'est par la sublimation qu'on purifie le *soufre* de la terre qui l'accompagne; on purifie de même le *camphre* et le *muriate d'ammoniaque*.

C'est par cette opération qu'on obtient les *acides benzoïque*, *gallique*, etc.

Des Trochisques.

On appelle ainsi des médicamens de compositions très-diverses, toujours secs, durs, et d'un petit volume. L'opérateur en varie la forme à son gré par la malaxation, pendant que la substance est encore molle, de manière à figurer le plus souvent des pois, des lentilles, des grains d'orge ou des petits pains coniques, triangulaires, etc. D'après cela, le mot *trochisque* ne rappelle qu'un état particulier, auquel on peut amener des composés très-différens entre eux.

Ces trochisques sont composés de poudres qu'on humecte avec des liquides appropriés; quelquefois c'est de la mie de pain tendre qu'on prend pour intermède. Dans tous les cas, on les fait l'un après l'autre à la main, ce qui doit empêcher de les confondre avec ceux dont nous avons déjà parlé, page 244 et suivantes, à l'occasion de la pulvérisation au porphyre, et par lotion; on agit alors sur des poudres terreuses ou métalliques, seulement mêlées d'eau; on opère sur une pâte très-molle qu'on débite constamment en petits cônes, à l'aide d'un instrument décrit sous le nom de *trochisquoir*.

Voyons les trochisques composés qui méritent quelque attention.

Trochisques escarotiques de sublimé corrosif.

Prenez : *sublimé corrosif*, une once.

Amidon pulvérisé, deux onces.

Triturez et mêlez exactement, puis ajoutez du *mucilage* de gomme adragant, pour avoir une pâte, dont on forme de petits trochisques de la forme d'un grain d'orge ou d'avoine. Leur usage est toujours externe; on les applique sur des plaies, ou on les introduit dans des cavités dont on veut stimuler les parois.

Trochisques de minium.

Prenez : *minium*, demi-once.

Sublimé corrosif, une once.

Mie de pain tendre, six onces.

Faites trochisques comme ci-dessus, en ajoutant au besoin un peu d'eau de *roses*.

L'usage est le même que pour les trochisques précédens.

Trochisques de céruse.

Prenez : *céruse*, une once deux gros.

Sarcocole, trois gros.

Amidon, deux gros.

Gomme arabique. . . . . } de chaque,
— adragant. . . . . } un gros.

Camphre, demi-gros.

Toutes ces substances étant en poudre très-fine, on en fait une pâte bien liée avec,

eau de rose, quantité suffisante.

Les trochisques de *céruse* sont souvent employés en poudres, et introduits à la dose de quelques grains dans les collyres et dans les injections détersives.

Trochisques alhandal.

Prenez : poudre de *coloquinte*, deux onces.

Ajoutez,

mucilage de gomme adragant, quantité suffisante, pour faire une pâte qu'on divise en trochisques de formes variables.

On les emploie à dose très-petite, comme violents drastriques.

Trochisques purgatifs d'agaric.

Prenez : *agaric* blanc pulvérisé, deux onces.

Gingembre, demi-gros.

Faites une pâte avec,

eau de cannelle, quantité suffisante.

Et divisez à volonté.

Trochisques hédycroïdes.

Prenez : *marum*.	de chaque, deux gros.
Marjolaine.	
Racine d'*azarum*.	
Bois d'*aloès*.	
— de *baume*.	de chaque, trois gros.
Calamus aromatique.	
Rhapontic.	
Cannelle fine.	
Costus d'Arabie.	
Baume de la Mecque.	
Myrrhe.	de chaque, six gros.
Malabatrum.	
Safran.	
Spicanard.	
Cassia lignea.	

Amomum en grappe, une once et demie.

Mastic, un gros.

Toutes ces substances étant réduites en poudre, on en fait un mélange qu'on transforme en trochisques, à l'aide d'un peu de vin d'Espagne, pour en faire prendre intérieurement comme diaphorétique, à la dose de quelques grains à un gros.

Trochisques de vipère.

Prenez : poudre de *vipère*, une once.

Ajoutez,

mucilage de gomme adragant, en quantité suffisante.

Ces trochisques entrent dans la composition de la thériaque.

Trochisques odorans ou *clous fumans.*

Prenez : *benjoin*, demi-once.

Storax, un gros.

Baume du Pérou, deux gros.

Cascarille, un gros.

Gérofle, demi-gros.

Charbon sec, une once et demie.

Nitrate de *potasse*, un gros.

Huile volatile de fleur d'*oranger*, quinze gouttes.

Teinture d'*ambre* gris, demi-gros.

Préparez les poudres ; mêlez et ajoutez les deux liquides, puis quantité suffisante de mucilage, pour faire des trochisques de forme conique.

Ils sont destinés à être brûlés pour répandre dans les appartemens une odeur douce et agréable.

Des Masticatoires.

Ce sont des médicamens destinés à être mâchés pour exciter la salivation.

Ils sont denses, et peuvent être formés de poudres stimulantes, agglomérées par du mucilage.

Les substances qui les forment sont ordinairement le *gingembre*, la *pyrèthre*, l'*angélique*, le *poivre*, la *muscade*, le *galanga*, le *calamus*, etc.

Des Cataplasmes.

Ce sont des médicamens externes de consistance molle, qu'on applique le plus souvent sur des tumeurs ou parties enflammées, quelquefois sur des plaies ou ulcères; on peut faire entrer un grand nombre d'objets dans les cataplasmes; les plus usités sont les *farines émollientes* ou *résolutives*, les *huiles*, les *graisses*, des *onguens*, et des *solutions* diversement actives.

Les cataplasmes peuvent être préparés à chaud ou à froid; ce qui donne lieu de les distinguer en *cataplasmes cuits*, et en *cataplasmes crus*.

Les premiers sont mieux formés; les parties qui les constituent sont plus liées, parce qu'il y a entre elles une sorte de combinaison. Leur application se fait toujours à chaud, soit à nu, soit entre deux linges.

Les autres ne sont que de simples mélanges formés de la *pulpe des racines* ou de *feuilles fraîches râpées* ou *pilées* dans un mortier de marbre; on les applique toujours à froid. Ces derniers sont beaucoup moins usités que les autres.

Les cataplasmes ne sont point des médicamens officinaux; ils s'altèrent facilement.

Les cataplasmes les plus simples sont préparés avec la *mie de pain*, qu'on fait tremper et cuire dans de l'eau ou du lait, jusqu'à consistance d'une bouillie épaisse; on peut y ajouter de la farine de *graine de lin*, ou de diverses autres semences.

Il n'est pas rare d'ajouter à ces cataplasmes, après leur préparation, *poudre* de *safran*, *laudanum*, *extrait de saturne*, *onguent de la mère*, *onguent populéum*, ou seulement de l'*huile*.

On conçoit que ces additions doivent donner lieu à des changemens dans les propriétés médicinales.

Quant aux *cataplasmes crus*, ils sont moins variés; c'est le plus souvent de la râpure des *racines* de *parelle* ou de *bryonne*, ou de *feuilles* de *ciguë*, de *morelle*, etc.

Il existe sous le nom de *sinapisme* un de ces derniers cataplasmes qui est d'un grand usage.

En voici la composition.

Prenez : levain de *froment*. . . .	}	de chaque,
Semences de *moutarde*. . . .	}	deux onces.

Sel de cuisine pulvérisé, quatre gros.

Arrosez le tout avec suffisante quantité de vinaigre.

On peut varier ce composé par l'addition de l'*ail*, de l'*ognon*, et autres matières âcres ou simplement excitantes.

Il est assez fréquent de faire entrer dans des cataplasmes cuits ou crus des *ognons de lis* ou autres. Il est ordinaire de les exposer au feu, en les enveloppant d'abord dans un papier mouillé pour les placer ensuite sous la cendre chaude; c'est un moyen de mieux les piler; ils sont alors d'une action moindre.

D'après ce que nous avons dit des cataplasmes, on peut

peut voir qu'il est facile d'en faire beaucoup varier la composition. C'est ce qui nous dispense d'indiquer tous ceux qu'il serait possible de former.

Les cataplasmes, quelle que soit leur nature, prennent des noms particuliers selon certaines circonstances.

Ainsi, on dit *épicarpe*, quand l'application a lieu au poignet; *frontal*, quand c'est sur le front; *épithème*, si c'est vers l'épigraste.

Des Bougies de pharmacie.

Ce sont de petits cylindres emplastiques de la grosseur d'une plume à écrire, et ayant environ de sept à onze pouces de longueur; on les destine à être introduits dans le canal de l'urètre, en remplacement des bougies de gomme élastique, dans l'intention d'agir sur les parties touchées, d'une manière qui varie selon les emplâtres qui ont servi à la formation des bougies employées. Les plus usités sont ceux de *diachylon*, de *Nuremberg* et de *vigo mercuriel*.

Pour faire ces bougies, on taille en lanières des morceaux de toile demi-usée; on les trempe dans l'emplâtre liquéfié, on laisse refroidir pour les rouler ensuite sur un marbre avec un cylindre en bois; il est une manière de faire qui ne peut être acquise que par la pratique; c'est dans les laboratoires qu'on a bientôt appris les moindres détails de cette opération.

Les bougies emplastiques doivent être toujours lisses dans toute leur étendue, et d'un volume toujours croissant d'une extrémité à l'autre; on les introduit dans l'urètre par l'extrémité la plus mince.

Leur usage est de dilater le canal urinaire, de cicatriser les ulcères dont il peut être le siége, et de détruire à la longue ce qu'on appelle carnosités.

Des Suppositoires.

On entend ainsi des médicamens de la consistance du suif, ou d'un onguent dur que l'on a coutume de disposer ou de tailler en forme de cône de la grosseur du doigt pour introduire dans l'anus.

Les suppositoires sont ordinairement formés de corps gras, ce qui leur permet de se diviser, de se fondre par la chaleur des parties qu'ils touchent; on a soin de les maintenir en position par des compresses ou des bandes placées convenablement.

Les suppositoires peuvent être fort simples, comme de *suif*, ou de *beurre de cacao*, ou de *savon blanc*, etc.; toutes matières coulées dans des moules ou taillées à volonté, pour avoir des dimensions variées.

Quelquefois aussi ces suppositoires sont formés d'un *tampon* de *charpie* qu'on *enduit d'onguent populéum*, ou *mercuriel*, ou *maturatif*, etc. : enfin on peut composer des masses de médicamens; ce qui donne les suppositoires purgatifs et vermifuges, si recherchés autrefois, mais auxquels on a peu recours maintenant.

Eponges préparées.

On entend ainsi des éponges traitées de manière à ce que présentant momentanément peu de volume, elles puissent en prendre davantage quand on les maintient dans un lieu humide, comme par exemple dans les plaies ou ulcères dont elles écartent les parois en se boursouflant.

A cet effet on a eu recours à la cire, et voici comment on préparait les *éponges cirées*.

On faisait fondre à une très-douce chaleur, de la cire jaune ou blanche; on y trempait les éponges, les soumettant ensuite à une douce pression pour en séparer l'excès de la cire.

Cette éponge cirée, coupée en petits morceaux, selon la forme des plaies, remplissait l'office que nous avons dit devoir être recherché : mais trop souvent il arrivait qu'un excès de cire s'opposait à ce que l'effet attendu fût produit; c'est ce qui a conduit M. Deyeux à préparer ce qu'on appelle maintenant *éponge ficelée*.

Pour cela, on prend une éponge fine mouillée et nettoyée de graviers; on la serre fortement par des tours successifs et très-rapprochés de ficelle; on laisse sécher et l'on conserve ainsi pour l'usage, se réservant d'en couper au besoin des fragmens plus ou moins gros, et dont on ôte à mesure la ficelle qui les entoure; ainsi nouvellement libre et séche, l'éponge est tellement dure, qu'on peut la tailler au couteau; on en place dans les plaies; il y a bientôt absorption de l'humidité, avec développement de l'éponge dans toutes ses parties.

L'*éponge ficelée* est plus usitée que celle préparée à la cire.

Errhines.

Médicamens dont l'usage est d'être introduits dans le nez pour y produire le plus souvent des effets stimulans.

Leur composition est très-variée, presque arbitraire.

Il est quelques dénominations par lesquelles on désigne l'usage particulier de certains liquides. Il faut en parler ici, afin de ne pas laisser croire que par ces noms il soit question de médicamens d'une nature précise.

Voyons ce qu'il faut entendre par ces dénominations accréditées.

Bains.

On nomme ainsi l'emploi des liquides en assez grande masse pour y plonger le corps entier, et l'y maintenir pendant un certain temps, qui peut être de quelques minutes à une heure.

Le bain peut être chaud ou froid, et formé d'une décoction de substances émollientes ou astringentes, etc.

Il y a aussi des bains de vapeurs aqueuses, sulfureuses, etc.

On peut n'y plonger qu'une partie du corps, les pieds, les mains, ce qui donne les *pédiluves* et les *maniluves*. Si on n'y plonge que le siége, c'est alors un demi-bain.

Les bains partiels peuvent être rendus très-stimulans et même rubéfians par l'addition du *sel marin*, de la *moutarde*, ou de quelques *acides minéraux*.

Lotions.

Cela s'entend de l'emploi d'un liquide plus ou moins actif, qu'on verse à plusieurs reprises sur des parties malades pour les nettoyer sans y produire de fortes secousses ou percussions.

La matière des lotions peut varier à l'infini.

Fomentation.

C'est l'application des liquides précédens, maintenus plus long-temps sur des parties, au moyen de compresses de toile ou de laine, que l'on arrose de temps en temps avec la solution recherchée.

Il est ordinaire que les fomentations soient tièdes.

Douches.

C'est l'emploi d'un liquide actif ou non, mais toujours versé de haut sur la partie malade, ou sur une autre choisie selon le cas, pour produire une pression convenable, laquelle est proportionnée à la masse du liquide et à la hauteur de sa chute.

Les douches peuvent être dirigées sur plusieurs parties du corps.

Des Lavemens ou *clystères.*

Ce sont des liquides destinés à être introduits dans les gros intestins par le rectum, au moyen d'un instrument hydraulique et à pompe, appelé *seringue*, dont la contenance ordinaire est d'une demi-pinte, ou trois verres au plus.

Les lavemens, très-variés par leur nature, peuvent être chauds ou froids, clairs ou troubles; on y interpose des choses très-disparates; leur véhicule est l'*eau*, quelquefois le *lait*, plus rarement le *vin* et le *vinaigre*; on y fait souvent entrer de l'*huile*, des *sels*, des *poudres*, etc. Il faut toujours s'appliquer à ce que ces composés soient homogènes, et pour cela on suit les règles déjà données pour les solutions.

La masse indiquée peut être fractionnée selon certaines circonstances, mais surtout selon l'âge du malade.

Ainsi, pour les jeunes enfans, la quantité varie de deux à six ou huit onces.

Des Injections.

Les mêmes liquides pouvant former des lavemens peuvent aussi constituer les injections; il suffit pour cela qu'on les administre à dose beaucoup plus petite, et seulement de quelques gros à une once, pour les introduire à l'aide d'une très-petite seringue dans de petites cavités, comme le canal de l'urètre, l'oreille, et encore dans des plaies ou ulcères.

Les injections peuvent présenter toutes les variétés des liquides précédens.

NOUS avons exposé jusqu'ici les principes d'après lesquels les médicamens doivent être préparés ou composés: c'est en observant les conditions énoncées qu'on peut réunir convenablement les corps et les utiliser davantage. Mais ces principes sont épars, et l'obligation de les rassembler est presque une étude nouvelle. C'est pourquoi nous prenons ici le soin de présenter en un seul groupe les règles à suivre pour ordonner, préparer et administrer les composés, en nous arrêtant surtout à ce qui regarde ceux magistraux, parce qu'ils offrent plus de variétés, et que le médecin est plus souvent obligé de les prescrire.

Ce sont ces considérations qui nous portent à faire un article séparé de ce qu'on appelle *art de formuler*, lequel n'est à bien prendre qu'une application de principes, une conséquence de tout ce qui à été dit jusqu'à présent.

ART DE FORMULER.

Formuler, c'est prescrire par écrit les médicamens qui doivent être administrés au malade.

On appelle *formule*, l'écrit portant l'indication de ces médicamens.

L'*ordonnance* diffère de la *formule*, en ce qu'elle ne se borne point à l'énoncé des médicamens; mais encore qu'elle comporte les moyens hygiéniques.

En s'occupant des moyens de constituer des formules, il faut avoir présentes à l'esprit les nombreuses variétés qu'offrent les maladies, par rapport aux sujets et aux circonstances accessoires qui les environnent; il est très-rare que l'on rencontre dans la pratique deux cas absolument semblables; il faut varier également les formules par la nature, par le nombre ou le poids des substances, et laisser à l'inexpérience ou à la médiocrité de croire qu'une formule étant donnée, elle puisse servir dans des cas nombreux et surtout différens.

De même qu'en observant un grand nombre de maladies on en saisit mieux les moindres nuances; de même aussi, par l'emploi fréquent des médicamens, on en connaît mieux l'importance: mais pour les juger, il faut les employer isolément, ou seulement mêlés avec d'autres qui sont connus chimiquement pour n'en devoir point changer l'action.

C'est en trouvant chez quelques praticiens cette habitude, cette habileté à bien diriger l'emploi des médicamens, qu'on a parlé de tact et d'inspiration dans le choix qu'ils en font.

On doit s'appliquer à utiliser de préférence les médicamens indigènes, parce qu'ils sont davantage à notre disposition; ils sont moins susceptibles de sophistication, probablement parce que nous sommes plus à portée de les connaître dans leur origine, et qu'ils passent en moins de mains; nous pouvons d'ailleurs nous les procurer en tout temps; ce qui n'a point lieu pour les substances exotiques.

On doit se livrer avec réserve à la recherche des nouveaux moyens.

Il faut, pour justifier les essais en médecine, un concours de circonstances, sans lesquelles il y a de la témérité à les pratiquer; c'est pour n'avoir point observé des conditions requises, que le zèle peu éclairé a si souvent publié des succès éphémères; ils n'ont pu résister à l'épreuve du temps, et trop heureux quand de nombreuses victimes n'ont point eu à réclamer contre de telles erreurs.

On doit donc attendre de l'expérience d'accréditer dans les hôpitaux, ou autres grands établissemens, l'utilité de ces médicamens qui, presqu'inconnus jusqu'à nous, sont de suite annoncés comme héroïques, et surpassant en vertus tous ceux qui les ont devancés.

Gardez-vous cependant de réduire à un trop petit nombre les remèdes valables; il est mieux au contraire de l'augmenter, en y comprenant, pour les cas difficiles, des médicamens nouvellement préconisés, qu'on prend le soin de n'employer qu'avec retenue: de même, il faut compter comme d'une grande ressource, des moyens insignifians ou peu actifs; ils peuvent servir à occuper le malade en des cas désespérés, ou lorsque, pour satisfaire son impatience, on veut avoir l'air d'agir plus que cela n'a lieu en effet.

Autant que possible, on doit choisir les médicamens agréables par l'aspect, l'odeur ou la saveur. Il faut surtout, et c'est d'une grande importance, fixer son attention sur les idiosynchrasies; c'est ainsi qu'on est conduit à permettre qu'on prenne chaudes les boissons astringentes et les limonades, malgré qu'il est mieux en général de les prendre froides; de même, quelques sujets ne supportant que l'usage des liquides froids, sont forcés d'user des émolliens à une basse température, etc.

Enfin, quelques raisons que l'on donne pour consacrer l'utilité de laisser ignorer au malade les moyens de guérison qu'on emploie, soyez clair dans vos prescriptions, évitez le doute, et n'employez pour cela que des locutions bien connues de ceux qui doivent exécuter les formules.

Devant ordonner l'emploi d'un ou de plusieurs médicamens, il faut tenir compte de la forme sous laquelle il est mieux d'en faire usage; ces formes sont *solides*, *pulvérulentes*, *molles*, *liquides*, *gazeuses*: elles peuvent appartenir naturellement aux médicamens recherchés, et alors on dit qu'elles sont primitives; mais souvent il faut les changer pour les rendre plus convenables au goût, à l'état du malade, etc. On opère ces changemens au moyen de certains corps qu'on appelle intermèdes.

Tout corps, pour remplir l'office d'intermède, doit répondre aux conditions suivantes:

1° *Pouvoir être amené à un état constant.*

En effet, quelque avantage que puisse offrir une substance, il faut en rejeter l'usage, si sa densité est susceptible de beaucoup varier par les moindres différences de température, ou par les moindres portions d'humidité que l'air peut lui fournir.

2.° *L'intermède doit toujours être moins altérable que le corps auquel on l'unit.*

On conçoit aisément qu'une substance devant être conservée pendant des mois, ne doit point être unie à une autre qui s'altère et se décompose au bout de quelques jours ; ces sortes de mélanges sont pourtant indiqués dans quelques formules. Ce sont des inconvenances ou même de grandes fautes qu'il faut avoir soin d'éviter.

3.° *Le corps ajouté ne doit avoir aucune action chimique sur celui qui le reçoit.*

Il est trop fréquent que ces réactions se manifestent ; elles sont toujours suivies d'effets nouveaux, lesquels prévus peuvent être utilisés, mais alors cela change la valeur et le rôle du corps secondaire.

4.° *Enfin, il faut que l'intermède soit sans action sensible sur l'économie animale.*

S'il en était autrement, l'action du médicament serait compliquée, on ne pourrait point s'en rendre compte, et d'autant moins, qu'en général on emploie les intermèdes à dose arbitraire.

Toutefois il faut s'entendre ici, en faisant connaître que cette condition n'oblige point à n'employer que des corps inerts. Il suffit que l'action de l'intermède recherché soit par sa nature, ou par la quantité employée de ce corps, infiniment moindre que celle du médicament proprement dit.

C'est d'après ce que nous venons d'exposer qu'on est conduit à employer très-fréquemment comme intermèdes les corps suivans.

Corps solides :

Cire jaune.
— blanche.

Corps pulvérulens :

Réglisse.
Iris de Florence.
Lycopode.
Amidon.
Farine de froment.
Sucre.

Corps mous :

Axonge.
Beurre frais.
Beurre de cacao.
Suif.
Cérat (huile-cire).
Miel.
Jaune d'œuf.
Mucilage de gomme adragant, etc.

Corps liquides :

Huile d'olives.
— d'amandes douces.
Sirop de sucre.
— de miel.
— de raisin.
Lait.

Eau.
Vin.
Vinaigre.
Eau-de-vie.
Alcool, etc.

Corps gazeux :

Air atmosphérique.
Azote.
Hydrogène.

Dans l'usage que l'on fait des intermèdes, on se propose,

1° de changer la forme :
2° de masquer l'odeur ou la saveur :
3° de diminuer ou de retarder l'action.

On peut être obligé de changer la forme d'un médicament pour le goût d'un malade, ou pour sa commodité.

En effet, il est des sujets qui ne peuvent point avaler de médecine liquide; on est obligé de leur donner des poudres ou des pilules. D'autres ne peuvent user de ces dernières à quelque prix que ce soit, il faut donc pour eux en abandonner l'usage; c'est ce qui oblige le médecin à s'assurer des formes que le malade préfère; mais encore certaines circonstances peuvent rendre difficile l'emploi des liquides; ainsi, les voyages, les déplacemens, ou seulement les localités s'opposent à leur préparation comme à leur transport. Ajoutez à ces causes la nécessité de traiter secrètement quelques maladies, on aura des raisons suffisantes pour préférer en général les formes séches et les substances d'un petit volume.

Ce sont ces motifs qui ont accrédité l'usage des tisanes ou limonades séches, donnant des poudres ou des tablettes qu'on délaye au besoin dans un liquide choisi, ou qu'on y fait fondre pour faire de suite une boisson valable.

Exemples.

On prépare comme *tisanes séches* les composés suivans :

Prenez : racine de *guimauve*, deux onces.
— de *réglisse*. . . } de chaque,
— de *bardane*. . . } une once.

Ces racines étant en poudre, mêlez et ajoutez, sel de *nitre*, deux gros.

Faites prendre par jour trois cuillerées à café de cette poudre ; une le matin, une à midi, et la troisième le soir, toujours délayée dans un demi-verre d'eau.

Cette tisane, très-employée dans le commencement des gonorrhées virulentes, est d'un usage très-commode pour les marins, les militaires, etc.

En voici une seconde qui n'est pas moins recherchée.

Prenez : racine de *fraisier*, une once.
— de *salsepareille*, deux onces.
— de *réglisse*, une once.
— d'*iris* de Florence, un gros.
Camphre, demi-gros.

Toutes ces substances étant en poudre, mêlez comme dessus, et employez de la même manière aux mêmes doses.

On y a surtout recours sur la fin des écoulemens blancs.

On connaît déjà des tablettes *dites* contre la soif: nous indiquerons encore ici la composition suivante, sous le nom de *limonade sèche*.

Prenez : *acide* tartareux, deux gros.
Sucre blanc pulvérisé, deux onces.
Faites un mélange exact : ajoutez,
essence de *citron*, dix gouttes.

Cette quantité de poudre est destinée à donner deux pintes de limonade par la simple solution dans l'eau; elle est surtout recherchée par les voyageurs; tandis que les chasseurs préfèrent les tablettes ci-dessus désignées, parce qu'il suffit de les faire fondre dans la bouche; mais aussi ce dernier moyen ne fait-il que tromper la soif sans la satisfaire.

Les *tablettes de bouillon*, et les *tablettes purgatives* dont nous avons donné la recette, pages 268 et 273 sont encore des exemples qui montrent suffisamment la possibilité d'adopter certaines formes médicamenteuses pour la commodité des malades.

Quant à la nécessité de cacher la nature des corps employés, soit pour le malade ou pour les personnes qui l'entourent, on y parvient en les donnant sous l'aspect d'objets connus comme agrément.

Ainsi, on administre les *vomitifs*, les *purgatifs*, les *antivénériens*, sous formes de *dragées*, de *pastilles* à la rose, à la menthe, ou dans des sirops, du café, du chocolat, dans diverses pâtisseries, etc. Voici sous ce rapport quelques exemples.

Purgatifs.

1. Prenez : *diagrède*, douze grains.
Mêlez à de la pulpe de *pruneaux*, six gros.
Faites manger sur le pain aux jeunes enfans.

2. Prenez : racine de *jalap* pulvérisée, vingt-quatre grains.
Sucre blanc pulvérisé, deux gros.
Mêlez et triturez long-temps pour ajouter dans une demi-tasse de chocolat, et faire prendre à un *adulte*.

3. Prenez : poudre *cornachine*, un gros.
Triturez avec un *jaune d'œuf*.
Ajoutez,
eau de fleur d'*oranger*, un gros.
Sirop de *capillaire*, une once.
Eau simple, deux onces.
Faites prendre en deux ou trois prises à deux heures de distance l'une de l'autre.

Vermifuges.

1. Prenez : *mercure* doux, dix grains.
Pulpe de *pomme* cuite, demi-once.
Mêlez.
On peut faire prendre le tout en deux fois dans le même jour aux enfans de quelques mois à deux ans; on varie les doses à volonté.

2. Prenez : *semen contra* pulvérisé, demi-gros.
Ajoutez,
miel, quantité suffisante pour avoir une pâte molle, qu'on réduit en très-petites pilules, pour les rouler dans du sucre.

Vomitifs.

Prenez : *émétique*, trois grains.
Faites solution dans,
lait ou *bouillon*, quatre onces.
Faites prendre en trois fois.

Antisiphylitiques.

1. Prenez : oxide gris de *mercure*, un gros.
Talc en poudre, deux gros.
Mêlez et ajoutez,
huile essentielle de *thym*, deux gouttes.

Employez cette masse pulvérulente pour deux ou quatre frictions. C'est un fort bon moyen de remplacer pour quelques personnes l'onguent mercuriel.

2. Prenez : *sublimé* corrosif, six grains.
Sucre pulvérisé, deux gros.

Miel très-blanc, quantité suffisante pour avoir une masse pilulaire qu'on divise en autant de parties qu'on le juge nécessaire ; ce nombre peut être arbitraire, car s'il y a plus, chacune, contenant peu de substance active, on en fera prendre plusieurs, tandis que dans un cas contraire, on se contentera d'en donner moins ; ainsi, que l'on fasse soixante-douze pilules, elles porteront un douzième de grains de sublimé ; qu'on n'en fasse que trente-six ou cent quarante-quatre, on voit déjà quelle sera la différence pour chacune : on devra se comporter en conséquence.

Nous pourrions multiplier encore les citations propres à persuader combien il est facile de cacher la nature

nature du médicament au malade et aux intéressés; mais il devra suffire de tout ce qui a été dit précédemment.

Seulement nous saisirons cette occasion de faire observer, qu'en général, il est préférable d'employer l'état liquide; l'action du médicament est plus prompte et plus constante.

Il faut dire encore par rapport aux formes séches ou molles que les sels métalliques, sans exception, mais plus particulièrement les sels de plomb, de fer, de cuivre, d'antimoine et de mercure, ne doivent jamais être incorporés avec des poudres oxigénables, ni avec les extraits; il n'y a de tolérable que leur union au sucre et à la manne.

Enfin, en termes précis, il faut se comporter de telle manière dans la préparation des corps denses, qu'ils puissent porter dans l'estomac les parties actives en bon état, et devant s'y diviser promptement.

Pour les cas où l'on se propose de masquer l'odeur ou de changer la saveur des médicamens, on n'a point de raison de chercher à beaucoup augmenter la masse, ou de conserver la forme primitive; aussi peut-on choisir dans un grand nombre d'intermèdes celui qui convient le mieux.

Dans ces cas, on a presque toujours en vue de faire passer ces corps d'un état liquide à celui de mollesse ou de solidité; c'est alors que la forme pilulaire est avantageuse, pourvu que le malade en puisse faire usage; c'est ainsi que la *gomme ammoniaque*, l'*assafœtida*, la *valériane*, etc., sont transformés; mais quand il arrive que les corps doivent conserver leur mollesse ou leur liquidité, on y fait des additions relatives au goût des sujets qui doivent en employer; ainsi on modifie la saveur par l'addition du sucre, du miel ou des sirops simples comme il a été dit en traitant des tisanes; on y met quelquefois des amers, des acides, etc. Quant aux odeurs, on les corrige par des odeurs nouvelles que fournissent les huiles essentielles. Il faut toutefois que ces additions soient modérées, car on ne doit jamais avoir en vue de changer totalement les qualités des remèdes.

Nous avons dit qu'on est souvent obligé de diminuer ou de retarder l'action d'un médicament; il est alors d'usage de prendre l'intermède à l'état où se trouve le corps actif; et entre les intermèdes qui se trouvent à cet état, on préfère celui qui offre le plus de volume, celui qui peut, à poids égal, étendre davantage, masquer ou enchaîner le plus possible les molécules de la substance médicamenteuse.

Les formes primitives des médicamens et celles qu'on peut leur donner accidentellement par l'emploi des intermèdes, étant connues, indiquons plusieurs moyens de faciliter la mixtion de diverses matières qui offrent des difficultés; la connaissance de ces moyens est très-importante aux médecins sous deux rapports : 1° pour les indiquer dans leur formules, quand ils le jugeront nécessaire : 2° pour ne point s'étonner que le pharmacien y ait eu recours au besoin, et qu'alors le médicament soit changé dans la couleur, le goût, l'odeur, ou dans son volume.

On sait déjà que tous les corps ne sont pas également solubles dans le même liquide, et que réciproquement tous les liquides ne sont point également propres à opérer la solution d'un même corps; delà on est conduit à composer les formules, de manière à ne réunir ensemble que les substances qui peuvent se mêler parfaitement; mais il s'en faut bien que l'on puisse toujours perfectionner ainsi les formules; on est souvent forcé, pour remplir certaines indications, de réunir ensemble des substances de nature contraire; c'est dans ce cas qu'il faut recourir à des moyens particuliers pour obtenir un mélange exact.

Nous donnerons ici quelques exemples qui pourront suffire pour guider dans des cas non cités, étant connu que l'on doit toujours remonter à la nature des corps pour les traiter diversement.

C'est surtout quand on joint des *résines* à des liquides aqueux, qu'il est difficile de les y diviser; elles se précipitent, ou bien forment des boules, des magmas, qui nagent dans la masse. On ne saurait employer l'alcool avec avantage, malgré qu'il soit un très-bon dissolvant, parce qu'il en faudrait une trop grande quantité. On ne peut pas non plus avoir recours au sucre, parce que le liquide aqueux, ordinairement prédominant dans les potions, s'en empare, et laisse ainsi la résine libre. Il faut triturer d'abord la résine avec un peu de jaune d'œuf, jusqu'à ce qu'il se soit formé un mélange si parfait, qu'on ne puisse apercevoir aucun point résineux; on ajoute ensuite, et peu à peu, les liquides indiqués dans la formule. On a conseillé de triturer la résine avec du mucilage de gomme adragant; mais cela ne peut être avantageux qu'en triturant d'avance la résine avec une très- petite quantité d'huile d'amandes douces; dans tous les cas, la potion est trouble, opaque, jaunâtre par le jaune d'œuf, et blanchâtre par la gomme.

Il n'est pas moins difficile d'unir les teintures aux potions aqueuses. L'alcool s'unissant à l'eau, la résine se précipite en grumeaux de grosseur très-variable, qui restent suspendus dans le liquide, ce qui peut donner lieu à de grands inconvéniens pour l'usage du médicament, puisqu'il peut arriver ainsi que le malade prenne en une seule fois plus de substance active, qu'il n'en doit prendre en plusieurs. Il faut chercher à enchaîner la teinture par un corps onctueux, visqueux, comme les sirops de sucre et de miel, les huiles, mais mieux encore par le mucilage ou le jaune d'œuf.

Il faut toujours commencer par agiter fortement, dans une bouteille ou dans un mortier, la teinture avec l'un des corps cités ; ce n'est qu'ensuite qu'on ajoute les autres objets de la potion ; alors il peut bien arriver que la teinture se précipite encore, mais toujours moins fortement, et d'une manière plus égale, de sorte que la résine se trouve également répartie, chacune de ses molécules se trouve isolée, séparée de sa voisine, mais retenue en suspension par le corps onctueux, qui a servi d'intermède; ce qui n'entraîne plus à des inconvéniens pour l'administration du composé.

Le *camphre* ne s'unit pas mieux que les résines aux liquides aqueux, c'est ce qui oblige à le traiter aussi par intermède; on prend encore le jaune d'œuf de préférence à l'alcool, pour les raisons déjà dites; il suffit ordinairement du quart d'un jaune d'œuf pour quelques grains de camphre.

Le *musc* et la *vanille* ne se donnent jamais seuls, on les réunit de préférence à des poudres; mais il faut d'avance les triturer avec trois ou quatre fois autant de sucre; il en faut encore une quantité beaucoup plus grande, quand on doit ensuite délayer la masse dans de l'eau pour l'usage.

Les *huiles* s'unissent assez bien aux sirops, mais il est mieux de commencer par triturer l'huile avec du mucilage de gomme adragant.

La difficulté de réunir les corps dans les composés ne s'augmente point, comme on pourrait le croire, en raison du grand nombre des composans, car quel que soit ce nombre, on n'y considère toujours que quatre choses, auxquelles peuvent être rapportées indistinctement toutes les substances.

Ainsi dans les formules les plus compliquées, on distingue :

1.° La *base*.
2.° L'*adjuvant*.
3.° Le *correctif*.
4.° L'*excipient*.

De la base.

C'est le médicament sur lequel on compte le plus, relativement à ceux qui l'accompagnent : ainsi soit donné le composé suivant :

Emétique, trois grains.
Sulfate de *soude*, quatre gros.
Eau de rivière, huit onces.
Sirop de *capillaire*, une once.

Pour potion vomitive, à prendre en trois fois d'heure en heure, se réservant de ne prendre la dernière potion, que si les deux premières n'ont point produit des évacuations suffisantes.

Dans cette formule, il est aisé de voir que c'est l'émétique sur lequel on compte davantage.

Autre exemple.

Prenez : sirop de *sucre*, une once.
Extrait muqueux d'*opium*, deux grains.
Eau de *laitue*, deux onces.
— de fleurs d'*oranger*, un gros.

Faites potion calmante, à prendre par cuillerée à bouche, d'heure en heure, dans la nuit jusqu'au sommeil.

Cette formule est telle, qu'on y reconnaît facilement le médicament principal qui doit prendre le nom de *base*.

Il n'est point toujours aussi facile d'en faire la distinction, c'est qu'alors on peut confondre la base avec d'autres corps : nous verrons bientôt comment on peut déterminer la juste valeur de chacun.

De l'adjuvant ou accessoire.

C'est le corps qui ajoute à l'action de la base.

Il ne suffit point toujours d'un seul corps pour produire un effet désiré, c'est l'expérience qui nous apprend que les purgatifs, les antispasmodiques, les emménagogues, réussissent mieux, quand on en réunit plusieurs ensemble, plutôt que de les donner chacun séparément, dût-on en augmenter beaucoup la dose.

Mais dans ces réunions, il est rare qu'il n'y ait point

un corps prédominant, lequel prenant le titre de *base*, ne laisse aux autres que le rôle d'accessoire.

Voyons quelques exemples.

1. Prenez : *manne*, deux onces.
Séné mondé, un gros.
Eau de rivière, six onces.
Esprit de *citron*, dix gouttes.
Faites, selon l'art, une solution purgative à prendre en une seule dose.

Il est incontestable que dans ce composé, la manne est la base; le séné n'est que l'adjuvant.

2. Prenez : eau distillée de *tilleul*, deux onces.
— de fleurs d'*oranger* double, deux gros.
Sirop d'*œillet*, demi-once.
Ether sulfurique, un gros.
Faites potion, à prendre par cuillerées d'heure en heure.

Ici, c'est l'éther qui est la base; l'eau aromatique est l'accessoire.

3. Prenez : sirop de *pivoine*, demi-once.
Eau de *menthe* simple, une once.
Teinture de *safran*, vingt gouttes.
Huile essentielle de *sabine*, six gouttes.
Cette potion, qui est très-forte, agit surtout par son huile de sabine; le safran n'y est qu'accessoire.

Mais on peut prévoir qu'en changeant les quantités des substances, on pourra faire à volonté que la même soit tour-à-tour base ou adjuvant.

Ainsi, en prenant les trois exemples ci-dessus, je n'aurai pas besoin de varier les médicamens choisis, il suffira d'en changer les proportions, comme ci-après.

1. Prenez : *manne*, demi-once.

Séné, six gros.

Eau, six onces.

Esprit de *citron*, dix gouttes.

Ici, c'est le séné qui est devenu base; la manne est seulement adjuvant.

2. Prenez : eau distillée de *tilleul*. } de chaque,
— de *fleurs d'oranger* double. } deux onces.

Sirop d'*œillet*, demi-once.

Ether sulfurique, dix gouttes.

C'est l'eau de fleurs d'oranger qui est la base; l'éther n'est qu'accessoire.

3. Prenez : sirop de *pivoine*, demi-once.

Eau de *menthe* simple, une once.

Teinture de *safran*, deux gros.

Huile essentielle de *sabine*, une goutte.

On voit encore quels sont ici les changemens produits.

Du correctif.

C'est le corps qui corrige, atténue, affaiblit une ou plusieurs des propriétés de la base. On peut avoir en vue dans ce cas : 1° d'affaiblir ou de masquer l'odeur et la saveur des corps; 2° d'en diminuer ou d'en ralentir l'action.

Le premier point a été traité à l'occasion des intermèdes; il devra nous suffire de citer ici deux exemples.

1. Prenez : racine de *gentiane*, une once.
— de *bardane*, demi-once.

Faites bouillir pendant un quart-d'heure dans,
eau, deux livres.

Passez et ajoutez,
sirop de *sucre*, deux onces.

Ici le sirop ne doit produire aucune action médicamenteuse, il n'est que correctif de la saveur.

2. Prenez : *séné mondé*, quatre gros.
Racine de *polypode*, une once.
Eau, deux livres.
Cerfeuil, une poignée.

Faites, selon l'art, tisane purgative à prendre en quatre verres, de trois en trois heures dans le jour.

Dans ce composé, le cerfeuil est le correctif de l'odeur du séné.

Nous avons maintenant à signaler l'emploi du correctif dans l'intention de diminuer ou de modifier l'action de la base.

En effet, il est bien reconnu que la propriété vomitive des préparations scillitiques est beaucoup tempérée par l'addition d'une très-petite quantité d'opium. De même, on annulle ou on diminue l'action de l'opium sur la circulation, en y joignant des acides végétaux. On sait encore que le symarouba, le raisin d'ours, si souvent employés pour arrêter des dévoiemens, ont une très-grande action sur l'estomac et qu'ils provoquent le vomissement ; mais cette action est beaucoup moins à craindre, si on unit ces substances à des corps muqueux, dont cependant l'usage pourrait être alors contradictoire. Ainsi on fait bouillir ces astringens dans une eau de riz, de consoude ou de guimauve, etc.

De l'excipient.

C'est le corps qui reçoit tous les autres; il est supposé sans action, mais il se peut qu'il en ait une, et alors elle doit être analogue et inférieure à celle de la base.

Si l'*excipient* est solide ou pulvérulent, il conserve cette dénomination. Quand il est mou, il prend le nom de *véhicule;* et s'il est liquide, on l'appelle *menstrue.*

Voici des exemples.

1. Prenez : baume de *soufre* simple, un gros.

Teinture de *musc*, vingt gouttes.

Sucre, demi-once.

Poudre de *réglisse*,

quantité suffisante pour faire une masse pilulaire à diviser en soixante-douze parties.

Dans ce composé, qui est stimulant et antipsorique, c'est la poudre de réglisse qui est excipient; le baume de soufre est la base, le musc l'accessoire, et le sucre le correctif.

2. Prenez : foie de *soufre*, un gros.

Muriate de *soude*, vingt grains.

Essence d'*anis*, deux gouttes.

Axonge, deux onces.

Faites pommade pour être employée en friction.

Ici l'axonge est le véhicule qui reçoit les autres corps.

3. Prenez : *quinquina* gris, une once.

Faites bouillir pendant vingt minutes dans,

eau de rivière, une livre.

Passez et ajoutez,

eau-de-vie camphrée, deux gros.

Alcool sulfurique, demi-gros.

Pour fomentation antiseptique.

Il est aisè de voir que l'eau, sous le nom de menstrue, ne sert qu'à recevoir et à fixer les autres corps.

Une formule peut être bien faite sans offrir la réunion des quatre parties que nous venons d'étudier; il peut arriver que l'une de ces parties n'étant point utile, il devient superflu, même nuisible de l'y placer.

On conçoit que la base doit toujours exister, à moins que sa nullité ne vienne de ce qu'on l'ordonne seule, comme il suit.

Baume de copahu, quatre gros.

Mais dans tous les cas où deux corps sont indiqués, peut-on distinguer la base par rapport au corps qui l'accompagne? cela n'existe pas toujours: exemple:

Prenez: sirop de *gentiane*. . . . } de chaque,
— de *quinquina*. . . } une once.

Il est difficile d'assurer lequel de ces deux corps est base relativement à l'autre.

Il se peut même que cet embarras se présente dans une réunion plus grande. Ainsi:

Prenez: poudre de *cannelle* fine, un gros.
— de *rhubarbe* de Chine. } de chaque,
— de racine de *colombo*. } demi-gros.

L'*adjuvant* peut devenir inutile dans une formule, comme on l'a pu voir dans les dernières indiquées.

En voici d'autres exemples.

1. Prenez : *manne* en larmes, deux onces.
Faites fondre dans,
eau, quatre onces.
Passez et ajoutez,
eau de *fleurs d'oranger*, deux gros.

2. Prenez ; *semen contra* pulvérisé, un gros.
Faites électuaire avec,
sirop de *sucre*, quantité suffisante.

Le correctif est plus souvent nécessaire, mais il n'est pas rare qu'on puisse s'en passer.

Ainsi :

1. Prenez : feuilles d'*aigremoine*, une pincée.
Faites infuser dans,
eau de rivière, quatre onces.
Passez et ajoutez,
miel rosat, une once.
Pour gargarisme.

2. Prenez : sirop de *coings*, une once.
Eau distillée d'*ortie*, deux onces.
Acide tartareux, demi-gros.
Faites potion astringente.

3. Prenez : *camphre*, un gros.
Axonge, une once.
Faites pommade pour frictions.

Enfin, il se peut qu'on puisse encore se passer de l'excipient ; c'est lorsque les substances recherchées s'unissent bien ensemble, et qu'on peut les employer sous la forme qui leur est propre : voici des exemples.

1. Prenez poudre de *digitale* pourprée, un gros.
— de *scille*. . . } de chaque,
— de *cloportes*. . } demi-gros.

Mêlez, pour en faire des prises du poids de six grains.

2. Prenez : onguent d'*arcœus*. . } de chaque,
— *blanc rhasis*. } un gros.

Mêlez et ajoutez,
laudanum liquide, vingt gouttes.

3. Prenez : liqueur de *Wanswieten*, six onces.
Eau-de-vie camphrée, quatre gros.
— de *rose*, une once et demie.
Mêlez pour employer en injection.

C'est par l'ensemble des exemples cités qu'on peut voir combien peuvent varier les formules, par rapport aux parties qui les constituent.

Maintenant nous avons à démontrer que dans des formules très-compliquées, on doit toujours s'attendre à ne trouver que les quatre membres déjà indiqués, seulement, chacun peut être représenté par l'ensemble de plusieurs corps : ainsi :

1. Prenez : *aloès* succotrin, un gros.
Myrrhe, quatre gros.
Safran gâtinois, deux gros.
Agaric blanc, six gros.
Racine de *colombo*, quatre onces.
Concassez grossièrement toutes ces substances, et laissez macérer pendant plusieurs jours dans,
alcool à 30°, quatre livres.
Filtrez et ajoutez,
teinture de *gentiane*, une once.

Sirop de *sucre*, une livre.

Pour avoir une espèce de liqueur cordiale, stomachique, fortifiante, à prendre à la dose d'une cuillerée à café après le repas.

2. Prenez : poudre de *centaurée*. } de chaque,
— de *quinquina*. } un gros.

Extrait d'*ellébore*, dix grains.
— de *jusquiame*, demi-gros.
— d'*opium*, six grains.

Faites du tout une masse pilulaire avec, sirop de *coings*, quantité suffisante.

Divisez ensuite en soixante-douze pilules.

3. Prenez : sirop de *pivoine*, une once.

Teinture de *musc*, demi-gros.
— d'*assafœtida*, dix gouttes.
— de *vanille*, six gouttes.

Eau spiritueuse de *mélisse*, demi-once.
— de *tilleul*, deux onces.
— de fleurs d'*oranger*, deux gros.

Faites potion, à prendre par cuillerées.

Dans ces trois formules très-compliquées, il devient difficile de distinguer un seul corps comme base unique, mais on peut en réunir plusieurs formant une base multipliée.

On conçoit qu'il peut en être ainsi pour l'adjuvant, le correctif et l'excipient; de même, on prévoit que dans les composés de trente ou cinquante substances, on peut également isoler sous le titre de *base*, les médicamens dont l'action est plus notable, et lesquels surtout sont ordonnés en quantité suffisante, pour produire des effets très-marqués.

Si, dans la formation des formules, on doit en

général éviter les décompositions réciproques des corps, il peut aussi se présenter des cas où cette décomposition est nécessaire.

Ainsi quand on ordonne d'unir de l'émétique au quinquina dans l'*opiat* dit *fébrifuge* de Desbois de Rochefort, on doit s'attendre au changement d'action de ce sel métallique; il est décomposé par le tanin du quinquina; il en résulte, non une action vomitive, comme on pourrait le croire, mais seulement diaphorétique, et propre à troubler la périodicité des accès de fièvre.

Quand on conseille l'eau blanche *dite* végéto-minérale ou de Goulard, on compte que l'extrait de saturne (*acétate de plomb*) sera décomposé par l'eau employée; c'est pourquoi celle-ci étant pure, on y ajoute à dessein quelques grains de sulfate de soude ou de magnésie.

On recherche encore la décomposition du carbonate de potasse par le vinaigre ou le suc de citron, quand on ordonne la potion de Rivière, etc., etc.

Voyons actuellement ce qui est relatif à la manière d'écrire les formules.

Toute formule bien faite doit indiquer le nom et la quantité ou dose des substances; de plus, la préparation et l'administration du médicament.

On doit écrire la formule dans la langue du pays qu'on habite, ou, s'il en est autrement, il faut s'assurer qu'on peut être entendu de la personne qui doit préparer le composé.

On peut, sans changer le langage, se servir des synonymies admises. Ainsi, au lieu d'*émétique*, on peut écrire *tartre stibié*, ou *tartrate antimonié de potasse*. On écrit *racine de Brésil* au lieu *d'ipécacuanha*; *écorce du Pérou* pour *quinquina*, etc.

Dans tous les cas, on doit écrire en toutes lettres, car les abréviations peuvent donner lieu à des erreurs.

Si le médicament peut exister sous plusieurs états, il faut indiquer celui qu'on doit employer; ainsi on écrit,

Extrait de ciguë de Stork.
Sirop de quinquina au vin.
Rhubarbe de Chine.
Gomme arabique en poudre.
Seconde écorce de sureau.
Feuilles vertes d'absinthe.
Racine séche de bardane.
Acide ou *alcool*, à tel ou tel degré, etc.

Il est d'usage, et c'est très-bien, de faire précéder la formule d'un titre qui en fait la valeur; ainsi :

Potion calmante.

— *Gargarisme.*

On met aussi en marge de la première ligne, le mot *prenez*, ou seulement la lettre *P*; par ce moyen, on forme la tête de la formule, et on rend nul ce que la négligence ou la malveillance pourraient laisser écrit au-dessus du premier médicament indiqué; ainsi:

Potion astringente.

Prenez ; feuilles de *ronces*, deux gros.
Faites bouillir pendant dix minutes dans,
eau de rivière, huit onces.
Passez et ajoutez,
sirop *tartareux*; une once.

On s'est beaucoup occupé de désigner l'ordre dans lequel devraient être inscrits les corps composant les formules. Il n'y a rien de bien précis à cet égard ; on a voulu mettre en tête les matières les plus actives, plus importantes ; ainsi, d'abord tout ce qui peut prendre le nom de base ; ensuite, ce qui peut constituer l'adjuvant, puis le correctif, en terminant par l'excipient. On a aussi voulu ranger les corps, par rapport à la nécessité de prendre les uns avant les autres pour la formation des composés ; mais il n'y a point de raisons assez valables pour s'appliquer à ces sortes de classifications, et si l'on doit opter, il me paraît que ce doit être en faveur de la première considération, en laissant au pharmacien le soin de déterminer l'ordre dans lequel doivent être prises les substances pour être simplement réunies ou combinées ensemble.

Quand plusieurs substances sont indiquées à la même dose, on les réunit à droite par une accolade après laquelle on doit écrire ; *de chaque*, *telle quantité*. Souvent on remplace ces mots par celui *ana*, qu'on représente encore par *aa*.

On trouve toutes ces variations dans l'exemple suivant.

Pilules emménagogues.

Prenez : *assafœtida*. . . . . . . } de chaque,
Myrrhe. . . . . } demi-gros.

Safran, douze grains.

Teinture de *cannelle*. . . . . . } *ana*,
— d'*absinthe*. . . . . . } dix gouttes.

Poudre de *valériane*. . . . . . } *aa*,
— de *pivoine*. . . . . . } un gros.

Sirop d'*armoise*, quantité suffisante.

Pour faire une masse pilulaire.

Quand il n'y a qu'une manière avouée de préparer les composés, on n'a pas besoin de la rappeler dans la formule, on se borne à terminer celle-ci par ces mots, *faites selon l'art*, qu'il suffit de signaler par ces lettres initiales, *f. s. l.*

Quand au contraire il existe plusieurs manières connues de préparer un composé, le médecin doit indiquer la marche préférable à suivre.

Il n'est pas toujours besoin d'indiquer le mode d'administration, c'est au médecin à décider quand cela devient nécessaire; alors il écrit au bas de la formule, *à prendre par cuillerées d'heure en heure*, ou bien, *en une*, *deux* ou *quatre fois dans le jour*, etc. On dit en parlant des grandes solutions, *pour boisson ordinaire*, *pour lavement*, etc.

Lorsque la nature du médicament le permet, il est bien de mettre au bas de la formule *le nom du malade*, pour éviter les méprises.

Si on écrit plusieurs formules sur une même feuille de papier, il faut les séparer par un *trait* ou par un *titre approprié*.

On doit toujours signer la formule ou la feuille qui en porte plusieurs.

En écrivant les formules, il ne faut ordonner le médicament que dans une quantité relative au temps pendant lequel il peut se conserver en bon état; ce qui suppose une grande connaissance des composés qu'on ordonne.

De la dose des médicamens.

On entend par dose, la quantité de médicamens qu'on fait prendre en une seule fois; et, selon que le cas l'exige, on renouvelle la dose plusieurs fois le jour.

On fait varier la dose des médicamens,

1° *par rapport à l'action des substances.*

Ainsi on a d'abord recours à des doses très-petites pour les augmenter au besoin.

2° *Gravité de la maladie.*

Elle oblige souvent à donner plus promptement un corps très-actif à dose très-forte, comme dans le cas d'apoplexie, d'asphyxie, d'empoisonnement, etc.

3° *Sensibilité des sujets.* Pour en apprécier l'importance, il suffit de savoir qu'*un demi-grain d'émétique* peut produire de nombreux vomissemens, tandis que *trois* ou *quatre grains* sont souvent sans action. Il en est de même dans l'usage de l'*opium*, des *stimulans*, des *antispamodiques*, etc.

4° Enfin, *pour ce qui tient à la volonté des malades :* on est souvent obligé de diviser et subdiviser la dose des médicamens, soit que le goût en soit très-désagréable, soit que le malade ne veuille prendre qu'avec réserve un médicament, dont il redoute avec, ou sans raison, la trop grande activité.

On s'est beaucoup occupé de savoir en quelles proprotions les corps doivent entrer dans les composés; il est impossible de rien préciser à cet égard; il suffit de connaître qu'un composé ne doit être administré qu'en raison des corps qui en font la base. Or, celle-ci étant bien appréciée, on ne sera point embarrassé d'indiquer en quelle quantité le médicament devra être pris. Ainsi soient données les substances suivantes, comme devant constituer des pilules purgatives.

Aloès succotrin.

Rhubarbe.

Savon blanc.

Il dépend de celui qui ordonne, de fixer les quantités relatives de ces corps ; mais quelles quelles soient, il ne pourra toujours faire prendre au malade qu'une certaine portion de la substance active (*aloès*), qu'on peut regarder comme base.

Ce sera, par exemple, *deux grains;* quant à la *rhubarbe*, on peut en faire prendre davantage. Ainsi nous supposons *quatre grains :* le *savon* blanc sera pris en quantité suffisante, pour donner au tout une consistance pilulaire.

Il ne reste donc plus que de savoir pour combien de temps on fera préparer de ces pilules. Admettons que c'est pour huit jours, et la formule va se trouver faite; car *huit fois deux grains* d'*aloès* et *huit fois quatre grains* de *rhubarbe* donnent :

Aloès succotrin, seize grains.

Rhubarbe de Chine, trente-deux grains.

Savon blanc, quantité suffisante pour faire une masse molle à diviser en pilules.

Nous savons déjà qu'on peut varier le nombre de ces pilules, se réservant d'en faire prendre plus ou moins, selon la quantité des parties actives qu'elles devront contenir.

D'après notre calcul ci-dessus, il pourrait suffire de diviser la masse en huit parties, pour avoir dans chacune *deux grains* d'*aloès* et *quatre* de *rhubarbe ;* mais devant s'y trouver encore quelques *grains* de *savon*, il en devra résulter une pilule très-grosse; et en raison de cela on peut recommander d'en faire un plus grand nombre, comme seize, trente-deux, etc., pour les avoir plus petites, préférant alors en administrer deux ou quatre, au lieu d'une, dans le même temps.

Si au lieu de régler, comme nous venons de l'indiquer, les quantités relatives des substances dans les composés, on se trouve être obligé d'utiliser des composés déjà existans; on n'a égard qu'à la base, quelle soit simple ou multiple, pour préciser la portion du médicament à employer dans un temps donné; ainsi soit la potion suivante.

Prenez : eau de *laitue*, trois onces.

Sirop d'*œillet*, une once.

Extrait muqueux d'*opium*, deux grains.

Eau de *fleurs d'oranger*, un gros.

Si on ne veut administrer qu'un *demi-grain* d'*opium*, on prescrit de prendre le quart de la masse, et on augmente celle-ci autant qu'on veut augmenter l'autre.

Enfin, nous dirons que devant composer une formule, il faut toujours remonter à la connaissance des parties qui doivent la former, ce qui donne la dose de chacune prise séparément, pour produire un effet voulu. Or, cette dose étant connue, on conçoit que trois corps se trouvant réunis ensemble à leur dose respective, on ne devra point donner la masse en une seule fois. Ainsi, étant admis que *quatre onces* de *manne* peuvent suffire pour purger, qu'*une once* de *sulfate* de *magnésie* est dans le même cas, et que *deux onces* de *sirop* de *nerprun* produisent le même effet, on aurait grand tort de ne faire qu'un tout de ces trois choses. On aurait ainsi trois médecines en une, ou bien si on les réunissait, il faudrait que ce fût pour être prises en trois doses à de grandes distances l'une de l'autre; toutefois qu'on aurait reconnu la nécessité de purger aussi fréquemment, et encore serait-il mieux de faire à chaque époque une nouvelle médecine. Alors, prenant environ le *tiers* de chaque objet, on aurait une formule plus convenable, comme il suit.

Manne en larmes, une once et demie.

Sulfate de *magnésie*, trois gros.

Sirop de *nerprun*, six gros.

Eau simple, quatre onces.

Faites selon l'art.

Ces principes que nous venons d'exposer s'appliquent aux composés les plus compliqués; nous croyons inutile de multiplier les exemples.

Nous pourrions terminer ici notre travail, laissant à chacun le soin de s'exercer à former des séries de formules, comme points de départ pour arriver à la formation de toutes celles que la pratique médicale pourrait rendre nécessaires par la suite; mais il nous a paru convenable de consigner à la fin de ce cours, un recueil de recettes accréditées et rangées par séries, rappelant les différentes formes sous lesquelles on peut administrer les mêmes corps.

Comme on peut multiplier à l'infini les formules d'un même genre, il a fallu nous créer des bornes; nous les avons prises dans l'usage plus répandu des produits.

Toutes les formules données dans notre *Art de formuler* ne sont que des exemples relatifs au précepte qui les précède. Celles qui vont être offertes ont seulement pour objet leur utilité en médecine; elles peuvent toutes servir dans des cas choisis.

RECUEIL
DE FORMULES MAGISTRALES,

Pouvant toutes servir dans des cas choisis.

FORMULES D'ESPÈCES.

Espèces amères.

N° I.

Prenez : som. de petite *centaurée*. . . .
Fleurs de *camomille* romaine. . . .
Feuilles de *chamœdris*. . . .
} de chaque, poids égal.

Coupez menu et mêlez, pour employer en infusion, deux à quatre gros par pinte d'eau.

N° II.

Prenez : grande *absinthe* séche, un gros.
Fleurs de *houblon*, deux gros.
Chamœpytis, quatre gros.
Coupez et mêlez pour employer comme dessus.

Espèces antiscorbutiques.

N° I.

Prenez : racine de *raifort* séche, quatre onces.
— d'*oseille*. . . .
— de *bardane*. . . .
} de chaque, deux onces.

Coupez ponr avoir un mélange exact ; employez en légère décoction, à la dose d'une à deux onces par pinte d'eau.

N° II.

Prenez : racine de *patience*. . . .
— d'*aunée*. . . .
— de *raifort*. . . .
} de chaque, trois onces.

Coupez, mêlez et employez comme dessus.

Espèce sudorifique.

Prenez : racine de *squine*. . . .	de chaque, une once.
— de *salsepareille*. .	

Coupez très-menu ; ajoutez râpure de *gayac*, deux onces.

Mêlez exactement pour l'usage.

C'est à tort qu'on y joint quelquefois le *sassafras* ou le *santal citrin* ; ces substances ne demandant que l'infusion, doivent être conservées à part pour être traitées, comme il a été dit en parlant des tisanes composées.

Espèces astringentes.

N° I.

Prenez : racine de *bistorte*. . .	de chaque, deux onces.
— de *tormentille*. . .	

Ecorce de *grenade*, une once.

Coupez et mêlez.

Dose d'une once par pinte d'eau.

N° II.

Prenez : feuill. séches de *pervenche*.	de chaque, une once.
— de *ronces*. . .	
— d'*aigremoine*. .	
— de *scolopendre*.	
— de *raisin d'ours*.	

Coupez et mêlez.

On peut s'en servir en légère décoction, ou forte infusion : deux à quatre gros par pinte.

Espèces aromatiques.

N° I.

Prenez : feuilles de *laurier*. . .	de chaque, quatre onces.
— de *basilic*. . .	
Sommités de *marjolaine*. . . .	
— d'*origan*.	

Coupez et mêlez.

N° II.

Prenez : feuilles de *romarin*. . .	de chaque, deux onces.
— de grande *sauge*. .	
— de *menthe* sauvage.	de chaque, une once.
— de *mélisse*. . . .	
— de *calament*. . .	
— d'*ache*.	

Coupez et mêlez.

Espèces antispasmodiques.

N° I.

Prenez : feuilles d'*oranger*. . . .	de chaque, poids égal.
Fleurs de *tilleul*.	
— d'*arnica*.	

Coupez menu.

On ne s'en sert qu'en infusion : une pincée pour un verre d'eau.

N° II.

Prenez : fleurs sèches d'*oranger*, une once.
— de *muguet*, quatre gros.
— de *lavande*, deux onces.
— d'*œillet*, deux gros.

Mêlez et employez comme dessus.

N° III.

Prenez : racine de *pivoine*, deux onces.

Racine de *valériane*, quatre onces.

— d'*arnica*, une once.

Coupez menu et mêlez, pour n'employer qu'en infusion ou très-légère décoction.

Espèce diaphorétique.

Prenez : *serpentaire* de Virginie, une once.

Feuilles de *scordium*.	de chaque, deux onces.
Fleur de *sureau*.	

Coupez très-menu et mêlez, pour employer en infusion : dose de quatre à six gros par pinte d'eau.

Espèces apéritives.

N° I.

Prenez : racine de *chiendent*. . .	de chaque, poids égal.
— de *chardon béni*. .	
— de *persil*. . . .	
— de *petit houx*. . .	

Coupez et mêlez.

On peut soumettre ce mélange à l'ébullition, quoique plusieurs de ces substances soient odorantes : la dose est d'une à deux onces par pinte.

N° II.

Prenez : racine de *fraisier*, deux onces.

— de *scabieuse*. . .	de chaque, une once.
— d'*oseille*. . . .	

Baies de *genièvre*, quatre onces.

Coupez les racines menues ; écrasez grossièrement le genièvre et mêlez pour l'usage.

Une à deux onces par pinte.

N° III.

Prenez : semence d'*aneth*. . . .	de chaque, une once.
— d'*angélique*. .	

Semence d'*anis*.	de chaque,
— de *daucus*.	une once.

Mêlez, pour servir en infusion, d'un à quatre gros, pour une pinte d'eau.

Espèces pectorales.

N° I.

Prenez : fleurs de *mauve*. . . .	
— de *guimauve*. . .	de chaque,
— de *pied de chat*. .	poids égal.
— de *coquelicot*. . .	

Mêlez pour l'usage, une pincée par pinte d'infusion.

N° II.

Prenez : fleurs de *violettes*. . .	
— de *tussilage*. . .	
— de *molène*. . .	de chaque,
— de *bourrache*. . .	poids égal.
— d'*ortie* blanche. .	

Mêlez et employez comme dessus.

N° III.

Prenez : *capillaire* du Canada. .	de chaque,
Lierre terrestre.	une once.
Véronique.	

Coupez et mêlez : même usage.

Espèce béchique.

Prenez : *figues* grasses, quatre onces.
Dattes, deux onces.
Jujubes, une once.

Otez les noyaux des dattes et des jujubes; coupez ensuite ces fruits ainsi que les figues en petits fragmens pour avoir un mélange exact. On en peut mettre une à deux onces par pinte de décoction.

Espèces résolutives.

N° I.

Prenez : tiges de *douce amère*, quatre onces.
Racine de *saponaire*, deux onces.

— de *houblon*.	de chaque, une once.
Écorce d'*orme* pyramidal. . .	

Coupez et mêlez ; dose d'une à deux onces par pinte.

N° II.

Prenez : feuilles de *saponaire*. . .	de chaque, une once.
— de *scordium*. . .	
Seconde écorce de *sureau*. . . .	

Coupez et mêlez : dose de quatre à six gros par pinte d'infusion.

Espèces émollientes.

N° I.

Prenez : racines de *guimauve*. . .	de chaque, poids égal.
— de *mauve*. . .	
— de *consoude*. . .	

Coupez menu : une à deux onces par pinte.

N° II.

Prenez : feuilles de *poirée*.	de chaque, poids égal.
— de *bardane*. . .	
— de *mauve*. . . .	
— de *guimauve*. . .	
— de *violier*. . . .	

Coupez et mêlez.

Espèces vermifuges.

N° I.

Prenez : *tanaisie*, deux onces.
Absinthe, une once.

Camomille, deux gros.

Coupez très-menu : dose d'une pincée pour un verre d'eau.

N° II.

Prenez : *matricaire*. . . . . } de chaque,
Soldanelle. . . . . } deux onces.

Mousse de Corse, quatre onces.

Gratiole, une once.

Coupez et mêlez : usez comme dessus.

N° III.

Prenez : *semen contra*, une once.

Coraline blanche, deux onces.

Fleurs de *camomille* romaine, deux onces.

Coupez très-menu les dernières substances pour mêler au *semen contra*.

La dose est d'un à quatre gros sur une livre d'infusion.

FORMULES DE POUDRES COMPOSÉES.

Poudres purgatives.

N° I.

Prenez : *jalap*, quarante-huit grains.

Rhubarbe pulvérisée, vingt-quatre grains.

Sucre blanc, un gros.

Mêlez, pour prendre en une seule dose dans un liquide convenable.

N° II.

Prenez : *rhubarbe*, un gros.

Résine de *jalap*, douze grains.

Sucre, deux gros.

Triturez dabord la résine avec le sucre, ajoutez ensuite la rhubarbe; employez comme dessus.

N° III.

Prenez : *scammonée* d'Alep, dix huit grains.

Aloès succotrin, huit grains.

Sucre, deux gros.

Opérez comme pour la dernière poudre.

N° IV.

Prenez : poudre de *Guttète*, dix-huit grains.

Scammonée d'Alep, un gros.

Safran, douze grains.

Jalap, deux gros.

Mêlez et divisez en six prises, pour en faire prendre une tous les jours, ou tous les deux jours, dans l'ascite, l'anasarque, et aussi dans le traitement contre le tœnia.

Cette poudre doit être délayée dans un liquide muqueux et sucré.

Poudres astringentes.

N° I.

Prenez : écorce de *simarouba*, un gros.

— de *tamarisc*, deux gros.

Roses rouges, trois gros.

Mêlez, pour prendre de quelques grains à un gros par jour.

N° II.

Prenez : *cachou* pulvérisé, deux gros.

Rhubarbe, un gros.

Cascarille, demi-gros.

Mêlez et donnez comme dessus.

N° III.

Prenez : *sang de dragon*, deux gros.
Bol d'Arménie, un gros.
Alun de roche, demi-gros.
Mêlez et donnez par prises de quatre à douze grains plusieurs fois dans le jour.

Poudres toniques.

N° I.

Prenez : *cannelle* de Chine. . . } de chaque,
Racine de *colombo*. . . . . . } trois gros.
— de *quasiamara*, un gros.
Mêlez et donnez par jour de quatre à douze grains.

N° II.

Prenez : *quinquina* rouge, six gros.
Rhubarbe de Chine, un gros.
Sucre, une once.
Mêlez et donnez par prises de vingt grains, deux ou trois fois le jour.

N° III.

Prenez : *gentiane* pulvérisée, deux gros.
Extrait sec de *quinquina*, un gros.
Cannelle, demi-gros.
Mêlez et donnez comme dessus.

N° IV.

Prenez : *éthyops* martial, un gros.
Aloès succotrin, douze grains.
Safran pulvérisé, demi-gros.
Sucre blanc, deux gros.
Mêlez et donnez par jour une seule prise de dix à vingt grains.

Poudres vermifuges.

N° I.

Prenez : *mercure* doux, vingt grains.

Mousse de Corse, deux gros.

Sucre blanc, un gros.

Mêlez et donnez par prises de vingt grains, deux à trois fois le jour.

N° II.

Prenez : *semen contra* pulvérisé, un gros.

Centaurée pulvérisée, deux gros.

Jalap, demi-gros.

Mêlez, pour donner par prise d'un gros, une seule fois le jour, le matin à jeun.

N° III.

Prenez : racine de *fougère* mâle, une once.

Cévadille, deux gros.

Coraline blanche, six gros.

Mêlez, pour faire prendre par prises de douze à vingt grains, deux ou quatre fois par jour.

Poudres sternutatoires.

N° I.

Prenez : poudre de *marjolaine*. . . } de chaque, poids égal.
— de *muguet*. . . .
de *cabaret*. . . .
de *bétoine*. . . .

Mêlez : on en prend par prises comme du tabac.

N° II.

Tabac ordinaire, un gros.

Ellébore blanc, douze grains.

Mêlez comme dessus.

Poudres antiépileptiques.

N° I.

Prenez : racine d'*aunée*. . . . . } de chaque,
— de *pivoine*. . . . } un gros.

Camphre, demi-gros.

Mêlez et donnez en plusieurs prises dans le jour.

N° II.

Prenez : *serpentaire* de Virginie, une once.

Valériane, quatre gros.

Castoréum, dix-huit grains.

Mêlez pour huit prises à prendre en huit jours.

Poudres emménagogues.

N° I.

Prenez : *safran* pulvérisé, deux gros.

Assafœtida, un gros.

Sucre blanc, quatre gros.

Mêlez pour douze prises qu'on fera prendre en plusieurs jours.

N° II.

Prenez : *aristoloche* ronde, deux gros.

Gomme ammoniaque, un gros.

Myrrhe, demi-gros.

Mêlez pour douze prises.

N° III.

Prenez : *calamus aromaticus*, deux gros.

Vanille. . . . . } de chaque,
Safran . . . . } douze grains.

Ethiops martial, deux gros.

Mêlez et divisez en six prises.

Poudres vomitives.

N° I.

Prenez : *ipécacuanha*, vingt-quatre grains.

Emétique, demi-grain.

Sucre, un gros.

Mêlez et faites prendre en deux doses.

N° II.

Prenez : *émétique*, deux grains.

Ipécacuanha, douze grains.

Sucre, deux gros.

Mêlez et donnez en trois doses, d'heure en heure, en se réservant de ne donner la dernière que si les deux autres n'ont point produit assez d'effet.

Poudre béchique vulnéraire.

Prenez : baume de *tolu*, deux onces.

Sucre blanc, quatre onces.

Cannelle, demi-gros.

Mêlez et divisez en vingt-quatre prises, pour faire prendre une par jour.

Poudres dites *collyres secs*.

N° I.

Prenez : *sucre candi* pulvérisé, un gros.

Iris de Florence, demi-gros.

Mêlez et en soufflez par petites portions dans l'œil, à l'aide d'un tuyau de plume.

N° II.

Prenez : *tuthie* pulvérisée. . . . } de chaque,
Sucre candi blanc. . . . . } un gros.

Mêlez.

N.° III.

Prenez : sulfate de *zinc*, douze grains.

Iris de Florence, vingt grains.

Sucre candi, trente grains.

Mêlez.

N° IV.

Prenez : *acétate* de plomb, six grains.

Sucre blanc, un gros.

Sulfate de *zinc*, vingt grains.

Mêlez.

Poudres antiseptiques.

N° I.

Prenez : *quinquina* gris, une once.

Charbon fin, deux onces.

Sel ammoniac, deux gros.

Mêlez pour l'usage, qui est d'en recouvrir d'une couche légère les ulcères gangréneux.

N° II.

Prenez : poudre de *tan*, une once.

Cascarille, quatre gros.

Cannelle pulvérisée, deux gros.

Mêlez pour l'usage ci-dessus.

Poudre fumigatoire.

Prenez : *benjoin*, une once.

Encens, quatre onces.

Mêlez pour en jeter par petites portions sur des charbons allumés.

Il est plusieurs autres poudres composées, dont nous ne parlons point ici; voyez celles officinales de Guttète, de Dower, de cornachine, tempérante, etc. etc., *pages* 246 *et suivantes*.

Formules de tisanes.

Il ne sera point ici question de celles qui peuvent être faites avec les espèces; nous n'indiquerons que celles faites avec des substances de diverse nature, et qui exigent pour leur préparation des soins plus recherchés.

Tisanes dites *délayantes.*

Elles sont peu actives ; on les conseille comme boisson ordinaire, dans le début des fièvres inflammatoires sans éruption apparente à la peau.

N° I.

Prenez : *orge* ordinaire, quatre onces.

Chiendent, deux onces.

Lavez et frottez fortement dans de l'eau tiède; faites ensuite bouillir dans,

eau de rivière, six livres.

L'orge étant crevée, versez le tout sur un linge, et ajoutez dans la colature, *sucre* ou *miel*, quantité suffisante pour rendre la tisane agréable.

N° II.

Prenez : racine de *guimauve*, une once.

Chiendent ratissé, deux onces.

Réglisse, quatre gros.

Faites bouillir le tout ensemble dans deux pintes d'eau pendant un quart d'heure; passez pour l'usage.

Tisanes purgatives.

On ne fait prendre ces tisanes qu'en petite quantité, comme d'un à trois verres entre les repas, et seulement pendant peu de jours.

N° I.

Prenez : racine de *polypode*, une once.

Gratiole, deux gros.

Faites bouillir le tout pendant un quart d'heure dans,

eau, une pinte.

Passez et ajoutez,

sirop de *nerprun*, deux onces.

Faites prendre ce liquide en trois prises, le matin, à midi et le soir.

N° II.

Prenez : *rhubarbe* de Chine, demi-once.

Faites macérer pendant vingt-quatre heures dans,

eau, une pinte.

Passez et ajoutez,

sulfate de *soude*, deux gros.

Sirop de *fleurs de pêcher*, une once.

Eau de *fleurs d'oranger*, deux gros.

Pour prendre en trois verres.

N° III.

Prenez : racine de *parelle*, une once.

Faites bouillir dans,

eau, quatre livres.

Versez bouillant dans un pot sur,

agaric blanc. . . . . } de chaque,
Séné mondé. . . . . } deux gros.

Laissez infuser ; passez et ajoutez,

phosphate de *soude*, une once.

Faites prendre cette quantité de liquide en quatre verres pendant deux jours, un verre le matin à jeun, et le soir au coucher.

N° IV.

Prenez : *pruneaux* secs, quatre onces.
Raisins de Corinthe, deux onces.
Faites bouillir dans,
eau de rivière, six livres.
Ajoutez,
séné mondé, une once.
Passez et employez à la dose de trois verres par jour.

N° V.

Prenez : *fumeterre*. . . . . } de chaque,
Bourrache. . . . . } deux onces.
Faites bouillir pendant quelques minutes dans,
eau, six livres.
Passez et ajoutez,
miel blanc, quatre onces.
Sulfate de *magnésie*, une once.
Faites prendre en deux jours.

Tisanes sudorifiques.

N° I.

Prenez : *gayac* râpé, six onces.
Faites macérer pendant douze heures dans,
eau, six livres.
Faites ensuite bouillir le tout ensemble pendant demi-heure : ajoutez sur la fin,
racine d'*aunée*, deux onces.
Versez bouillant dans un pot sur,
fleurs de *sureau*, une once.
Laissez infuser ; passez et ajoutez,
sirop de *salsepareille*, quatre onces.

N° II.

Prenez : *salsepareille*, deux onces.

Squine, une once.
Faites bouillir dans,
eau de rivière, quatre livres.
Passez et ajoutez,
rob de *sureau*, deux onces.
Esprit de *mendererus*, six gros.

N° III.

Prenez : feuilles de *menthe* sauvage.	de chaque,
— de *mélisse*. . . .	demi-once.

Râpure de *sassafras*, deux gros.
— de *santal* citrin, un gros.
Faites infuser dans,
eau bouillante, deux livres.
Passez et ajoutez,
sirop d'*aunée*, deux onces.

Tisanes astringentes.

N° I.

Prenez : racine de *consoude*, une once.
Riz de Piémont, deux onces.
Simarouba, quatre gros.
Le tout pour une pinte de tisane par décoction.
Edulcorez avec,
sirop de *coings*, deux onces.

N° II.

Prenez : feuilles de *pervenche*. .	de chaque,
— de *scolopendre*. .	une once.

Fleurs de *grenadier*, quatre gros.
Faites bouillir le tout ensemble dans,
eau, deux pintes.
Passez et ajoutez,
sirop tartareux, deux onces.

Tisanes fébrifuges.

N° I.

Prenez : *quinquina* gris, une once.

Concassez et faites bouillir pendant un quart-d'heure dans,

eau, trois livres.
Versez bouillant sur,
chamædrys, demi-once.
Laissez infuser; passez et ajoutez,
sirop de *gentiane*, deux onces.

N° II.

Prenez : racine de *gentiane*, une once.
Concassez et faites bouillir dans,
eau de rivière, six livres.
Versez bouillant sur,
sommités de *centaurée*, demi-once.
Fleurs de *houblon*, deux gros.
Laissez infuser; passez et ajoutez,
sirop de *quinquina*, quatre onces.

Tisane apéritive.

Prenez : *pariétaire*. . . . . . } de chaque,
Bourrache. . . . . } une once.
Faites bouillir dans,
eau, quatre livres.
Passez et ajoutez,
Nitrate de *potasse*, demi-gros.
Sirop des *cinq racines*, deux onces.

Tisanes antiscorbutiques.

N° I.

Prenez : feuilles d'*oseille* vertes. . } de chaque,
— de *cresson*. . . } quatre onces.
— de *cerfeuil*. . . }

Ecrasez grossièrement, et faites infuser dans,
eau, deux pintes.
Passez et ajoutez,
sirop de *raves*, deux onces.

N° II.

Prenez : feuill. récent. de *cochléaria*. }
— d'*ache*. . . . } de chaque,
— de *beccabunga*. } quatre onces.
— de *chou rouge* . }

Traitez comme dessus dans,
eau, quatre pintes.
Passez et ajoutez,
sirop *antiscorbutique*, deux onces.

N° III.

Prenez : racine de *bardane*. . . } de chaque,
— d'*aunée*. . . . } deux onces.

Faites bouillir pendant un quart d'heure dans,
eau, quatre pintes.
Versez bouillant dans un pot sur,
cresson de *fontaine*, deux onces.
Racine de *raifort* fraîche et nouvellement écrasée, une once.
Laissez infuser; passez et ajoutez,
sirop de *fumeterre*, une once.

N° IV.

Prenez : racine de *patience* séche. } de chaque,
— de *raifort* id. . . } deux onces.

Faites légère décoction dans,
eau, trois pintes.
Passez et ajoutez,
sirop de *vinaigre*, deux onces.

Tisanes acides dites *rafraîchissantes*, *et limonades.*

N° I.

Prenez : fruits de *berbéris* récens. } de chaque,
— d'*alkékenge* id. . . } deux onces.

Ecrasez sans détruire les semences et faites légère décoction dans,

eau, deux pintes.
Ajoutez *miel* ou *sucre*.

N° II.

Prenez : *tamarin*, une once.
Faites bouillir dans,
eau, deux pintes.
Passez et ajoutez,
crême de *tartre*, un gros.
Sirop de *limon*, deux onces.

N° III.

Prenez : feuilles d'*oseille* fraîches, quatre onces.
Carouge, une once.
Brisez grossièrement, et faites bouillir dans,
eau, deux pintes.
Passez et ajoutez :
Sirop *tartareux*, deux onces.

FORMULES D'APOZÈMES.

Ces composés étant connus, il semble inutile d'en offrir des formules à la suite des tisanes, puisque, soit dit d'une manière générale, les apozèmes ne sont que des tisanes plus composées, lesquelles doivent être prises en moindre quantité, pour n'en continuer l'usage que pendant peu de temps. Nous croyons toutefois utile de consigner ici les formules énoncées; d'abord, parce qu'elles font connaître d'une manière plus précise les quantités de substances qu'on a coutume d'y faire entrer; ensuite parce que les apozèmes que nous voulons signaler s'éloignent davantage des tisanes que ceux moins importans, dont il ne sera point question.

Apozèmes amers.

N° I.

Prenez : racine de *gentiane*, quatre gros.
Faites bouillir pendant quelques minutes dans,
eau, huit onces.
Passez et ajoutez,
sirop d'*absinthe*, deux onces.
A prendre en une seule dose.

N° II.

Prenez : feuilles d'*absinthe*. . .	de chaque,
Fleurs de *houblon*.	deux gros.

Faites infuser dans,
eau bouillante, huit onces.
Passez et ajoutez,
sirop de *fumeterre*, deux onces.
A prendre en une seule dose.

N° III.

Prenez : *rhubarbe*, un gros.

Fumeterre.	de chaque,
Chicorée sauvage.	une once.

Brisez grossièrement ces substances, et faites infuser dans,

eau, huit onces.
Passez et ajoutez,
sirop de *gentiane*, une once.
Usez comme dessus.

Apozèmes antiscorbutiques.

N° I.

Prenez : racine de *raifort* fraîche, une once.

Feuilles de *cochléaria*.	de chaque, deux onces.
— de *cerfeuil*.	

Concassez grossièrement; faites infuser dans,
eau, une livre.
Passez et ajoutez,
sirop de *chou rouge*, deux onces.

N° II.

Prenez : racine de *bardane*. . .	de chaque, une once.
— de *raifort* séche. .	

Faites bouillir dans,
eau, une livre.
Versez bouillant dans un pot sur,
semence de *moutarde*, quatre gros.
Passez et ajoutez,
sirop *antiscorbutique*, deux onces.

N° III.

Prenez : *oseille*.	de chaque, deux onces.
Cochléaria.	
Cresson.	

Ecrasez et faites infuser dans,
eau, deux livres.
Passez et ajoutez,
sirop de *fumeterre*, deux onces.
Faites prendre en trois verres.

Apozèmes apéritifs.

N° I.

Prenez : racine d'*aunée*. . . . } de chaque,
— de *garance*. . . } demi-once.
Faites bouillir dans,
eau, une livre.
Passez et ajoutez,
acétate de *potasse*, demi-gros.
Sirop de *limon*, une once.

N° II.

Prenez : racine d'*asperge*. . . . } de chaque,
— de *persil*. . . . } demi-once.
Eau, douze onces.
Versez bouillant sur,
pariétaire. . . . . } de chaque,
Scabieuse. . . . . } une pincée.
Laissez infuser ; passez et ajoutez,
oximel scillitique, demi-once.
Sirop de *raves*, une once.

Apozèmes astringens.

N° I.

Prenez : racine de *bistorte*. . . } de chaque,
— de *tormentille*. . } quatre gros.
Ecorce de *grenadier*, deux gros.
Faites bouillir dans,
eau, une livre.
Passez et ajoutez,
sirop de *simarouba*, une once.

N° II.

Prenez : roses de *Provins*, deux gros.

Fleurs de *grenadier*, un gros.
Faites infuser pour un verre d'apozème.
Ajoutez,
sirop de *coings*, une once.

Apozème diaphorétique.

Prenez : fleurs de *mélilot*, une once.
Serpentaire de Virginie, deux gros.
Faites infuser dans,
eau, une livre.
Passez et ajoutez,
acétate d'*ammoniaque*, quatre gros.
Sirop d'*œillet*, une once.

Apozèmes fébrifuges.

N° I.

Prenez : *quinquina* gris, une once.
Faites bouillir dans,
eau, une livre.
Versez bouillant sur,
chamœdrys, demi-once.
Passez et ajoutez,
sirop d'*écorce d'orange*, deux onces.

N° II.

Prenez : écorce de *maronnier*, deux onces.
Quinquina rouge, quatre gros.
Concassez pour faire bouillir dans,
eau, deux livres.
Versez bouillant sur,
centaurée, demi-once.
Passez et ajoutez,
sirop de *gentiane*, une once.
Pour faire prendre en trois verres.

N° III.

Prenez : *fumeterre*, une once.

Centaurée.	de chaque, demi-once.
Chamœdrys	

Faites infuser ; passez et ajoutez,

sirop de *quinquina*, une once.

Pour faire prendre en un verre.

Apozème pectoral.

Prenez : feuilles de *buglosse*. . .	de chaque, demi-once.
— de *bourrache*. . .	
— de *pulmonaire*. .	

Faites légère décoction dans,

eau, deux livres.

Versez bouillant sur,

fleur de *tussilage*.	de chaque, deux gros.
— de *coquelicot*.	
— de *molène*.	

Passez et ajoutez,

sirop de *gomme arabique*, deux onces.

Apozèmes purgatifs.

N° I.

Prenez : *séné* mondé, quatre gros.

Faites huit onces d'infusion, et ajoutez,

pulpe de *casse*, deux onces.

A prendre en une seule dose.

N° II.

Prenez : *casse* en bâton, quatre onces.

Retirez-en les cloisons avec la matière pulpeuse, que vous ferez bouillir pendant quelques minutes dans,

eau, une livre.

Passez et ajoutez,
catholicon double, une once.
Faites prendre en deux doses.

N° III.

Prenez : *rhubarbe* de Chine, quatre gros.
Faites huit onces d'une légère décoction.
Passez et ajoutez,
pulpe de *tamarin*, une once.
A prendre en une seule dose.

N° IV.

Prenez : *pruneaux*, huit onces.
Faites cuire dans de l'eau, quantité suffisante, pour avoir une livre de décoction.
Passez et versez bouillant sur,
séné mondé, quatre gros.
Ajoutez à l'infusion,
sulfate de *soude*, une once.
Pour faire prendre en deux doses.

Formules de fomentations.

Ces sortes de liquides peuvent aussi servir pour lotions et bains locaux.

Fomentations émollientes.

N° I.

Prenez : feuilles de *guimauve*. . } de chaque,
— de *mauve*. . . } quatre onces.
Graine de *lin*, une once.
Faites bouillir toutes ces substances à nu dans,
eau, trois pintes.

N° II.

Prenez : mie de *pain* tendre, quatre onces.

Faites

Faites bouillir dans,
eau, deux livres.
Passez et ajoutez,
lait chaud, une livre.

N° III.

Prenez : racine de *guimauve*, quatre onces.
— de *consoude*, deux onces.
Faites bouillir dans,
eau, deux pintes.
Ajoutez,
Feuilles de *mauve*. . . . . . . } de chaque,
— de *guimauve*. . . . . } une poignée.
Faites bouillir encore, et passez pour l'usage.

Fomentations astringentes.

N° I.

Prenez : racine de *tormentille*. . } de chaque,
— de *bistorte*. . . } deux onces.
Faites bouillir pendant une demi-heure dans,
eau, six livres.
Passez et ajoutez,
vin rouge, une livre.

N° II.

Prenez : feuilles de *pervenche*. . } de chaque,
— d'*aigremoine*. . . } une once.
— d'*argentine*. . . }
— de *raisin d'ours*, deux onces.
Faites bouillir dans,
eau, trois pintes.
Acidulez avec,
alcool sulfurique, deux gros.

Fomentations aromatiques.

N° I.

Prenez : feuilles de *romarin*. . .	de chaque, une poignée.
— de *thym*. . . .	
— d'*origan*. . . .	

Faites bouillir dans,
eau, quatre pintes.

N° II.

Prenez : fleurs de *lavande*. . .	de chaque, une once.
Feuilles de *laurier*.	

Faites bouillir dans,
eau, quatre livres.
Passez et ajoutez,
eau-de-vie camphrée, quatre onces.

Fomentations antiseptiques.

N° I.

Prenez : poudre de *tan*, quatre onces.
Faites bouillir dans,
eau, une livre.
Passez et ajoutez,
acide sulfurique, un gros.
Camphre, deux gros.

N° II.

Prenez : *quinquina* gris, deux onces.
Faites bouillir dans,
eau, deux livres.
Versez bouillant sur,
Baies de *genièvre*, quatre onces.

Mélisse.	de chaque, une pincée.
Menthe.	

Passez et ajoutez,
vinaigre des quatre voleurs, une once.

Fomentations résolutives.

N° I.

Prenez : *acétate* de plomb, deux gros.
Eau de rivière, une pinte.
Alcool à 20°, huit onces.
Mêlez.

N° II.

Prenez : *savon* blanc, une once.
Faites fondre à chaud dans,
eau, une livre.
Ajoutez,
eau-de-vie camphrée, deux onces.

N° III.

Prenez : fleurs de *sureau*, une once.
Faites une livre d'infusion.
Ajoutez,
acide sulfurique, un gros.
Sulfate de *zinc*, deux gros.
Mêlez.

FORMULES DE LAVEMENS.

Ces composés, toujours liquides, prennent le nom d'injection, quand on les administre en très-petite quantité; ce qui est nécessité par le peu d'étendue des parties qui doivent les recevoir.

D'après cela, nous pourrions nous dispenser de donner des séries d'*injections*. Cependant nous indiquerons celles d'un plus grand usage, pour faire ainsi connaître qu'on ne prescrit point, par exemple, d'injections purgatives, carminatives, fébrifuges ou vermifuges, etc. etc.

Lavement adoucissant.

Prenez : *graine* de *lin*, une once.
Faites bouillir pendant un quart-d'heure dans,
eau commune, une pinte.
Passez et ajoutez,
un *jaune d'œuf.*
Huile de *lin*, quatre onces.
Administrez en deux fois.

Lavement anodin.

Prenez : deux têtes de *pavots.*
Feuilles de *guimauve*, une poignée.
Faites bouillir pendant un quart-d'heure dans,
eau, une pinte.
Versez bouillant sur,
feuilles de *scordium*. . . . . } de chaque,
Fleurs de *camomille*. . . . . } une pincée.

Lavement astringent.

Prenez : écorce de *grenade*, une once.
Fleurs de *grenadier*, demi-once.
Roses rouges, deux gros.
Faites bouillir pendant dix minutes dans,
eau, deux livres.
Passez et ajoutez,
vinaigre ordinaire, deux cuillerées.

Lavement carminatif.

Prenez : *anis* vert. . . . . } de chaque,
Coriandre. . . . . } demi-once.
Concassez, faites une livre d'infusion.
Ajoutez,
huile de noix, quatre onces.

Lavemens purgatifs.

N° I.

Prenez : *casse* en bâtons, huit onces.

Concassez, enlevez les cloisons pulpeuses que vous ferez bouillir pendant dix minutes dans,

eau, deux livres.

Passez et ajoutez,

sulfate de *soude*, une once.

Miel de mercuriale, deux onces.

Pour deux doses.

N° II.

Prenez : *gratiole*, une once.

Faites légère décoction.

Ajoutez,

pulpe de *pruneaux*, quatre onces.

Huile de *ricin*, deux onces.

Pour une seule dose.

N° III.

Prenez : *séné* mondé, une once.

Faites légère décoction dans,

eau, deux livres.

Ajoutez,

sulfate de *magnésie*, une once.

N° IV.

Prenez : *eau* chaude, une livre.

Ajoutez,

miel de mercuriale, quatre onces.

Huile de *noix*, deux onces.

Pour une dose.

Lavement nourrissant.

Prenez : bouillon de *viande*, une livre.

Vin rouge, quatre onces.

Ajoutez,

trois *jaunes d'œufs*.

On fait toujours précéder ce lavement d'un autre, qui doit être émollient, et dont il est bien d'attendre l'effet.

Lavement vermifuge.

Prenez : *semen contra*, une once.

Faites légère décoction.

Ajoutez,

huile de *millepertuis*, deux onces.

Pour une seule dose.

Lavement détersif.

Prenez : *orge* ordinaire, une once.

Feuilles d'*aigremoine*.	de chaque,
— de *mélisse*.	une poignée.

Faites bouillir dans,

eau, deux livres.

Passez et ajoutez,

miel rosat, deux onces.

Pour deux doses.

Il est important de remarquer ici qu'on ne doit point faire entrer d'*acétate* de *plomb* ou *extrait* de *saturne* dans ce lavement, car il agirait comme poison, tandis qu'on en met presque toujours dans les liquides détersifs, qui doivent être employés à l'extérieur.

Lavement fébrifuge.

Prenez : *quinquina* concassé, une once.

Faites bouillir dans,

eau, deux livres.

Versez bouillant sur,

sommités de *centaurée*. . . .	de chaque,
— de *mélilot*.	une pincée.

Passez pour l'usage.

FORMULES DE SUCS D'HERBES.

Sucs amers.

Prenez : *fumeterre*.	de chaque,
Chicorée.	une
Trèfle d'eau.	poignée.

Pilez pour avoir huit onces de suc à prendre en deux jours.

Sucs rafraîchissans.

Prenez : feuilles d'*oseille*, une poignée.

Fruits de *berbéris*, quatre onces.

Pilez pour avoir six onces de suc.

Ajoutez,

sirop de *limon*, une once.

Sucs astringens.

Prenez : feuilles d'*ortie grièche*, une poignée.

Pilez pour avoir trois onces de suc.

Ajoutez,

suc de *coings*, deux onces.

Sirop tartareux, une once.

A prendre en quatre fois dans le jour.

Sucs antiscorbutiques.

N° I.

Prenez : feuilles de *cochléaria*. .	de chaque,
— de *cresson*. . .	une demi-
— de *beccabunga*. .	poignée.

Pilez pour avoir six onces de suc.

N° II.

Prenez : *cerfeuil*.	de chaque, une demi-poignée.
Pissenlit.	
Cresson.	

Pilez pour avoir six onces de suc.

Ajoutez,

sirop *antiscorbutique*, deux onces.

Eau-de-vie à 20°, quatre gros.

Administrez en deux doses.

Sucs apéritifs.

Prenez : *pariétaire*.	de chaque, une poignée.
Bourrache.	

Pilez pour avoir six onces de suc.

Ajoutez,

sirop des *cinq racines*, deux onces.

FORMULES DE POTIONS.

Juleps calmans.

N° I.

Prenez : sirop de *diacode*, une once.

Eau de *laitue*, deux onces.

— de fleurs d'*oranger*, deux gros.

Faites prendre en deux fois le soir, se réservant de ne point donner la seconde dose si la première a procuré le sommeil.

N° II.

Prenez : émulsion d'*amandes* douces, quatre onces.

Extrait muqueux d'*opium*, deux grains.

Sirop d'*œillet*, une once.

Employez en deux ou quatre doses.

N° III.

Prenez : eau de *laitue* récohobée, quatre onces.

Sirop de *pavots rouges*, une once.

Eau de fleurs d'*oranger*, deux gros.

Employez comme dessus.

Potions purgatives pour de jeunes sujets.

N° I.

Prenez : *manne* en larmes, une once.

Faites fondre dans,

eau commune, cinq onces.

Ajoutez,

sulfate de *soude*, deux gros.

N° II.

Prenez : follicules de *séné*, deux gros.

Faites infuser dans,

eau commune, quatre onces.

Passez et ajoutez,

pulpe de *casse*, une once.

N° III.

Prenez : résine de *jalap*, quinze grains.

Sucre blanc, un gros.

Délayez dans émulsion, deux onces.

Si le malade a moins de huit ans, on donne cette potion en deux parties; il arrive souvent que la première suffit.

Potions purgatives pour les adultes.

N° I.

Prenez : *casse* en bâton, deux onces.

Enlevez les membranes pulpeuses que vous ferez bouillir dans,

eau, huit onces.

Passez et ajoutez,

Manne en larmes, deux onces.
Sulfate de *magnésie*, quatre gros.

N° II.

Prenez : follicules de *séné*, deux gros.
Rhubarbe concassée, un gros.
Faites infuser dans,
eau de rivière, six onces.
Passez et ajoutez,
phosphate de *soude*, une once.

N° III.

Prenez : *catholicon* double, quatre gros.
Sirop de *nerprun*, une once.
Eau, trois onces.

N° IV.

Prenez ; *tamarin*, une once.
Faites bouillir dans,
eau, six onces.
Passez et ajoutez,
tartrate neutre de *potasse*, une once.

N° V.

Prenez : *jalap* pulvérisé, un gros.
Sucre blanc, deux gros.
Emulsion, trois onces.

N° VI.

Prenez : tartrate de *potasse* et de *soude*, une once.
Infusion de *menthe*, quatre onces.
Sirop de *nerprun*, quatre gros.

N° VII.

Prenez : *manne* en larmes, deux onces.
Eau, six onces.
Sirop de *chicorée* composé, une once.

Nº VIII.

Prenez : *agaric* blanc, un gros.
Rhubarbe de Chine, deux gros.
Eau, six onces.
Passez et ajoutez,
sulfate de *soude*, une once.

Nº IX.

Prenez : fleurs de *pêcher*, une demi-once.
Follicules de *séné*, deux gros.
Faites légère décoction dans,
eau, six onces.
Passez et ajoutez,
sirop de *nerprun*, deux onces.
Eau de fleurs d'*oranger*, deux gros.

Il est fréquent de faire entrer dans ces potions des médicamens non purgatifs; voici quels sont ceux qu'on y joint le plus fréquemment : des stimulans aromaques, comme *cascarille*, *cannelle*, *menthe*, *sauge*, etc.; des astringens, comme *quinquina*, *simarouba*, *raisin* d'*ours*, etc., et des antispasmodiques, lesquels sont pris dans les aromates.

Potions fébrifuges.

Nº I.

Prenez : *centaurée*, deux gros.
Faites infuser dans,
eau, six onces.
Passez et ajoutez,
Sirop de *quinquina*, deux onces.
Muriate de *potasse*, demi-gros.
A prendre en six ou huit fois.

N° II.

Prenez : *quinquina* rouge, une once.
Faites bouillir dans,
eau, huit onces.
Passez et ajoutez,
sirop d'*absinthe*, deux onces.

N° III.

Prenez : racine de *gentiane*, une once.
Quinquina gris, deux gros.
Faites bouillir dans,
eau, huit onces.
Passez et ajoutez,
sirop de *fumeterre*, une once.

N° IV.

Prenez : *quinquina* rouge pulvérisé, quatre gros.
Sirop de *gentiane*, une once.
Vin rouge. . . . . } de chaque,
Eau de *cannelle*. . . . . . . } deux onces.
Prendre en deux doses.

N° V.

Prenez : écorce de *marronnier*, quatre gros.
Faites bouillir dans,
eau, six onces.
Passez et ajoutez,
Muriate d'*ammoniaque*, demi-gros.
Sirop de *fumeterre*, une once.

N° VI.

Prenez : racine de *gentiane*, quatre gros.
Versez bouillant sur,
centaurée, une pincée.
Pour avoir six onces de liqueur : ajoutez,
extrait mou de *quinquina*, deux gros.
Sirop de *menthe*, une once.

N° VII.

Prenez : vin de *quinquina*, quatre onces.

— d'*aunée*, deux onces.

Eau de *centaurée*, une once.

Sirop d'*absinthe*, quatre gros.

Faites prendre en quatre doses.

Potions vermifuges.

N° I.

Prenez : huile de *ricin*. . . . } de chaque,
Suc de *citron*. . . . . } une once.

Sirop de *mousse* de Corse, demi-once.

Faites prendre aux jeunes enfans par cuillerée à café d'heure en heure.

N° II.

Prenez : sirop de *mousse* de Corse, une once.

Eau distillée d'*absinthe*, deux onces.

Huile d'*olives*, quatre gros.

Donnez par cuillerées.

N° III.

Prenez : *mousse* de Corse, quatre gros.

Faites infuser dans,

eau bouillante, six onces.

Passez et ajoutez,

Sirop de fleurs de *pêcher*, deux onces.

N° IV.

Prenez : poudre de *semen contra*, un gros.

Sirop d'*absinthe*, une once.

Eau de *camomille*, deux onces.

— de *tanaisie*, une once.

N° V.

Prenez : *semen contra* entier, deux gros.

Fleurs de *camomille*. . . . . } de chaque,
— de *tanaisie*. . . . . . } quatre gros.

Faites une légère infusion dans,
eau, huit onces.
Passez et ajoutez,
sirop de *chicorée*, une once.

N° VI.

Prenez : sirop de *nerprun*, demi-once.
Suc de *citron*, une once.
Eau d'*anis*, deux onces.
Ether sulfurique, demi-gros.

Potions tempérantes.

N° I.

Prenez : sirop de *limon*, deux onces.
Eau de *laitue*, quatre onces.
Poudre tempérante simple, demi-gros.

N° II.

Prenez : sirop de *berbéris*, une once.
Eau de *tilleul*, trois onces.
Nitrate de *potasse*, vingt grains.
Faites prendre en trois doses.

N° III.

Prenez : sirop de *pavots* rouges, une once.
Eau de *pariétaire*, quatre onces.
Sulfate de *potasse*, demi-gros.
Camphre, quinze grains.
Un demi-*jaune d'œuf*.
Eau de fleurs d'*oranger*, deux gros.
A prendre par cuillerées d'heure en heure.

Potions emménagogues.

N° I.

Prenez : extrait muqueux de *safran*, demi-gros.
Sirop d'*armoise*, une once.

Eau d'*anis*.	de chaque,
— de *rue*.	deux onces.

N° II.

Prenez : sirop d'*œillets* une once.
Eau de *cannelle*, trois onces.
Teinture de *castoréum*, quinze gouttes.

N° III.

Prenez : sirop de *menthe*. . . .	de chaque,
Eau distillée de *sabine*.	deux onces.

Elixir de Garus, demi-once.
Teinture d'*absinthe*, un gros.
Eau de fleurs d'*oranger*, une once.
Faites prendre en plusieurs fois dans le jour.

N° IV.

Prenez : *gomme ammoniaque*, demi-gros.
Un demi-*jaune d'œuf*.
Sirop de fleurs d'*oranger*, une once.
Eau spiritueuse de *mélisse*, quatre gros.
Eau simple d'*armoise*, quatre onces.
Huile essentielle d'*anis*, deux gouttes.

N° V.

Prenez : confection d'*hyacinthe*, deux gros.
Délayez dans,
infusion de *mélisse*, quatre onces.
Sirop d'*absinthe*, une once.
Huile essentielle de *rue*, deux gouttes.

Potions vomitives.

On ne se propose point toujours par ces potions de produire des vomissemens; on ne veut souvent que faire naître des nausées, et faciliter l'expectoration. On ne les donne alors que par petites portions à de grandes distances, tandis que dans les autres cas, on les administre en quantité plus grande, et à des distances beaucoup plus rapprochées l'une de l'autre, jusqu'à ce que l'effet désiré soit produit.

N° I.

Prenez : *tartre stibié*, trois grains.
Sirop de *capillaire*, une once.
Eau de *laitue*, quatre onces.
— de fleurs d'*oranger*, deux gros.

N° II.

Prenez : sirop d'*ipécacuanha*, deux onces.
Eau de *cannelle*, une once.
— de *bourrache*, cinq onces.

N° III.

Prenez : *kermès* minéral, quatre grains.
Huile d'*amandes* douces, un gros.
Gomme adragant, douze grains.
Eau de *laitue*, quatre onces.

N° IV.

Sirop de *tolu*, demi-once.
Oximel scillitique, deux onces.
Eau d'*hyssope*, quatre onces.
Gomme arabique, demi-gros.

N° V.

Prenez : racine d'*ipécacuanha* entière, un gros.
Faites bouillir pendant un quart-d'heure dans ;

eau,

eau, six onces.

Passez et ajoutez,

Oximel simple, une once.

N° VI.

Prenez : *gomme* ammoniaque, trente grains.

Dissolvez dans,

vinaigre scillitique, quatre gros.

Ajoutez,

Sirop d'*ipécacuanha*, une once.

Eau de *bourrache*, quatre onces.

— de fleurs d'*oranger*, deux gros.

Cette potion est surtout conseillée dans les coqueluches rebelles, chez les jeunes enfans qui ne sont pas très-sanguins.

Potions cordiales.

Elles sont toutes très-stimulantes, formées d'aromates et de liquides alcooliques; leur action est grande et prompte ; on n'en doit point continuer l'usage pendant long-temps.

N° I.

Prenez : fleurs d'*oranger*, demi-once.

Faites infuser dans,

eau, quatre onces.

Passez et ajoutez,

sirop d'*œillet*, une once.

Eau spiritueuse de *menthe*, quatre gros.

Teinture de *cannelle*, deux gros.

N° II.

Prenez : sirop de *menthe*, deux onces.

Eau de fleurs d'*oranger*, demi-once.

Confection d'*hyacinthe*, deux gros.

Eau de *tilleul*, quatre onces.

N° III.

Prenez : feuilles de *mélisse*. . .	de chaque,
— d'*oranger*. . . .	une pincée.

Faites quatre onces d'*infusion*.

Ajoutez,

sirop de *tolu*.	de chaque,
— de *menthe*.	demi-once.

Alcool de *potasse*, autrement dit, *lilium* de Paracelse, ou *teinture* des métaux, vingt gouttes.

N° IV.

Prenez : sirop de *capillaire*. . .	de chaque,
Elixir de Garus.	une once.
Eau simple de *menthe* poivrée. .	de chaque,
— de *mélisse*.	deux onces.

Teinture de *cannelle*, trente gouttes.

Loochs avec additions.

N° I.

Prenez : *looch* blanc du Codex.

Ajoutez,

sirop *diacode*, une once.

Il en résulte une sorte de potion pectorale calmante, qui ne doit pas être prise arbitrairement, mais seulement à des heures indiquées par le médecin.

N° II.

Prenez : *looch* blanc du Codex.

Ajoutez,

kermès, deux grains.

Huile d'*amandes* douces, demi-gros.

Sirop de *pavots* rouges, demi-once.

N° III.

Prenez : *looch* jaune.

Ajoutez,

Oximel simple, une once.

Potions antispasmodiques.

N° I.

Prenez : fleurs d'*arnica*, une pincée.

Faites quatre onces d'*infusion*.

Ajoutez,

sirop de *menthe*, une once.

Ether sulfurique, demi-gros.

N° II.

Prenez : feuilles de *menthe*. . . } de chaque,
— d'*oranger*. . . } une pincée.

Faites quatre onces d'*infusion*.

Ajoutez,

sirop d'*éther*, une once.

Teinture de *musc*, vingt gouttes.

N° III.

Prenez : sirop d'*œillet*, une once.

Eau de *cannelle*, deux onces.

— de fleurs d'*oranger*, deux gros.

Teinture de *castoréum*, dix gouttes.

N° IV.

Prenez : sirop de *pavots* rouges, une once.

Eau de *tilleul*, trois onces.

Gomme ammoniaque, douze grains.

Un demi-*jaune d'œuf*.

Teinture de *vanille*, dix gouttes.

N° V.

Prenez : sirop de *gomme* ammoniaque, une once.

Eau de *sauge*, deux onces.
— de fleurs d'*oranger*, demi-once.
— de *tilleul*, trois onces.
Teinture d'*assafœtida*, demi-gros.

N° VI.

Prenez : eau distillée d'*angélique*, deux onces.
Sirop de *stœchas*, une once.
Eau de *tilleul*, trois onces.
— de fleurs d'*oranger*, deux gros.
Liqueur minérale d'*Hoffmann*, demi-gros.

FORMULES DE GARGARISMES.

Gargarismes adoucissans.

N° I.

Prenez : quatre *figues* grasses.
Faites bouillir dans,
eau, quatre onces.
Ajoutez,
lait chaud, deux onces.
Sirop de *guimauve*, une once.

N° II.

Prenez : racine de *guimauve*, une once.
Faites bouillir dans,
eau, huit onces.
Ajoutez,
miel blanc, une once.

Gargarismes astringens.

N° I.

Prenez : *bistorte*, une once.
Faites bouillir dans,
eau, six onces.

Ajoutez,
miel rosat, une once.

N° II.

Prenez : feuilles d'*aigremoine*. .	de chaque,
— de *ronces*. . .	une pincée.

Faites quatre onces de décoction.
Passez et ajoutez,
sirop de *mûres*, une once.

N° III.

Prenez : écorce de *grenade*, deux gros.
Faites bouillir dans,
eau, quatre onces.
Ajoutez,
sirop de *limon*, une once.

Gargarisme détersif.

Prenez : *orge* ordinaire, une once.
Faites bouillir dans,
eau, six onces.
Versez bouillant sur,
roses rouges, deux gros.
Passez et ajoutez,
sirop *tartareux*, une once.
Alcool sulfurique, vingt gouttes.

Gargarismes antiseptiques.

N° I.

Prenez : *quinquina* gris, quatre gros.
Faites bouillir dans,
eau de rivière, six onces.
Passez et ajoutez,

miel rosat, une once.

Muriate d'ammoniaque, demi-gros.

N° II.

Prenez : *orge* ordinaire, une once.

Faites bouillir dans,

eau, six onces.

Passez et ajoutez,

oximel simple, une once.

Eau-de-vie, quatre gros.

N° III.

Prenez : sirop de *mûres*, une once.

eau simple, quatre onces.

Teinture de *myrrhe*, un gros.

Eau vulnéraire, deux gros.

N° IV.

Prenez : *eau-de-vie* camphrée. . } de chaque,
Miel rosat. . . . . } une once.

Eau de *plantain*, quatre onces.

Acide muriatique dulcifié, un gros.

Ce gargarisme est très-actif; on ne doit point en avaler.

Gargarismes antiscorbutiques.

N° I.

Prenez : suc de *cresson*, quatre onces.

Ajoutez,

sirop de *mûres*. . . . . } de chaque,
Oximel simple. . . . . } une once.

N° II.

Prenez : feuilles de *cochléaria*, une pincée.

Faites quatre onces d'infusion.

Ajoutez,

miel rosat, une once.

N° III.

Prenez : sirop de *mûres*, une once.
Esprit *antiscorbutique*, quatre gros.
Infusion de *roses* rouges, quatre onces.

N° IV.

Prenez : racine séche de *raifort*. . } de chaque,
— d'*aunée*. . . } demi-once.

Pour quatre onces de décoction.
Passez et ajoutez,
oximel simple, une once.
Vin blanc, deux onces.

FORMULES DE COLLYRES.

Nous ne parlerons point ici des collyres secs, il en a été question à l'occasion des poudres composées.

Collyre émollient.

Prenez : racine de *guimauve*, deux gros.
Faites trois onces de décoction.
Ajoutez,
laudanum liquide, dix gouttes.

Collyres résolutifs.

N° I.

Prenez : infusion de fleurs de *sureau*, trois onces.
Eau-de-vie, deux gros.

N° II.

Prenez : eau de *roses*. . . . . } de chaque,
— de *plantain*. . . . } deux onces.

Sulfate de *zinc*, vingt grains.

Collyres détersifs.

N° I.

Prenez : eau distillée de *sureau*. .	}	de chaque,
— d'*euphraise*. . . .		deux onces.

Baume de *fioravanti*, deux gros.

N° II.

Prenez : eau de *fenouil*. . . .	}	de chaque,
— de *roses*.		deux onces.

Extrait de *saturne*, demi-gros.

Teinture de *safran*, vingt gouttes.

FORMULES DES VINS MÉDICINAUX.

Vins amers.

N° I.

Prenez : feuilles d'*absinthe* séche. .	}	de chaque,
— de *chamædris*. .		demi-once.

Faites macérer pendant vingt-quatre heures dans,

vin rouge, une pinte.

Filtrez, et administrez à la dose d'un petit verre à liqueur tous les matins à jeun.

N° II.

Prenez : racine de *gentiane* séche, six gros.

Cannelle de Chine, deux gros.

Concassez pour une macération de trois jours dans,

vin rouge, une pinte,

On peut en prendre de quatre à huit onces en plusieurs fois dans les vingt-quatre heures.

Vins antiscorbutiques.

N° I.

Prenez : feuilles fraîches de *cochléaria*, une poignée.

Cresson, deux poignées.

Cerfeuil, demi-poignée.

Coupez grossièrement; faites macérer pendant trois jours dans,

vin blanc, deux pintes.

Filtrez pour l'usage.

On peut en prendre de quatre à huit onces par jour.

N° II.

Prenez : racine fraîche de *raifort*, quatre onces.

Feuilles de *beccabunga*. . . . |
— de *cresson*. . . . . . | de chaque,
— de *trèfle* d'eau. . . . . | une poignée.
— de *fumeterre*. . . . . |

Ecrasez grossièrement le raifort et les plantes; faites macérer pendant plusieurs jours dans,

vin blanc, dix gouttes.

Filtrez ensuite pour l'usage.

Ce vin antiscorbutique est peu actif à cause de la grande quantité de véhicule; mais il est destiné à être pris à la dose d'un à trois verres ordinaires dans la journée, entre les repas ou même avec les alimens.

N° III.

Prenez : *cochléaria*. . . . . |
Cresson. . . . . | de chaque,
Beccabunga. . . . . | une poignée.

Racine fraîche de *raifort*, six onces.

— de *patience*. . . . | de chaque,
— d'*aunée*. . . . | deux onces.

Concassez ces substances, et les mettez à macérer ensemble pendant plusieurs jours dans,

vin blanc, dix pintes.

Filtrez pour l'usage, la dose est seulement de trois à six onces par jour.

Vins toniques sans être amers.

N° I.

Prenez : *limaille* de fer, une once.

Racine de *serpentaire*, quatre gros.

Vin blanc, deux pintes.

Opérez selon l'art ; la dose est d'une à quatre onces une ou deux fois le jour.

N° II.

Prenez : racine d'*aunée* fraîche.	de chaque,
— de *calamus aromaticus*.	une once.

Concassez : faites macérer dans

vin rouge, une pinte.

Employez comme dessus.

N° III.

Prenez : *cannelle* de Ceylan, quatre gros.

Clous de *gérofle*, demi-gros.

Safran, un gros.

Vin blanc, une pinte.

Même usage.

Vins diurétiques.

N° I.

Prenez : *bourrache* séche.	de chaque,
Pariétaire idem.	une poignée.

Vin blanc, une pinte.

Passez après la macération.

Ajoutez,

carbonate de *potasse*, un gros.

Ce vin peut être donné à la dose de trois à six onces par jour.

N° II.

Prenez : ognons de *scille* secs, une once.

Baies de *genièvre*, deux onces.

Écrasez grossièrement ces substances pour les faire macérer pendant plusieurs jours dans,

vin blanc, deux pintes.

Filtrez ensuite et ajoutez,

acétate de *soude*, deux gros.

La dose de ce vin varie d'une à six onces par jour en une ou plusieurs fois.

Vins fébrifuges.

N° I.

Prenez : *quinquina* rouge, deux onces.

Gentiane, une once.

Sommités de *centaurée*, demi-once.

Vin rouge, deux pintes.

Opérez selon l'art; la dose est d'une à six onces.

N° II.

Prenez : écorce de *marronnier*, quatre onces.

Quinquina jaune, une once.

Concassez, faites macérer pendant six jours dans,

vin rouge, deux pintes.

Filtrez et ajoutez,

muriate d'*ammoniaque*, deux gros.

FORMULES D'ÉLECTUAIRES.

Ce sont ces composés surtout qu'on s'applique à rendre magistraux, car ils changent et prennent de nouvelles propriétés à mesure qu'ils vieillissent.

On connaît déjà ceux qu'il est plus ordinaire de conserver tout prêts dans les officines.

Voyons ceux qu'il est fréquent de ne faire préparer qu'au moment de s'en servir.

Electuaires purgatifs.

N° I.

Prenez : *rhubarbe* pulvérisée, deux gros.

Pulpe de *casse*, une once.

Faites électuaire avec,

sirop de *chicorée*, quantité suffisante pour faire prendre la masse en deux doses, le matin à jeun, à deux heures de distance l'une de l'autre.

N° II.

Prenez : *jalap* pulvérisé, un gros.

Rhubarbe idem, vingt grains.

Sirop de *nerprun*, quantité suffisante.

Employez comme dessus.

N° III.

Prenez : pulpe de *tamarin*. . . } de chaque,
— de *casse*. . . . } une once.

Diagrède, douze grains.

Même usage.

N° IV.

Prenez : *manne* en larmes, deux onces.

Faites liquéfier à chaud dans le moins d'eau possible.

Passez et ajoutez,

pulpe de *casse*, une once.

Huile de *ricin*, demi-once.

Electuaires toniques.

N° I.

Prenez : poudre de *gentiane*, une once.
— de *rhubarbe*, deux gros.
— de *cannelle*, un gros.

Faites électuaire avec,

extrait de *genièvre*, quantité suffisante pour faire prendre en huit parties, dont une chaque jour.

N° II.

Prenez : *aloès* succotrin, vingt grains.

Safran, deux gros.

Poudre d'*aunée*, deux onces.

Miel blanc, quantité suffisante pour dix doses, dont une chaque jour.

N° III.

Prenez : *éthyops* martial, deux gros.

Extrait sec de *quinquina*. . . .	de chaque, un gros.
Ecorce de Winter.	

Poudre d'*iris*, quatre gros.

Sirop d'*absinthe*, quantité suffisante.

Faites électuaire à prendre en douze parties, dont trois par jour, le matin, à midi et le soir.

N° IV.

Prenez : *serpentaire* de Virginie pulv.	de chaque, deux gros.
Extrait de *fumeterre*.	
— de *chicorée*.	

Faites électuaire avec,

poudre de *réglisse* ou sirop de *sucre*, quantité suffisante, selon que l'exigera la consistance de la masse.

Faites prendre en deux jours.

Electuaires astringens.

N° I.

Prenez : écorce de *simarouba* pulvérisé, un gros.

Roses rouges, une once.

Faites électuaire avec,

sirop de *coings*, quantité suffisante pour douze doses à prendre en six jours, une le matin et une le soir.

N° II.

Prenez : écorce de *marronnier* pulvérisée, une once.
Conserve de *cynorrhodon*, quatre onces.
Mêlez exactement, et ajoutez au besoin,
sirop de *limon*, quantité suffisante pour faire prendre la seizième partie de la masse, une, deux ou trois fois le jour, selon que le cas l'exige.

N° III.

Prenez : écorce de *grenade* pulvérisée, une once.
Gentiane, deux gros.
Safran de mars astringent, un gros.
Sirop *tartareux*, quantité suffisante.

Electuaires fébrifuges.

N° I.

Prenez : *quinquina* rouge pulvérisé, une once.
Cannelle, un gros.
Sirop de *gentiane*, quantité suffisante.
Faites six doses.

N° II.

Prenez : poudre de *centaurée*, une once.
— d'*aunée*. . . . } de chaque,
— de *gentiane*. . . } deux gros.
Extrait mou de *quinquina*, quatre gros.
Sirop de *fumeterre*, quantité suffisante.

N° III.

Prenez : écorce de *marronnier* pulvérisée, une once.
— de *quinquina* jaune, deux gros.
Faites électuaire avec,
sirop d'*armoise*, quantité suffisante.

Electuaires vermifuges.

N° I.

Prenez : *semen contra*, deux gros.

Mercure doux, dix-huit grains.

Sirop de *mousse* de Corse, quantité suffisante pour électuaire à faire prendre en quatre doses.

N° II.

Prenez : racine de *fougère* pulvérisée, quatre gros.

Rhubarbe, un gros.

Sirop de *fleurs de pécher*, quantité suffisante.

Il ne sera point question des bols, car leur préparation n'étant toujours que secondaire à celle des électuaires, on ne les prend point pour titre de formules; mais on écrit, *électuaire à prendre en six, huit* ou *dix bols*, etc.

FORMULES DE PILULES.

Il est connu que les pilules peuvent ne représenter que des électuaires plus denses, réduits en petits corps ronds. cylindriques, et ensuite roulés dans une poudre inerte ou dans une feuille d'or et d'argent. Cependant il est plus ordinaire d'en prescrire la composition, parce que leur préparation exige une mixtion plus intime.

Pilules antispasmodiques.

N° I.

Prenez : *pompholix* ou oxide blanc de *zinc*, vingt grains.

Racine de *pivoine* pulvérisée, un gros.

Poudre de feuilles d'*oranger*, deux gros.

Miel, quantité suffisante.

Faites une masse pilulaire.

Divisez en soixante-douze pilules pour en prendre six par jour en plusieurs fois.

N° II.

Prenez : *castoréum*. . . . . } de chaque,
Serpentaire de Virginie. . . . . } un gros.

Conserve d'*aunée*, quantité suffisante.

Faites trente-six pilules.

N° III.

Prenez : *musc*, douze grains.

Sucre blanc, demi-gros.

Guy de *chéne* en poudre, un gros.

Extrait muqueux d'*opium*, deux grains.

Manne en larmes, quantité suffisante.

Faites vingt-quatre pilules pour en prendre deux, quatre ou six par jour, selon qu'il sera convenable.

Pilules astringentes.

N° I.

Prenez : écorce de *grenade* pulvérisée, un gros.

Tamarin, demi-gros.

Cachou pulvérisé, vingt-quatre grains.

Miel, quantité suffisante.

Divisez en vingt-quatre pilules.

N° II.

Prenez : *simarouba* pulvérisé, un gros.

Cannelle, dix-huit grains.

Roses rouges pulvérisées, un gros.

Savon médicinal, demi-gros.

Sirop de *coings*, quantité suffisante.

Faites soixante-douze pilules.

N° III.

Prenez : extrait de *roses*, deux gros.

Rhatania

Rathania pulvérisé, un gros.

Sirop de *coings*, quantité suffisante.

Faites trente-six pilules.

N° IV.

Prenez : extrait de *saponaire*. . . . } de chaque,
— de *menthe*. . . } demi-gros.

Raisin d'*ours* pulvérisé, un gros.

Alun, dix-huit grains.

Sirop de *vinaigre*, quantité suffisante.

Faites trente-six pilules.

Pilules tempérantes.

N° I.

Prenez : crême de *tartre*, un gros.

Acide *borique*, douze grains.

Nitrate de *potasse*, demi-gros.

Sucre, un gros.

Manne en larmes, quantité suffisante.

Divisez en trente-six pilules pour en faire prendre une par heure dans le jour.

N° II.

Prenez : sulfate de *potasse*, un gros.

Nitre, demi-gros.

Camphre, douze grains.

Conserve de *roses*, quantité suffisante.

Divisez en dix-huit pilules.

Pilules purgatives.

N° I.

Prenez : *jalap* pulvérisé, quatre grains.

Rhubarbe, vingt grains.

Miel, quantité suffisante.

Faites six pilules à prendre en deux doses d'heure en heure, le matin à jeun.

N° II.

Prenez : résine de *jalap*, douze grains.

Mercure doux, six grains.

Cannelle, trois grains.

Sucre, demi-gros.

Miel, quantité suffisante.

Faites et employez comme dessus.

N° III.

Prenez : poudre de *cornachine*, un gros.

Quinquina jaune, dix-huit grains.

Sucre, demi-gros.

Sirop, quantité suffisante pour douze pilules à prendre en trois fois.

N° IV.

Prenez : *aloès* succotrin, douze grains.

Rhubarbe, dix-huit grains.

Sucre, demi-gros.

Miel, quantité suffisante.

Divisez en douze pilules pour en faire prendre selon les cas, une, deux ou trois par jour.

N° V.

Prenez : extrait de *rhubarbe*, demi-gros.

Séné pulvérisé, un gros.

Savon médicinal, demi-gros.

Sirop de *fleurs de pêcher*, quantité suffisante pour avoir trente-six pilules : dose, d'une à quatre par jour.

N° VI.

Prenez : *scammonée*, demi-gros.

Jalap pulvérisé, un gros.

Rhubarbe, demi-gros.

Extrait de *fumeterre*, un gros.

Sirop de *nerprun*, quantité suffisante.

Faites soixante-douze pilules, employez comme dessus.

Pilules vermifuges.

N° I.

Prenez : racine de *fougère* pulvérisée, un gros.

Séné pulvérisé, demi-gros.

Sirop de *mousse* de Corse, quantité suffisante.

Faites dix-huit pilules.

N° II.

Prenez : *mercure* doux, demi-gros.

Semen contra, deux gros.

Extrait de *centaurée*, un gros.

Sirop d'*ognon*, quantité suffisante.

Faites soixante-douze pilules.

Pilules antiépileptiques.

N° I.

Prenez : *valériane* pulvérisée, deux gros.

Cannelle, un gros.

Magistere de *bismuth*, dix-huit grains.

Conserve de *cynorrhodon*, quantité suffisante.

Faites soixante-douze pilules.

N° II.

Prenez : *camphre*, demi-gros.

Serpentaire de Virginie. . . . . } de chaque,
Aristoloche clématite. . . . . } un gros.
Gomme ammoniaque. . . . . }

Extrait de *trèfle* d'eau, deux gros.

Sirop d'*armoise*, quantité suffisante.

Faites cent quarante-quatre pilules.

N° III.

Prenez : *assafœtida*, demi-gros.

Racine de *pivoine* pulvérisée, deux gros.

Extrait de *menthe*, un gros.

Huile *animale* de Dippel, vingt gouttes.

Miel, quantité suffisante pour avoir trente-six pilules.

N° IV.

Prenez : *musc*. . . . . } de chaque,
Myrrhe. . . . . } demi-gros.

Poudre d'*aunée*, un gros.

Cannelle, dix-huit grains.

Rhubarbe, demi-gros.

Miel, quantité suffisante pour avoir trente-six pilules.

Pilules emménagogues.

N° I.

Prenez : *safran* gâtinois. . . . } de chaque,
Calamus aromaticus. . . . . } un gros.

Extrait d'*absinthe*, deux gros.

Miel ou *sirop* de sucre, quantité suffisante pour faire soixante-douze pilules.

N° II.

Prenez : *éthyops* martial. . . . } de chaque,
Racine de *colombo*. . . . . . } un gros.

Extrait de *rhubarbe*, demi-gros.

Conserve de *cynorrhodon*, quantité suffisante pour trente-six pilules.

N° III.

Prenez : poudre de *gentiane*. . .	}	de chaque, douze grains.
— de *rue*.		
— de *fleurs d'oranger*.		

Savon médicinal, un gros.

Huile essentielle de *sabine*, six gouttes.

Miel, quantite suffisante pour avoir dix-huit pilules.

N° IV.

Prenez : extrait de *safran*, un gros.

Clous de *gérofle* pulvérisés, demi-gros.

Vanille, vingt grains.

Sucre blanc, deux gros.

Conserve d'*aunée*, quantité suffisante.

Faites soixante-douze pilules.

FORMULES DE TABLETTES.

On peut les varier à l'infini, ce qui rend moins utile de nous arrêter long-temps sur cet objet; il suffit de rappeler ici par quelques exemples, que les tablettes participent toujours d'une ou de plusieurs substances actives mêlées à du sucre très-blanc, le tout en poudre très-fine, dont on fait une pâte avec du mucilage de gomme adragant. Or, il est facile de concevoir qu'il peut exister des tablettes *toniques*, *astringentes*, *purgatives*, etc. Quant à la dose des parties actives, elle est arbitraire, il suffit de la connaître, une fois qu'elle existe, pour employer la masse; ainsi, qu'il y ait par livre de sucre un, deux, quatre, six ou vingt gros d'ipécacuhana, il n'en résultera toujours que des tablettes de ce nom, mais d'action différente, ce qui devra porter à s'assurer de leur force avant de les employer, pour en donner plus ou moins.

Tablettes contre la coqueluche.

N° I.

Prenez : *scille* pulvérisée, un gros.

Extrait muqueux d'*opium*, six grains.

Sucre blanc, six onces.

Faites, selon l'art, des tablettes avec mucilage de gomme adragant.

Nous ne précisons point le nombre des tablettes, comme pour les pilules, il suffit d'indiquer en poids ce qui doit être pris dans un temps donné, en se réglant sur la quantité connue des parties actives que contient la masse.

D'après cela, il doit arriver que les tablettes ci-dessus, petites ou grosses, contiendront par onces, un grain d'opium, et douze grains de scille; donc le gros devra contenir un huitième de grain du premier corps, et un grain et demi du second, ce qui fait qu'on peut dire avec sécurité : administrez deux à quatre gros par jour en plusieurs fois.

N° II.

Prenez : *ipécacuanha*.	de chaque, un gros.
Gomme ammoniaque.	

Baume de *tolu*, demi-gros.

Sucre blanc, douze onces.

Opérez, et employez comme dessus.

FORMULES DE CATAPLASMES.

Ces composés offrent encore beaucoup de variétés; voici les plus usitées.

Cataplasmes anodins.

N° I.

Prenez : mie de *pain* blanc, une livre.
Faites bouillir dans,
eau, deux livres.
Pour avoir une pâte très-épaisse, ajoutez,
lait chaud, huit onces.
Safran pulvérisé, demi-gros.

N° II.

Prenez : deux têtes de *pavot*.
Faites deux livres de décoction; passez et employez à faire comme dessus, cataplasme épais avec,
mie de *pain*, une livre.
Ajoutez,
baume tranquille, deux onces.

Cataplasmes émolliens.

N° I.

Prenez : racine de *guimauve*, une once.
Mie de *pain*, une livre.
Eau, deux livres.
Huile d'*olives*, deux onces.
Faites selon l'art.

N° II.

Prenez : farine de *lin*, quatre onces.
Mie de pain, une livre.
Faites bouillir ensemble dans,
eau, quatre livres, pour avoir cataplasme.

N° III.

Prenez : semence de *psyllium*, une once.

Faites bouillir pendant un quart-d'heure dans,

eau, deux livres.

Passez ; employez la décoction à faire selon l'art cataplasme avec,

mie de pain, une livre.

Ajoutez,

Axonge, deux onces.

N° IV.

Prenez : espèces *émollientes*, quatre onces.

Faites bouillir pendant demi-heure dans,

eau, deux livres.

Passez ; faites comme dessus, cataplasme avec

mie de pain, huit onces.

On peut aussi faire hacher les plantes cuites et les faire ajouter à la masse.

Cataplasme maturatif.

Prenez : *ognons* communs. . . .	de chaque, huit onces.
— de *lis*.	

Faites cuire sous les cendres chaudes ; pelez ensuite et les écrasez dans un mortier : ajoutez,

farine de *lin*, deux onces.

Huile d'*olives*, deux onces.

Onguent de la *mère*, quatre onces.

Cataplasme détersif.

Prenez : pulpe de *pommes* cuites, quatre onces.

Teinture de *safran*, un gros.

Sel de *saturne*, demi-gros.

Mêlez exactement.

FORMULES DE LINIMENT.

Nous sommes dispensés de reproduire ici ceux dont il a déjà été question dans cet ouvrage.

En voici d'autres moins usités, qui méritent cependant d'être signalés.

Liniment astringent.

Prenez : noix de *galle*, deux gros.

Poivre noir, un gros.

Alun purifié, dix-huit grains.

Toutes ces substances étant en poudre très-fine, faites une pâte liquide avec blanc d'œuf, quantité suffisante.

Ajoutez;

huile d'*amandes* douces, une once.

Eau-de-vie camphrée, demi-once.

Agitez très-fortement pour l'usage.

Liniment antiseptique.

Prenez : *miel* rosat, une once.

Huile *camphrée*, deux onces.

Teinture de *myrrhe*, deux gros.

Mêlez exactement.

Nous bornons ici le nombre des formules qui doivent constituer ce recueil, comme complément de notre Cours. Il nous eût été facile d'y joindre de nouvelles séries, mais beaucoup moins importantes. Il eût encore été possible d'augmenter le nombre des espèces qui se trouvent dans chaque série énoncée; nous ne l'avons pas cru nécessaire.

FIN.

TABLE DES MATIÈRES,

Par ordre alphabétique.

A.

Accessoire (de l') dans les Formules, 406
Acide acétique distillé, 121
Adjuvant (de l') dans les formules, 406
Alambic (de l'), 75
Alcools (des), 103
Alcool d'absinthe, 106
d'anis, ibid.
antiscorbutique, 111
d'ambre, 106
antihystérique, 119
aromatique, 105
idem de Dardel, 116
carminatif de Sylvius, 114
de citron, 106
de cochléaria, 111
de cannelle, 106
de Fioraventi, 113
de lavande, 106
de menthe, ibid.
de mélisse, ibid.
de romarin, ibid.
de la Vrillière, 112
Apozèmes (des), 146
Art de formuler, 391
Axonge, 72

B.

Bains (des), 388
Base (de la) dans les formules, 406
Baume acoustique, 374
apoplectique, 376
d'Arcœus, 340
du Commandeur, 157
de Condom, 375
de Feuillet, 180
blanc de Fioraventi, 113
Baume de Leitour, 375
de Lelièvre, 152
de Leucatel 373
odontalgique, 375
oppodeldoc, ibid.
de soufre, 179
tranquille, 178
vert de Metz, 180
de vie, 152
de Vinceguère, 375
Bénédict laxatif, 305
Beurre de cacao, 67
de muscades, 71
Bières médicinales, 168
Bière antiscorbutique, 170
fébrifuge, ibid.
Bile épaissie, 190
Blanc manger, 268
Bols (des), 310
Bonferme, 153
Bougies de pharmacie, 385
Bouillons médicinaux, 145
secs, 268
Boules savonneuses de Stéphens, 325

C.

Cachou à l'anis, 201
à la violette, ibid.
à la vanille, ibid.
Calcination (de la), 377
Caryocostin (électuaire), 384
Casse cuite, 183
Cataplasmes (des), 303
Catholicon double, 284
Cérats (des), 349
Cérat amygdalin, 350
blanc-raisin, ibid.
de Galien, 349

Cérat de Goulard, 350
jaune, ibid.
sans eau, 349
de Saturne, 350
Changemens inévitables des corps par la dessiccation, 26
Clarification des cassonades, 205
Clous fumans, 382
Clystères (des), 389
Colle de peau d'âne, 269
Collyres (des), 332
Collyre de Lanfranc, ibid.
Condensation différente des huiles essentielles, 96
Conditions relatives aux plantes avant leur dessiccation, 6
Confections (des), 280
Confection alkermès, 287
Hamec, 288
Conservation des huiles essentielles, 98
Conserves (des), 255
Conserve d'absinthe, 258
d'angélique, ibid.
d'aunée, 257
de beccabunga, 258
de bourrache, ibid.
de cochléaria, 257
de cresson, 258
de cynorrhodon, 259
de fleurs de genêt, 258
de fleurs d'oranger, ibid.
de mélisse, ibid.
molles, 256
de muguet, 258
d'œillets, ibid.
d'orties, ibid.
de pavots, ibid.
de raifort, ibid.
de roses rouges, ibid.
idem pâles, ibid.
séches, 260
de sucre, 358
de violettes, ibid.
Coquilles d'œufs porphyrisées, 41
Coraux *idem*, ibid.
Corne de cerf *idem*, ibid.
Correctif (du) dans les formules, 408
Cuite des sirops, 206

D.

Décoction (de la), 127
Décoction blanche de Sidhénam, 136
Defrutum ou sapa, 202
Définit. de la pharmacie, 265
Dépuration des sucs d'herbes, 45
Dessiccation (de la), 14
des écorces, 20
des feuilles, ibid.
des fleurs, 21
des fruits, 23
des racines, 18
des substances animales, 29
des tiges, 20
Diaphœnix, 305
Diaprun simple, 285
solutif, 386
Diascordium, 297
Digestion (de la), 126
Distillation (de la), 74
directe, ibid.
humide, 75
indirecte, 74
des prod. alcooliques, 100
séche, 74
Douches (des), 389
Dragées de Keiser, 319
vermifuges, 324

E.

Eau-de-vie, 101
allemande, 154
camphrée, 151
Eau de fleurs d'oranger, 89
de fenouil, 90
de fraises, 83
de framboises, ibid.

Eau de fruits d'alkékenge, 83
d'hysope, 90
de laitue, 85
de mélilot, ibid.
de mélisse, 90
de menthe, 89
idem spiritueuse composée, 117
de morelle, 85
d'œillets, 85
de pariétaire, 85
de plantain, ibid.
de pourpier, ibid.
de raifort, 83
de romarin, 90
de roses, 89
essentielle de roses, 83
de rue, 90
de sabine, ibid.
sans pareille, 115
de sauge, 89
de scabieuse, 85
de sureau, 90
essentielle de sureau, 83
thériacale, 118
de tilleul, 85
des trois noix, 90
de verveine, 85
vulnéraire blanche, 109
de la Vrillière, 112
de mélisse composée, ibid.
alcoolique de Dardel, 116
alcoolique impériale, 117
Eaux distillées peu odorantes, 84
d'absinthe, 90
d'angélique, ibid.
d'arquebusade, 109
aromatiques (peu), 100
aromatiques proprement dites, 83
idem artificielles, 86
d'armoise, 90
balsamiques de Rivière, 119
de bardane, 85
de beccabunga, 83
de bourrache, 85
Eaux distillées de cannelle, 89
de centaurée, 85
de chicorée, ibid.
essentielles de cochléaria, 83
de Cologne, 107
de consoude, 85
de cresson, 83
distillées, 80
distillées des plantes avec addition, 83
essentielle, 82
essentielles de fleurs d'oranger, 83
Ecailles d'huîtres porphyrisées, 41
Electuaires (des), 280
composés, 281
astringens, 477
bénédict laxatif, 305
caryocostin, 304
diacarthami, 308
diaphœnix, 305
fébrifuge, 478
hyera-picra, 303
dyacolocynthidos, ibid.
lénitifs, 302
purgatifs, 476
toniques, ibid.
vermifuges, 479
Elixir de Garus, 156
odontalgique, 159
de propriété, 153
de Stougton, 154
de vie, 152
vitriolique de Minsicht, 155
Emplâtres (des), 352
Idem non métalliques, ibid.
Emplât. d'André-de-Lacroix, 353
agglutinatif, 370
de bétoine, 357
de blanc de baleine, 358
de ciguë, 356
de céroëne, 369
de cire verte, 370
pour les cors, 364

Empl. contre les hernies, 354
de mélilot, 355
Idem composé, 354
de mucilage, 355
contre la rupture, 354
oxicrocéum, 356
de savon, 366
vésicatoire, 353
métallique, 358
diachylon simple, 360
Idem gommé, 361
diabotanum, ibid.
diapalme, 359
divin, 365
des quatre fondans, 369
de Nuremberg, 366
de vigo simple, 367
Id. cum mercurio, 368
Emulsion (de l'), 143
Eponge cirée, 387
ficelée, ibid.
préparée, 386
Errhines, 387
Espèces (des), 238
amères, 423
antispasmodiques, 425
antiscorbutiques, 423
apéritives, 240
aromatiques, 244
astringentes, 241
béchiques, 426
carminatives, 243
diaphorétiques, 426
émollientes, 240
pectorales, 241
sudorifiques, 239
vermifuges, 241
vulnéraires, 242
Esprit carminatif de Sylvius, 114
de citron, 106
ardent de cochléaria, 111
de lavande, 106
de romarin, ibid.
Etuve (de l'), 16
Excipient (de l'), 410
Extraits (des), 185
Extrait d'absinthe, 189
Id. vineux, 194
d'armoise, 189
d'aunée, ibid.
de belladone, ibid.
de bourrache, ibid.
de cachou, 201
de casse, 189
de centaurée, ibid.
de ciguë, ibid.
Id. de Stork, 193
de chicorée, 189
d'élatérium, ibid.
d'ellébore, ibid.
de fumeterre, ibid.
de gayac (résineux), 196
de genièvre, 189
de gentiane, ibid.
gommeux, 188
Id. d'opium, selon Josse, 198
gommo-résineux, ibid.
de houblon, 189
de quinquina (sec), 191
de jalap (résineux), 195
de quinquina (mou), 189
de noix vomiques (résineux), 197
de noix vomiques (muqueux), ibid.
d'opium, par digestion (muqueux), 200
d'opium aqueux, selon Josse, 198
de patience, 189
de rhubarbe (mou), ibid.
de rhubarbe (sec), 192
de réglisse, 201
résineux, 195
résino-gommeux, 198
de rhus radicans, 193
de Rudius, 317
de salsepareille, 189
de saponaire, ibid.
de stramonium, ibid.
de séné (mou), ibid.
de séné (sec), 192

Extrait de trèfle d'eau, 189
de turbith végétal (résineux), 196
de valériane, 189

F.

Fiel épaissi, 190
Fleurs carminatives, 243
cordiales, 244
Fomentations (des), 389
antiseptiques, 450
aromatiques, ibid.
émollientes, 448
résolutives, 451
Formules : manière de les écrire, 415
Formules d'apozèmes, 442
d'apozèmes amers, 443
antiscorbutiques, 444
apéritifs, 445
diaphorétiques, 446
fébrifuges, ibid.
pectoraux, 447
purgatifs, ibid.
Formules de cataplasmes, 487
anodins, ibid.
détersifs, 488
émolliens, 487
maturatifs, 488
Formules de collyres, 471
détersifs, 472
émolliens, 471
résolutifs, ibid.
secs, 434
Formules d'électuaires, 475
fébrifuges, 478
purgatifs, 476
toniques, ibid.
vermifuges, 479
Formules d'espèces, 423
amères, ibid.
antiscorbutiques, ibid.
antispasmodiques, 425
apéritives, 426
aromatiques, 425
astringentes, 424
béchiques, 426
Form. diaphorétiques, ibid.
émollientes, 428
pectorales, 426
résolutives, 428
sudorifiques, 424
vermifuges, 428
Form. de gargarismes, 468
adoucissans, ibid.
antiseptiques, 469
antiscorbutiques, 470
astringens, 468
détersifs, 469
Form. de juleps calmans, 456
Formules de lavemens, 451
anodins, 452
astringens, ibid.
adoucissans, ibid.
carminatifs, ibid.
détersifs, 454
fébrifuges, ibid.
nourrissans, ibid.
purgatifs, 459
vermifuges, 454
Formules de linimens, 488
antiseptique, 489
astringent, ibid.
Formules magistrales, 423
Formules de pilules, 479
antispasmodiques, ibid.
astringentes, 480
emménagogues, 484
purgatives, 481
tempérantes, ibid.
vermifuges, 483
Formules de potions, 456
antispasmodiques, 467
cordiales, 465
emménagogues, 463
fébrifuges, 459
purgatives pour les adultes, 457
idem pour les jeunes sujets, 467
tempérantes, 462
vermifuges, 461
vomitives, 464

Formules de poudres composées, 429
antiépileptiques, 433
antiseptiques, 455
astringentes, 430
béchiques vulnér., 434
emménagogues, 433
fumigatoires, 435
purgatives, 429
sternutatoires, 432
toniques, 431
vermifuges, 432
vomitives, 434
Form. de sucs d'herbes, 455
amers, ibid.
antiscorbutiques, ibid.
apéritifs, 456
astringens, 455
Formules de tablettes, 485
Formules de tisanes, 436
antiscorbutiques, 441
apéritives, 440
astringentes, 439
délayantes, 436
fébrifuges, 440
purgatives, 436
rafraîchissantes, 442
Formules de vins médicinaux, 472
amers, ibid.
antiscorbutique, ibid.
diurétique, 474
fébrifuge, 475
toniq. sans être amer, 474

G.

Gargarismes (des), 331
adoucissans, 468
antiseptiques, 469
antiscorbutiques, 478
astringens, 468
détersifs, 469
Gelées (des), 265
Gelée de corne de cerf, 267
de lichen, ibid.
de mousse de Corse, 266
Gouttes amères, 158
Gout. anodines de Talbot, 158
céphaliques, 121
de Séguin, 166
Grains de vie, 319
Graisse d'âne, 73
de blaireau, ibid.
de loutre, ibid.
d'ours, ibid.
de porc, 72

H.

Huile essentielle d'absinthe, 98
d'aneth, ibid.
d'angélique, ibid.
de bergamotte, ibid.
de bois de Rhodes, ibid.
de camomille, ibid.
de cannelle, ibid.
de carvi, ibid.
de citron, ibid.
de fleurs d'oranger, ibid.
de fenouil, ibid.
de gérofle, ibid.
de jasmin, 97
de lavande, 98
de macis, ibid.
de menthe, ibid.
de muscade, ibid.
de poivre, ibid.
de romarin, ibid.
de roses, ibid.
de rue, ibid.
de sassafras, ibid.
de sabine, ibid.
de sauge, ibid.
de térébenthine, ibid.
de tubéreuse, 97
de valériane, 98
de colzat, 62
de faîne, 60
de genêt, 176
de jusquiame, ibid.
de laurier, 69
de lin, 61
de lis, 176
de marjolaine, ibid.

Huile de mélilot, 176
de millepertuis, ibid.
de morelle, ibid.
de mucilage, 177
de muscades, 71
de navette, 62
de noix, 60
d'œufs, 66
d'olives, 56
de pavots, 62
de palme, 70
de palma Christi, 63
de ricin, ibid.
de roses, 176
de rhus radicans, 177
de rue, 176
de sureau, ibid.
de thym, ibid.
Huiles volatiles, 92
essentielles, leur rectification, 96
pharmaceutiques, 175
d'absinthe, 176
d'amandes amères, 60
Id. douces, 58
d'anis, 98
de camomille, 176
de ciguë, ibid.
Hydromel, 130
Hyera picra, 303

I.

Infusion (de l'), 126
Injections (des), 390
Intermèdes (des), 393
gazeux, 396
liquides, 395
mous, ibid.
pulvérulens, ibid.
solides, ibid.

J.

Juleps (des), 327
Julep calmant, ibid.
pectoral, 328
rafraîchissant, ibid.

L.

Lait (du petit), 140
Laudanum liquide, 165
Lavemens (des), 389
Lavement anodin, 452
adoucissant, ibid.
astringent, ibid.
carminatif, ibid.
détersif, 454
fébrifuge, ibid.
nourrissant, ibid.
purgatif, 459
vermifuge, 454
Lieux nat. aux plantes, 6
Limaille de fer porphyrisée, 41
Limonades, 131
Linimens (des), leur formule, 489
Linim. antiseptique, ibid.
ammoniacal, 351
Id. camphré, ibid.
astringent, 489
calcaire, 351
volatil, ibid.
Id. camphré, ibid.
Loochs (des), 328
Looch blanc, ibid.
jaune, 329
avec additions, 466
vert, 330
Lotions (des), 388

M.

Macération (de la), 125
Marmelade de Tronchin, 309
Masticatoires (des), 383
Médicamens, leur division, 2
leurs doses, 419
magistraux, 4
officinaux, 3
préparés, 2
Miels médicinaux, 232
Miel anthosat, 234
de longue vie, ibid.
de mercuriale, 233
de romarin, 234

Miel

Miel rosat, 235
scillitique, 266
violat, 233
Mithridate 298
Mixtion (de la), 237
Mixture lithontriptique, 231
Mortiers (des), 32
Mucilage de gomme adragant, 273

O.

Onguens (des), 333
Onguent basilicum, 339
brun, 342
citrin, 347
d'althæa, 340
des apôtres, 344
d'Arcæus, 340
égyptiac, 347
épipastique, 345
idem au garou, 346
idem sans garou ni cantharides, ibid.
gris, 337
contre les hémorrhoïdes, 346
de laurier, 345
de la Mère, 343
mercuriel simple, 337
idem double, 336
napolitain, ibid.
nutritum, 335
pompholix, ibid.
populéum, 341
rosat, 340
de soufre, 338
de styrax, 339
suppuratif, ibid.
tétrapharmacum, ibid.
de tuthie, 342
vert, 344
Opiats (des), 280
Opiat dentifrique, 302
fébrifuge, 310
mésentérique, 306
de Salomon, 300
sudorifiq. d'Helvétius, 307
Opium de Rousseau, 166
Ordonnance, en quoi elle diffère de la formule, 391
Orviétan, 296
Oximel simple, 237
scillitique, ibid.

P.

Papier à cautère, 371
Pastilles (des), 271
à la fleur d'oranger, 280
à la bergamotte, ibid.
au gérofle, ibid.
à l'anis, ibid.
à la cannelle, ibid.
à la rose, ibid.
au citron, ibid.
d'ipécacuanha, 274
de menthe, 280
Pâte de guimauve, 265
de jujubes, 261
pectorale de réglisse, 267
de Spitzlait, 264
Petit-lait, 140
Pharmacie (sa définition), 1
Philon romain, 300
Pierres d'écrevisses porphysées, 41
Pilules (des), 310
antiépileptiques, 483
ante cibum, 319
angéliques, 320
astringentes, 318
antihystériques, 316
de Bacher, 315
de Bontius, 317
de Becker, 323
chalibées, 324
de cynoglosse, 314
cochées de Rhasys, 318
de Fuller, 316
gourmandes, 319
de Keiser, ibid.
mercurielles du Codex, 322
idem de Béloste, 321
idem de Renaudot, 322

Pilules mercurielles, 320
idem purgatives, 322
de Morton, 313
de Rudius, 317
de Rufus, 320
de Starkey, 315
stomachiques, 319
de savon, 325
vermifuges, 324
Poudres composées (des), 244
Poudre astringente, 248
d'arum composée, 249
arthritique amère, ibid.
antispasmodique, 247
balsamique, 251
capitale de St.-Ange, 246
charboneuse de Stéphens, 252
cornachine, 247
pour les dents, 252
de Dower, 248
pour embaumer, 253
hydragogue, 246
de Guttète, 247
de Pérard, 250
sternutatoire, 246
tempérante simple, 250
tempérante de Stalh, ibid.
vermifuge, 251
de tribus, 247
Pommade citrine, 347
épipastique, 345
idem au garou, 346
idem sans garou ni cantharides, ibid.
de manganèse, 334
oxigénée de Fourcroy, 338
idem de M. Alyon, ibid.
pédiculaire rouge, 335
idem blanche, 334
Porphyrisation (de la), 39
Potions (des), 326
Préparation des médicamens, 5
Pulpes (des), 181
de casse, 182
Pulpe d'ognons, 184
de lis, ibid.
de pruneaux, ibid.
de tamarin, 185
Pulvérisation (de la), 31
par contusion, 39
par friction, 42
par lotion, ibid.
par intermède, 41

R.

Rectification des huiles essentielles, 96
Récolte des écorces, 10
des feuilles, 11
des fleurs, ibid.
des fruits, 10
des racines, 9
des tiges, 10
Résine de gayac, 196
de jalap, 195
de turbith, 196
Récipient florentin, 94
Recueil de formules magistrales, 423
Robs (des), 202
Rob de berbéris, 203
d'hyèble, ibid.
de nerprun, 202
de sureau, ibid.
Rodhomel, 235

S.

Sapa ou defrutum, 202
Sain-doux, 72
Sel essentiel de quinquina, 191
Sinapisme, 384
Sirops (des), 203
acides, 211
Sirop antiscorbutique, 220
d'armoise, 208
de bourrache, 209
de Belet, 218
de berbéris, 211
de bigarrades, ibid.
de cannelle, 214

Sirop de capillaire, 208
de chèvrefeuille, ibid.
de coings, 211
dits par contusion, 209
de coquelicot, 208
des cinq racines, 227
de choux rouges, 230
de consoude, 214
de Cuisinier, 224
par décoction, 213
diacode, 219
d'écorce d'orange, 208
d'érysimum composé, 228
de fleurs d'oranger, 214
de framboises, 212
de fumeterre, 209
de gentiane, 213
de Glauber, 229
de gomme arabique, 214
de gomme ammoniaque, 217
de grenades, 211
de groseilles, ibid.
de guimauve, 214
d'hyssope, ibid.
d'ipécacuanha, 216
de karabé, 230
par infusion, 207
de lichen, 214
de lierre terrestre, 208
de limons, 211
de limaçons, 214
de longue vie, 234
magistral astringent, 230
de menthe, 214
de miel, 232
de mou de veau, 214
de mûres, 211
de navets, 213
de nénuphar, 208
de nerprun, 216
d'œillets, 208
d'opium, 219
d'orgeat, 210
d'orties, 209
de pommes composé, 225
Sirop par les produits de la distillation, 214
de quinquina à l'eau, 215
idem au vin, 216
de raves, 813
de roses simple, 208
idem composé, 226
de salsepareille, 213
de sauge, 214
de stæchas, 208
idem composé, 227
de sucre, 206
de sulfure de potasse, 218
de sureau, 214
tartareux, 213
de Tolu, 218
de tussilage, 208
de verjus, 211
de vinaigre, 212
idem framboisé, 215
de violettes, 207
Solution (de la), 123
Soins (des) qu'exigent les plantes desséchées, 28
Sparadraps (des), 370
Sublimation (de la), 378
Suc de berbéris, 52
de citron, 50
de coings, 53
de grenade, ibid.
de groseilles, 54
huileux, 55
d'herbes, 44
de nerprun, 54
de réglisse de Blois, 262
de verjus, 52
Sucre candi, 269
d'orge, 270
rosat, ibid.
Suif, comment on l'obtient, 73
Sucs d'herbes (formules des), 455
acides, 49
amers, 455
antiscorbutiques, ibid.
apéritifs, 456

Sucs astringens, 455
Sulfure d'antimoine porphyrisé, 41
Suppositoires (des), 386

T.

Tablettes (des), 271
antimon. de Kunkel, 276
de bouillon, 268
de citron purgatives, 308
de crême de tartre, 275
contre la coqueluche, 486
diacarthami, 308
émétiques, 278
de guimauve, 273
de Hockiac, 269
d'ipécacuanha, 274
de kermès, 277
de magnésie, 275
martiales, ibid.
de mercure doux, 276
de rhubarbe, ibid.
de safran, 277
contre la soif, 278
de soufre lavé, 274
de Spitzlait, 264
de Tolu, 278
Taffetas d'Angleterre, 372
Tamisation (de la), 36
Teintures (des), 147
Teinture d'absinthe, 150
d'aloès, ibid.
d'ambre gris, ibid.
d'assafœtida, ibid.
de benjoin, ibid.
de cannelle, ibid.
de castoréum, ibid.
de gayac, ibid.
d'ipécacuanha, ibid.
de jalap, ibid.
de laque, ibid.
de musc, ibid.
de myrrhe, ibid.
de quinquina, ibid.
de safran, ibid.
de scammonée, ibid.
de storax, ibid.
Teinture de Tolu, 150
de valériane, ibid.
de vanille, ibid.
Thériaque d'Andromaq., 290
diatessarum, 294
Tisanes (des), 127
Tisane antiscorbutique, 441
apéritive, 440
astringente, 439
composée, 132
commune, 130
dite délayante, 436
fébrifuge, 440
de Feltz, 139
purgative, 436
rafraichissante, 442
de réglisse, 128
royale, 138
séche, 397
de Stéphens, 138
sudorifique de Vinache, 137
sudorifique, 438
Trochisques (des), 379
Trochisque alhandal, 381
de céruse, 380
escarotiques de sublimé corrosif, ibid.
hédicroïdes, 381
de minium, 380
odorant, 382
purgatif d'agaric, 381
de vipères, 382
Toiles Gauthier, 370
Torréfaction (de la), 377
Trituration (de la), 38

U.

Usage des herbes séches, 48

V.

Vins médicinaux, 159
Vin d'absinthe, 161
amer, 472
antiscorbutique, 174
idem de Dumorette, 163
aromatique, 164
d'aunée, 162

Vin chalibé, 167
émétique, ibid.
de gentiane, 162
de quinquina, ibid.
martial, 167
d'opium, 165
de scille, 162
Vinaigres médicinaux (des), 171
Vinaigre de colchique, 172
dentifrique, 174
Vinaigre distillé, 121
framboisé, 172
à la rose, ibid.
de scille, ibid.
de sûreau, ibid.
à la vanille, ibid.
des quatre voleurs, 173

Y.

Yeux d'écrevisses porphyrisés. 41

FIN DE LA TABLE ALPHABETIQUE.

PARIS. De l'Imprimerie de P. N. ROUGERON, rue de l'Hirondelle, n.° 22.

CATALOGUE

De quelques LIVRES DE FONDS *qui se trouvent chez* ANCELLE, *Libraire, rue de la Harpe, n° 44, à Paris.*

DICTIONNAIRE Botanique et Pharmaceutique, contenant les principales propriétés des minéraux, des végétaux et des animaux, avec les préparations de pharmacie, internes et externes les plus usitées en médecine et chirurgie, d'après les meilleurs auteurs anciens, et surtout d'après les auteurs modernes; par une société de médecins, de pharmaciens et de naturalistes. Ouvrage utile à toutes les classes de la société, orné de 17 grandes planches représentant 278 figures de plantes gravées avec le plus grand soin; deuxième édition, revue, corrigée et augmentée de beaucoup de préparations pharmaceutiques et de recettes nouvelles. 2 vol. in-8 de 928 pages, bien imprimés sur beau papier. Prix, figures en noir . . . . 15 fr.

Le même Dictionnaire, fig color. d'après nature . . 25 fr.

HISTOIRE DE L'ANATOMIE et de la Chirurgie, contenant l'origine et les progrès de ces sciences; avec un tableau chronologique des principales découvertes, et un catalogue des ouvrages d'anatomie et de chirurgie, des mémoires académiques, des dissertations insérées dans les journaux, et de la plupart des thèses qui ont été soutenues dans les facultés de médecine de l'Europe; par M. Portal, professeur de médecine. 7 forts vol. in-8. . . . . 21 fr.

On vend séparément :

LE TABLEAU Chronologique des ouvrages et des principales découvertes d'anatomie et de chirurgie, par ordre de matières, pour servir de table et de supplément à l'histoire de ces deux sciences, avec un *index* de tous les auteurs qui y ont été cités, formant les tomes 6 et 7 . . . . 9 fr.

HISTOIRE DE LA MÉDECINE CLINIQUE, depuis son origine jusqu'à nos jours, sur l'existence, la nature et la communication des maladies syphilitiques dans les femmes enceintes, dans les enfans nouveaux nés et dans les nourrices; par P. A. O. MAHON, docteur de la faculté de médecine de Paris, etc.; et Manière de traiter les maladies syphilitiques chez les femmes enceintes, les enfans nouveaux nés et les nourrices; par Louis LA MAUVE, docteur en médecine, professeur d'anatomie et de médecine, prevôt de l'école pratique de Paris, etc. 1 vol. in-8 de 526 pages. . . . . 4 fr. 50 c.

TRAITÉ DE L'ANATOMIE DU CERVEAU, par VICQ-D'AZIR, nouvelle édition. 1 vol in-4. contenant 150 pages de texte et 40 planches, dont 32 in-4 et 8 in-fol. . . . . 15 fr.

Consultations de Médecine, ouvrage posthume de P. J. Barthez, docteur-médecin, ancien chancelier de l'université de médecine de Montpellier, etc.; publié par J. Lordat, docteur en médecine, etc. 2 vol. in-8. . . . . . . 9 fr.

La Vaccine combattue dans le pays où elle a pris naissance. 1 vol. in-8, trad. de l'anglais . . . . 3 fr. 50 c.

Essai sur la Digitale pourprée; par James Sanders, président de la société médicale d'Edimbourg, etc.; traduit de l'anglais par A. F. G. Murat, docteur-médecin, etc., avec des notes et des réflexions sur la matière médicale par le traducteur. 1 vol. in-8 . . . 2 fr. 25 c.

Manuel de Médecine et de Chirurgie domestique, contenant un choix de remèdes les plus simples et les plus efficaces pour la guérison de toutes les maladies, etc., 1 vol. in-18 de 378 pages . . . . 2 fr.

Table alphabétique et analytique des matières contenues dans les dix tomes du Système des Connaissances Chimiques, par Fourcroy; rédigée par madame Dupiery. 1 vol. in-8, grand papier formant le onzième tome dudit Système des Connaissances Chimiques . . . . 5 fr.

Nota. On trouve aussi, chez le même Libraire, des volumes séparés du Système des Connaissances Chimiques, par Fourcroy.

Aventures de Télémaque, fils d'Ulysse; par Fénélon. Nouvelle édition, avec des notes et 25 fig. en taille-douce. 2 vol. in-8. . . . . 12 fr.

L'Art d'aimer d'Ovide, suivi du Remède d'amour; traduction nouvelle, avec le texte en regard et des remarques mythologiques et littéraires, par M. de Loizerolles, 1 vol. in-8. bien imprimé et orné d'une belle gravure. . . 7 fr.

Dictionnaire de l'Industrie, ou Collection raisonnée des produits utiles dans les sciences et dans les arts; ouvrage également propre aux artistes, aux négocians et aux gens du monde, par D... Troisième édition, entièrement refondue et augmentée. 6 vol. in-8, de 4 à 500 pages . . 30 fr.

Cours complet d'Education, par Hubert Wandelaincourt. Nouvelle édition entièrement refondue. 7 forts vol. in-12, fig. . . . . 24 fr.

Méthode latine où sont réduites à sept questions toutes les règles nécessaires pour apprendre en peu de temps les vrais principes de cette langue, par le même; cinquième édition, 1 vol. in-12, cartonné . . . . 1 fr. 25 c.

Pasticules latines pour servir de suite à la Méthode, par le même. 1 vol. in-12, cart. . . . . 1 fr.

Traduction mot à mot et interlinéaire des deux premiers livres de l'Histoire ancienne de Justin; par le même. 1 vol. in-12, cartonné . . . . 1 fr.

FABLES DE PHÈDRE, avec la construction du latin et une interprétation française littérale et interlinéaire; par Hubert Wandelaincourt. 1 vol. in-12, carton. . 1 fr. 75 c.

LE NOUVEAU TESTAMENT, en latin et en français, suivi des Actes des Apôtres, traduit par Sacy, édition dite de Saugrain, imprimée par Didot jeune et ornée d'un grand nombre de figures gravées d'après les dessins de Moreau jeune, par les meilleurs artistes. 5 vol. in-8. . . . . 50 fr.

SÉTHOS, histoire, ou vie tirée des monumens de l'ancienne Egypte, trad. d'un manuscrit grec; nouvelle édition de Bastien. 2 vol. in-8. . . . . 12 fr.

OEUVRES philosophiques de Paw; nouvelle édition de Bastien. 7 vol. in-8. . . . . 36 fr.

PHILOCLÈS, Imitation de l'Agathon de Wieland, par La Doucette. 2 vol. in-8, orn. de deux belles grav. 7 fr. 50 c.

RÉFLEXIONS MORALES et Maximes de feu La Rochefoucault; nouvelle édition de Bastien. 1 vol. in-8, pap. vél. . 4 fr.

LE PETIT HISTORIEN DE LA JEUNESSE, ou Choix des Traits historiques propres à inspirer aux jeunes gens le goût des bonnes mœurs et de la vertu, etc.; par P. N. Rougeron. 1 fort vol. in-12, orné de 6 planches représentant 11 sujets. . . . . 3 fr.

Le même fig. color. avec soin. . . . . 4 fr.

L'HISTORIEN DES JEUNES DEMOISELLES, ou Choix de Traits et actions mémorables des femmes vertueuses propres à inspirer aux jeunes personnes le goût de la décence et des bonnes mœurs, etc.; par le même. 1 vol. in-12 orné de 6 planches représentant 11 sujets . . . . 3 fr.

Le même, fig. color. avec soin. . . . . 4 fr.

Sous presse, pour paraître dans les premiers jours de décembre prochain.

COURS ÉLÉMENTAIRE de Chimie appliquée à la médecine; par Laurent Sallé, de Brest; pour faire suite au Cours élémentaire de Pharmacie du même auteur. 1 vol. in-8.

On trouve chez le même Libraire.

COURS ÉLÉMENTAIRE d'Histoire naturelle des médicamens, ouvrage dans lequel se trouvent les classifications botaniques des substances, la description de leurs propriétés physiques, chimiques et médicinales, avec l'indication de leur usage sous des formes et à des doses variées, selon les circonstances des maladies; pour servir d'introduction au Cours de Pharmacie appliquée à la Médecine; Par Laurent Sallé, de Brest. 1 vol. in-8. . . . . 4 fr. 50 c.

www.ingramcontent.com/pod-product-compliance
Lightning Source LLC
Chambersburg PA
CBHW060911220326
41599CB00020B/2927

* 9 7 8 2 0 1 2 6 4 5 8 9 9 *